当代名中医专科专病经方
薪传临证绝技丛书

名中医

妇科经方薪传临证绝技

主编

韩金山　冯崇廉　白　丽

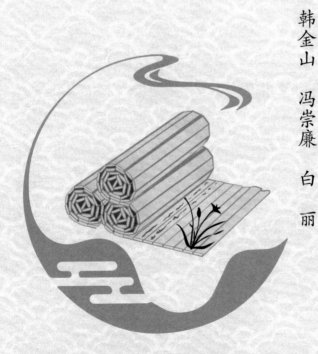

科学技术文献出版社
SCIENTIFIC AND TECHNICAL DOCUMENTATION PRESS
·北京·

图书在版编目（CIP）数据

名中医妇科经方薪传临证绝技 / 韩金山，冯崇廉，白丽主编. —北京：科学技术文献出版社，2024.6
（当代名中医专科专病经方薪传临证绝技丛书）
ISBN 978-7-5189-9451-9

Ⅰ.①名… Ⅱ.①韩… ②冯… ③白… Ⅲ.①中医妇科学—验方—汇编 ②中医妇科学—中医临床—经验—中国—现代 Ⅳ.① R289.53 ② R271.1

中国版本图书馆 CIP 数据核字（2022）第 135853 号

名中医妇科经方薪传临证绝技

策划编辑：薛士滨　　责任编辑：郭　蓉　樊梦玉　　责任校对：张　微　　责任出版：张志平

出 版 者	科学技术文献出版社	
地 址	北京市复兴路15号　邮编 100038	
编 务 部	(010) 58882938, 58882087（传真）	
发 行 部	(010) 58882868, 58882870（传真）	
邮 购 部	(010) 58882873	
官方网址	www.stdp.com.cn	
发 行 者	科学技术文献出版社发行　全国各地新华书店经销	
印 刷 者	北京虎彩文化传播有限公司	
版 次	2024 年 6 月第 1 版　2024 年 6 月第 1 次印刷	
开 本	710×1000　1/16	
字 数	308千	
印 张	19.25　彩插 2 面	
书 号	ISBN 978-7-5189-9451-9	
定 价	68.00元	

《当代名中医专科专病经方薪传临证绝技》丛书
编 委 会

顾　　问　孙光荣　李佃贵　刘景源　祝之友　谢阳谷

　　　　　　郑守曾　刘从明　杨运高

名誉主编　唐祖宣

总 主 编　杨建宇

编　　委　（以姓氏笔画排序）

　　　　　　王　鹏　王东红　王丽娟　王俊宏　冯　利

　　　　　　朱庆文　邬晓东　刘华宝　刘春生　刘海燕

　　　　　　许　滔　杨　燕　杨建宇　张　炜　张华东

　　　　　　张胜忠　罗宏伟　郑佳新　柳红芳　姜　敏

　　　　　　姜丽娟　姚卫海　桂延耀　徐国良　徐学功

　　　　　　海　霞　冀文鹏　魏素丽

学术秘书　王　晨

主编单位　中国中医药研究促进会仲景医学研究分会

　　　　　　中国中医药研究促进会唐祖宣医学工作委员会

　　　　　　北京中联国康医学研究院

　　　　　　南阳张仲景传统医药研究会

协编单位　中国中医药研究促进会仲景星火工程分会

中国中医药信息学会人才信息分会

中国针灸学会中医针灸技师工作委员会

世界中医药学会联合会中医疗养研究专业委员会

中国民间中医医药研究开发协会中医膏方养生分会

中关村炎黄中医药科技创新联盟

中华中医药中和医派杨建宇京畿豫医工作室

世界中医药协会国际中和医派研究总会

北京世中联中和国际医学研究院

《名中医妇科经方薪传临证绝技》编委会

主编简介

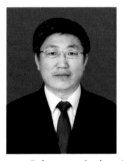

韩金山　中医妇科副主任医师，世界中医药联合会妇科分会理事，陕西省中医药学会妇科委员会理事，榆林市中医妇科学会副会长，榆林市中医医院名中医，国家重点专科妇科病区副主任，九三学社社员。从医四十载，曾在西安、北京、石家庄等地多次进修，在国家级省级杂志发表论文数篇，主编《中医临床诊治》。擅长中西医结合治疗各种类型的男女不孕不育症、多囊卵巢综合征、更年期综合征、异常子宫出血、盆腔炎性疾病、月经不调、痛经、闭经、习惯性流产、乳腺增生、泌尿系感染、性功能障碍、精液异常、前列腺炎、精囊炎等男科、妇科及内科疑难病症。自研小子宫方、通管方、促卵泡汤、促排卵汤、生精汤、活精汤治疗男女不孕不育症，疗程短、见效快、费用低。科研成果《中药配合妇科诊断治疗仪治疗子宫发育不良性不孕症的研究》《中西药治疗输卵管阻塞》达省市领先水平，均荣获市科技进步奖和科研成果奖。获国家专利一项。

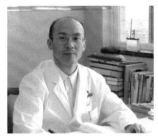

冯崇廉　广州医科大学附属第三医院中医科主任兼中医学教研室主任、主任医师、博士研究生导师。广东省名中医、广东省第二批名中医师承导师、国家第三批优秀中医临床人才、南粤最美中医。

广州市中医药学会副会长，广州市科技关注中老年健康促进会副会长，广州市中医药学会中西医结合专业委员会主任委员，广东省中医药学会内科专业委员会副主任委员，广东省中医药学会岭南医学专业委员会副主任委员，广东省医学会医学史分会副主任委员，广东省中医药学会脾胃病、脑病、老年病专业委员会常委，中华中医药学会亚健康分会常委等。

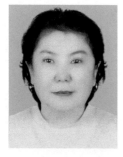

白丽　女，锡佰族，新疆医科大学治未病中心经络埋线科主任，新疆医科大学药理学副教授，硕士生导师；中国中医药研究促进会仲景医学研究分会特聘专家、北京世针联康复医学研究院埋线专家委员会副主任委员，师从于国医大师石学敏院士、孙光荣教授、全国名老中医药专家祝之友教授。

白丽医生基于雄厚的现代医学基础，从现代生理、药理角度结合中医理论确定埋线治疗原则，临床擅长各类肿瘤、类风湿、皮肤病等疑难杂症治疗。

1983年9月毕业于新疆医学院临床医学专业本科，1994年5月份被评为讲师；2001年4月26日荣获由新疆维吾尔自治区教育厅颁发的免疫药理学研究生同等学历证书；2001—2002年被评为优秀教师奖；从2000年开始承担了《临床药理学》的授课，在2002年由于工作的需要又开始承担了《麻醉药理学》与相关实验的授课直到2015年退休；2005年10月28日晋升为免疫药理学副教授；2006年3月9日取得临床专业执业医师资格证书；2007年7月1日参加了由卫健委人才中心培训中心举办的针灸学习班并以优秀成绩获取"中医针灸师"资格；2012年6月12日参与编写新世纪全国高等中医药院校创新教材《穴位埋线疗法》。

助推"经方热""经药热"
学术化、规范化、专科化！

《当代名中医专科专病经方薪传临证绝技》丛书终于要出版了！可喜可贺！

这是《医圣仲景文库》系列的成果！

也是我们中和医派中华国医专科专病经方大师研修班的成果！

更是中关村炎黄中医药科技创新联盟中医药国际"一带一路"经方行的成果！

又是中华中医药中和医派杨建宇京畿豫医工作室倡导推动的"经药理论体系"的成果！

也是每年10月21日"世界中医经方日"活动推动的抓手！

而关键所在，《当代名中医专科专病经方薪传临证绝技》丛书有助于推动"经方热""经药热"的学术化、规范化、专科化的发展！

不忘初心，砥砺前行！

重温中医药经典，找回中医药灵魂，再塑中医药伟大，成了中医药人的重要共识与努力导向。提升中医药经典研学力道，钻研中医药经方，以及共同推广普及经方临床应用，成了弘扬中医药经典理论，提高中医药临床服务能力的捷径，成了中医药临床疗效的保障。著名中医药经方大师——黄煌教授，宣讲经方应用，在全球范围内推广普及、规范推进经方的临床应用，助推全球中医"经方热"澎湃前行，是大家公认的挖掘经方宝藏的"兵工团长"。2014年我们中和医派第三代传人王丽娟，主持开展的中华国医专科专病经方大师研修班系列，在北京、南阳、郑州、成都、宁夏、深圳逐次展开，继推至海外。2017年，以黄煌教授为总指挥的中医药国际"一带一路"经方行活动，确定了每年10月21日作为"世界中医经方日"，将全球"经方热"推向新的辉煌！继而，在中和医派"经方""精方"基础上，倡导"道地药材""精准用药"，强调"动态辨证"，推出"经药"概念，创新"经药理论体系"，得到"当代神农""中药泰斗"祝之友教授的认可，并以国家中医药管理局全国名老中医药专家祝之友传承工作室的中医临床中药学学科传承的重要内容为导向，大力开展有关中医药"经药"的学术研讨和"经药理论体系"的创新构建，以神农本草经研修班和采药识药班为抓手，以纪念祝之友老教授从事中医药50周年活动为契机，在全国各地乃至港澳台地区、东南亚地区开展中医临床、中药学学术活动及"经药理论"研讨。

祝之友杨建宇经药传承研究室在印度尼西亚巴淡岛挂牌，确定每年农历四月二十六日为"世界中医经药日"。教材专著、专业论文持续出版发表，网络课堂、全球会议持续进行，助推中医"经药热"与"经方热"，相得益彰，携手共进，在中医药时代的大潮中，奔涌前进！

近来，仲景书院经方精英传人、中国中医科学院何庆勇教授，在全国各地开展何庆勇经方经药专题研修班、讲习班，这不但是祝之友教授和我在仲景书院反复宣讲"经药概念"和"经药理论体系"的成果之一，更是"北京－河南－南阳"仲景书院的重大学术成果之一，因为以后还会有更多像何庆勇教授这样的仲景学术精英、"经方""经药"传人，竭力开展"经方""经药"学术传承。再推中医药"经方热""经药热"新高潮，再续中医药"经方热""经药热"新辉煌！

"精研经典弘扬国粹，创新汉方惠泽苍生。"这是国医大师孙光荣教授的题词，也是《当代名中医专科专病经方薪传临证绝技》丛书所有的编者们数十年如一日在学习与临床实践中遵守的准则。熟读中医药经典，夯实中医药基础理论，传承《神农本草经》华夏先民原创治病用药经验精华，探解《黄帝内经》中医药道法自然、天人合一的奥旨，规范在《伤寒杂病论》指导下经方理法方药的临床诊病疗病用药体系，重塑中医药独特的临床辨证思维和优势显著的特色疗法的灵魂，重构中医药"经方""经药"理论体系在中医药理论和临床中的支撑与引领，回归中医药"经方""经药"的学术化发展，规范化推广及其专病专科化应用，促进中医药"经方热""经药热"回归主流中医医院的专病专科科室，成为中医药各专科最普遍的诊疗方式和首要选择，同时，提升中医药学术发展和规范化拓展与应用。而《当代名中医专科专病经方薪传临证绝技》丛书就是围绕各专科专病之优势病种，汇编总结临床卓有成就的各地著名中医专家、临床大家在临床中应用"经方""经药"理论的实践经验和妙招绝技，旨在给年轻中医药学者提供学习"经方""经药"的临床验案及理论精要，更重要的是通过各专病专科的"经方""经药"的汇总，促进临床中各专病专科医师明了各自常用的"经方""经药"，并从中汲取名老中医的临床经验，从而在整体上提升中医药服务大众健康的能力和水平，使中医药"经方热""经药热"走向学术化、规范化、专科化更有理论意义和现实意义，促进中医药事业大发展、大繁荣！

《当代名中医专科专病经方薪传临证绝技》丛书共计30册，是在名誉主编国医大师唐祖宣教授的具体指导下，在各分册主编带领编委会的努力下，历经3年，大家一边干好本职工作，一边积极抗击疫情，利用休息时间，编写稿子，十分辛苦，十分不易，在此给大家道一声"您辛苦啦！大家都是人民的健康卫士！大家都是优秀的抗疫英雄！促进中医药'经方热''经药热'学术化、规范化、专科化发展，大家都是功臣！历史一定会铭记，中医药人不会忘记"。另外，还要感谢科学技术文献出版社对这套书的大力支持和帮助，从选题策划论证，到书稿的编撰排版，无不映衬体现着出版社领导、编辑的辛苦劳动和付出！在此一并表示衷心的感谢和深深的感恩！

最后，仍用我恩师孙光荣国医大师的话来结尾：

美丽中国有中医！

中医万岁！

杨建宇

2022.10.21·世界中医经方日·明医中和斋

注：杨建宇　教授、执业中医师、研究员

光明中医杂志社主编

中国中医药现代远程教育杂志社主编

中国中医药研究促进会仲景医学研究分会副会长兼秘书长

中关村炎黄中医药科技创新联盟执行主席

中华中医药中和医派创始人·掌门人

中医药国际"一带一路"经方行总干事

目录

第一章　月经病类

第一节　月经不调

一、月经先期

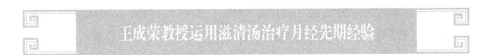

王成荣教授运用滋清汤治疗月经先期经验

【名医简介】王成荣，1928 年生于灌县（现都江堰市），1954 年毕业于四川医学院，40 余年一直从事妇科的医疗、科研、教学工作。现任四川省中医药研究院中医研究所、中医医院妇科研究员、主任医师，享受国务院特殊津贴专家、四川省名中医。采用中西医结合治疗妇科等病，尤其擅长于治疗月经病、不孕症、性功能障碍及男性不育症。发表论文 20 余篇。作为主编或编委，已先后出版了《中医妇科学》《实用中西医结合妇产科学》《实用中医妇科学》《中医疾病诊疗纂要》《老年养生保健必读》等医著。

【经典名方】清经散（出自《傅青主女科》）

组成：丹皮三钱（9 g），地骨皮五钱（15 g），白芍（酒炒）三钱（9 g），熟地黄三钱（9 g），青蒿二钱（6 g），白茯苓二钱（6 g），黄柏五分（1.5 g）。

用法：常法煎服。

原文：肾中水火两旺，月经先期量多，色深红或紫，质黏稠，舌红苔黄脉数。

【学术思想】王老认为月经病的病机主要为冲任经脉之气血循行盈虚消长而周期性满溢失和所致。月经虽是脏腑、气血、经络作用于胞宫的生理现象，但按《素问·上古天真论》女性之年龄"七分法"论述其经孕衰绝生理，盖以"天癸"为最难增补，而以医药促进任通冲盛的疗法确有不少，故调经以任通冲盛最为重要。《医宗金鉴·妇科心法要诀》也谓："不子之故伤任冲，不调带下经漏崩。或因积血胞寒热，痰饮脂膜病子宫。"可见先贤论著早已尤为重视冲任对调经的重要性。因此，王老认为月经的潮止与冲任的通盛虚衰有着极为密切的关系。故王老主张月经病从冲任辨治。

【诊断思路】 王老认为，月经先期的主要病机为冲气偏旺。月经血海周期性盈虚消长乃冲任经气推动使然，经气起伏及月经周期重阴转阳之变化常界于经间期，故经前冲气偏旺，本属自然。但若冲气过旺，化热则迫血妄行或灼伤络脉而月经先期而至，热邪煎灼津液可见月经量减少。月经量少是指月经周期正常，经量明显少于平时正常月经量的 $1/2$，或少于 20 mL，或行经天数不足 2 天甚或点滴即净。在月经不调中，月经先期和月经过少因病因病机相似，临床常相伴出现。月经先期与月经量少，前者以周期提前为主，后者以月经量明显减少为主，两者可以鉴别。王老认为单纯月经过少的主要病机是冲任不足或冲任虚瘀。临床治疗单纯月经过少时可根据年龄和有无宫腔操作史辨证为冲任不足或冲任虚瘀 2 种证候进行论治。35 岁以下，无宫腔操作史者属冲任不足，治宜补益肝肾，养血填精。35 岁以上或有人工流产手术史者属冲任虚瘀，治宜滋养活血。

【治疗方法】 清经散是由清代著名医家傅青主所拟治疗月经病的名方，重在清热凉血调经，《傅青主女科》云："妇人有先期经来者，其经甚多，人以为血热之极也，谁知是肾中水火太旺乎！夫火太旺则血热，水太旺则血多，此有余之病，非不足之症也，似宜不药有喜。但过于有余，则子宫太热，亦难受孕……，过者损之，谓非既济之道乎！然而火不可任其有余，而水断不可使之不足。治之法但少清其热，不必泄其水也。方用清经散。"滋清汤由清经散演化而来，由女贞子、菟丝子、补骨脂、生地黄、丹皮、黄柏、茺蔚子组成。方中生地黄凉血养阴；女贞子补益肝肾，凉血；菟丝子入肾经，补益肝肾，既补阴又补阳，平补阴阳；补骨脂补肾助阳，与女贞子、菟丝子共滋养肝肾。更加茺蔚子以清肝调经。丹皮清肝凉血，黄柏清泻肾火，与生地黄合用，增强凉血止血之效，三味药以降偏旺之冲气。全方共奏滋阴凉血以固冲任之功。临床常用于治疗冲气偏旺之月经先期、经期延长、经间期出血，体现异病同治。

【治疗绝技】 王老认为月经血海周期性盈虚消长乃冲任经气推动使然，

经气起伏及月经周期重阴转阳之变化常界于经间期，故经前冲气偏旺本属自然。但若冲气过旺，化热则迫血妄行或灼伤络脉而月经先期而至。故该病的病机主要是冲气偏旺，治法以滋阴凉血为主。王老经验方滋清汤中用生地黄替代清经散中的熟地黄，是为增强凉血养阴的效果。该方一般于月经周期第5日开始服，每日1剂，连服14剂，连续服用3个月经周期。若在治疗周期出现了单纯的月经过少，则可按相应治则选方治疗。

【验案赏析】 代某，女，31岁。初诊：2018年5月4日。首孕2014年，孕50余天，胎停清宫；末次妊娠2015年，生化妊娠流产。末次月经2018年5月2日；前次月经2018年4月12日。主诉：月经提前8天伴经少已1年。既往月经规律，月经初潮13岁，周期30天，经期5天，量中，色红，无明显痛经。1年前无明显诱因出现月经周期提前8天，伴量少。目前正值经行第3天，量少，色红，夹少许血块，有轻微小腹痛，可忍受。口干口苦，晨起明显，心烦易怒，纳眠可，二便调。舌红，苔薄黄，脉弦滑。中医诊断：月经先期量少（冲气偏旺）；西医诊断：排卵性月经失调。治宜滋阴凉血。处方：滋清汤，全方如下：酒女贞子20 g，盐菟丝子20 g，生地黄20 g，丹皮15 g，盐黄柏15 g，炒茺蔚子10 g，盐补骨脂20 g。14剂，1剂/日，水煎取300 mL，100 mL/次，3次/日。月经周期第5日开始服，连服14天。

二诊：2018年5月29日，服上方中药后无不适。末次月经2018年5月28日，月经提前1天来潮，量仍少，色红，无明显痛经，口干、偶有口苦，心烦易怒有明显好转，纳眠可，二便调。患者月经仅提前1天来潮，目前经行第2天，患者希望增加月经量。治以滋养肝肾，行气化瘀。处方：滋清汤加减，全方如下：酒女贞子20 g，菟丝子20 g，补骨脂20 g，当归15 g，川芎15 g，枳壳15 g，川牛膝30 g，桃仁10 g，柴胡10 g，醋香附15 g。6剂，1剂/日，水煎取300 mL，100 mL/次，3次/日。

三诊：2018年6月7日，服上方中药后，无特殊不适。末次月经2018年5月28日，5天干净，月经量有所增加，色红，无痛经。现症见：目前周期第10天，心烦，入睡困难，梦多。舌红，苔薄黄，脉略弦。患者以月经先期就诊，目前效不更方，经净后期，仍以治疗主病选方，故仍用滋清汤加减，全方如下：酒女贞子20 g，盐菟丝子20 g，生地黄20 g，丹皮15 g，盐黄柏15 g，炒茺蔚子10 g，盐补骨脂20 g，首乌藤60 g，炒酸枣仁20 g，合欢花15 g，柴胡10 g，醋香附15 g。14剂，1剂/日，水煎300 mL，

100 mL/次，3 次/日。

2018 年 11 月 23 日，电话随访，患者近 5 个月来，月经周期 26～27 天，经期 5 天，量已基本恢复正常，无口干口苦，心烦易怒已愈，纳眠可，二便调。

【按语】患者月经提前 8 天伴经少已 1 年。患者平素多抑郁，性情急躁，肝经郁火，耗灼真阴，肾阴亏虚则相火妄动，热扰冲任，冲气偏旺，热灼经血，经血妄行，乃致月经先期。阴虚血少，冲任虚瘀，故经血量少。血为热灼，故经色红。心烦失眠，梦多，口干口苦，舌红，苔薄黄，脉弦滑。故辨证为冲气偏旺。方用王老自拟滋清汤，滋阴凉血以固冲任。二诊中患者既往自然流产清宫 1 次，生化妊娠流产 1 次，患者行经第 2 天，主诉月经过少，兼见心烦易怒，故辨证冲任虚瘀，予以王老自拟滋清汤加减，增加了行气解郁与活血化瘀的药味，以使任通冲盛而增加月经量。三诊再次回归疾病之本，予以滋阴凉血，最终使月经周期得以恢复正常，获得了良好疗效。

参 考 文 献

[1] 李苹，曹亚芳，李天真．王成荣自拟滋清汤诊治月经先期［J］．成都中医药大学学报，2020，43（3）：24-26.

[2] 李苹，张树琼，王成荣．王成荣经验方滋清汤的临床应用［J］．中国计划生育和妇产科，2020，12（9）：88-90.

二、月经后期

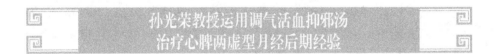

孙光荣教授运用调气活血抑邪汤
治疗心脾两虚型月经后期经验

【名医简介】孙光荣，男，1941 年 11 月生，湖南浏阳人，无党派人士，师承出身。主任医师、教授、研究员。幼承庭训，继拜名师，1958 年至今执业中医临床 55 年，现为国家中医药管理局中医药文化建设与科学普及专家委员会委员、继续教育委员会委员；中华中医药学会常务理事、文化分会学术顾问、继续教育分会第一任主任委员；全国优秀中医临床人才研修项目培训班班主任；全国第五批、北京市级第四批老中医药专家学术经验继承工作指导老师，全国名老中医药专家孙光荣传承工作室建设专家，北京中医药大学共建中西医结合三甲医院和平里医院名老中医工作室建设专家，北京同仁堂中医大师工作室顾问。享受国务院津贴专家。

【经典名方】调气活血抑邪汤（自拟方）

组成：人参，黄芪，丹参。

用法：常法煎服。气虚者，用党参；甚者，用生晒参。气虚兼有阴虚者，用太子参；气阴两虚较重者，用西洋参且黄芪减量，"参"之用量多于黄芪。津液亏损者，可用玄参。气虚明显者，参芪之量加大；无明显气虚血虚者，或气血虚损程度大致相当者，则三药之量大致相当。一般而言，药物的用量分为 3~5 g、7~9 g、10~15 g 等几个等级，可依据患者病情轻重而灵活选用。

【学术思想】孙老倡行的"中和"学术思想认为："中和是机体阴阳平衡稳态的基本态势，中和是中医临床遣方用药诊疗所追求的最高佳境。"如果说"阴阳平衡"是机体稳态哲学层面的概念，那么"中和"就是对人体健康的精气神稳态的具体描述。"中和"更能在人体气血层面和心理层面阐释机体的生理、病理。因此，孙老认为，中医养生要诀是上善、中和、下畅；孙老的临床学术观点是扶正祛邪益中和，存正抑邪助中和，护正防邪固中和；临床基本原则是慈悲为本，仁爱为先，一视同仁，中和乃根；临床思辨特点是调气血、平升降、衡出入、致中和。

【诊断思路】孙老认为，万病乃气血失和。女子以血为主，气顺血旺则经带调，孕育常。若因禀赋不足、六淫七情、房劳多产、饮食失节、劳逸过度等，导致气血中和稳态失衡，则可发为妇科病，表现各异，治疗困难。孙老根据自己几十年的临床经验，认为妇科病虽然病因不一、病机复杂，但总不离气血逆乱之宗，治疗唯有调理气血，使气充血安，月经自和，他病亦消。诚如张景岳所云："治妇人之病，当以经血为先，而血之所主，在古方书皆言心主血、肝藏血、脾统血，故凡伤心、伤脾、伤肝者，均能为经脉之病。"因此，在诊治妇科病的原则上，孙老遵《素问·五常政大论》"上取下取，内取外取，以求其过""病在上，取之下；病在下，取之上"，即上之病宜下取，下之病宜上取。心肝脾病，可致经带之病；经带为病，亦能伤心肝脾肾。故临证之时，应根据主诉，并结合全身症状、舌脉，审证求因，治病求本，做到上下并调，内外合治，标本兼顾，攻补同施，而使脏腑顺安，气血畅通，机体中和，经带正常。孙老临床治疗原则，重点在气血，关键在升降，目的在平衡阴阳。气血调和百病消，升降畅通瘀滞散，气血活、升降顺则阴阳平衡而何病之有？因此，孙老强调临床要做到"四善于"：善于调气血，善于平升降，善于衡出入，善于致中和。

孙老指出，如果说中华文化的灵魂是"和"，中医医德的核心价值就是"仁"，中医医术的最高水平就是"调"，中医疗效的终极指标就是"平"。什么叫"调"？就是调整，调和，调理。调什么？调阴阳，调气血，调气机的升降出入。调到什么程度？调到平衡，调到"中和"。所以，在调气血的前提下，还要善于平升降、衡出入。综合一句话，就是"致中和"。所以，孙老临床辨证遣方选药，总是"谨察阴阳所在而调之，以平为期"，审诊疗之中和，致机体之中和。观其处方，多以人参、黄芪、丹参为君药共调气血，并作为"中和"班底，率领加减诸药，组成"中和"团队（自拟调气活血抑邪汤），平升降，衡出入，以达用药中和，而使机体中和。

【治疗方法】孙老以人参、黄芪、丹参为君药自拟调气活血抑邪汤。人参、黄芪、丹参是孙老最常用的自创角药，也是孙老自拟调气活血抑邪汤的君药。孙老临证多以人参、黄芪、丹参为君药，配合其他角药、对药，益气理血，扶正祛邪，组成自拟调气活血抑邪汤，治疗中医内科、妇科疾病及肿瘤、心脑血管疾病等疑难杂症，助益机体达到"中和"稳态，疗效显著。人参大补元气，补益脾肺，生津止渴，宁神益智；黄芪则有益气固表、敛汗固脱、托疮生肌、利水消肿之功效；丹参功能活血调经，祛瘀止痛，凉血消痈，清心除烦，养血安神。《滇南本草》谓："丹参，味微苦，性微寒。色赤，入心经。补心，生血，养心，定志，安神宁心，健忘怔忡，惊悸不寐，生新血，去瘀血，安生胎，落死胎。一味可抵四物汤补血之功。"三药合用，气血并调，共奏补气行气、养血活血之功，以求机体气血"中和"的稳态；再配合其他角药、对药，扶正抑邪，助益中和，组成调气活血抑邪汤。上述三味药孙老几乎方方不离，时常变的是三味药用量之比例和用药量之大小，最大量也很少超过15 g，彰显孙老"重气血、调气血、畅气血"之基本临床思想。

【治疗绝技】孙老认为中医治病，当先审证求因，明确病机，然后确定治则治法，再遣方选药。孙老常用对药，善用角药，组方用药灵巧机动，颇具特色。尤其是对药及角药的运用，使升降相因、出入相衡、动静相合、阴阳相扣，最能体现孙老的"中和"学术思想。

孙老临床多施对药，或相互辅佐，或相互制约，或互为佐制。常用的对药有：广陈皮、法半夏，川郁金、佩兰叶，生薏苡仁、芡实仁，云茯神、炒酸枣仁、石菖蒲、炙远志，制首乌、明天麻、西藁本、蔓荆子，生地黄、熟地黄，麦冬、天冬，炙冬花、炙紫菀，龙骨、牡蛎，乳香、没药，蒲公英、金银花，川杜仲、川牛膝，全瓜蒌、薤白、炒枳壳、制川厚朴、制香附、延胡索，浮小麦、麻黄根，墨旱莲、女贞子，金樱子、车前子，桑白皮、冬桑叶。

孙老临床还善用角药，3 味一组，相须相使，相畏相杀，有机配伍，三足鼎立，互为犄角。常用的有来自经方或小方的角药：黄连、半夏、瓜蒌，茵陈、栀子、大黄，甘草、小麦、大枣，猪苓、茯苓、泽泻，黄连、香薷、厚朴，黄柏、苍术、牛膝，柴胡、黄芩、半夏，大黄、附子、细辛，防风、黄芪、白术，大黄、黄芩、黄连，北杏仁、白蔻仁、薏苡仁，白芥子、紫苏子、莱菔子，润玄参、麦冬、生地黄，人参、麦冬、五味子，附子、干姜、炙甘草；也有自创的角药：人参、黄芪、丹参，菊花、白芷、川芎，银柴胡、地骨皮、炙鳖甲，川杜仲、北枸杞、山茱萸，桑白皮、冬桑叶、枇杷叶，大腹皮、云苓皮、冬瓜皮，白花蛇舌草、半枝莲、天葵子，乌贼骨、西砂仁、鸡内金，制首乌、明天麻、石决明，西藁本、蔓荆子、粉葛根。

【验案赏析】童某，女，28 岁。2010 年 1 月 15 日首诊：月经愆期 2 周，色深有块，多思，神难守一，尤厌冷食。舌淡红，苔少，脉细稍数。辨证：心脾两虚，痰瘀内阻。治则治法：益气健脾，养血安神，佐以活血通经。处方：生晒参 12 g，生黄芪 12 g，紫丹参 10 g，益母草 10 g，法半夏 7 g，广陈皮 7 g，西砂仁 5 g，荜澄茄 4 g，佩兰叶 6 g，川杜仲 12 g，炙远志 6 g，石菖蒲 6 g，云茯神 15 g，炒酸枣仁 15 g，灵磁石 10 g，生甘草 5 g。7 剂，每日 1 剂，水煎内服，每日 2 次。

2010 年 3 月 19 日二诊：服上方后已见效，月经正常，但春节后他症反复，现不寐，胃不舒，经期提前，舌淡，苔少，脉细稍数。上方去荜澄茄、佩兰叶、川杜仲，加乌贼骨 10 g，鸡内金 6 g，夜交藤 10 g。服法同前。

2010 年 4 月 2 日三诊：服前方病情稳定，现多梦，夜咳，舌淡紫，苔薄白，脉弦细。前方去益母草、乌贼骨、西砂仁、鸡内金、灵磁石，加桑白皮 10 g，麦冬 12 g，宣百合 10 g，炙百部 10 g，白蔻仁 6 g。服法同上。

【按语】对于本病，朱丹溪提出"过期而来，乃是血虚，宜补血，用四物加黄芪、陈皮、升麻"，此乃常理。孙老则根据患者多思厌食与眠艰多梦互见的特点，认为导致月经愆期的根本是忧思伤脾，心神失养，虽"病在下",但宜"取之上",治疗重在健脾和胃以增纳化,养心安神以通经脉。正所谓不治而治,使脏腑功能正常,冲任气血调和,血海蓄溢有常,胞宫藏泻有时,月经行止有期。

参 考 文 献

[1] 翁俊雄,杨建宇,李彦知.孙光荣教授运用中和理论诊疗妇科病学术经验点滴[J].中国中医药现代远程教育,2011,9(21):8-14.
[2] 陈瑞芳.孙光荣教授调气活血抑邪汤临证验案3则[J].中国中医药现代远程教育,2015,13(16):33-35.

张良英教授运用化脂调经方治疗痰湿阻滞型月经后期经验

【名医简介】张良英,云南省荣誉名中医,全国第二批、第四批、第五批名老中医药专家学术经验指导教师,博士后传承合作老师。从事中医药临床工作50余年,致力于妇科疾病的防治研究。

【经典名方】苍附导痰丸(出自《叶氏女科》)

组成:苍术二两(60g),香附二两(60g),枳壳二两(60g),陈皮一两五钱(45g),茯苓一两五钱(45g),胆南星一两(30g),甘草一两(30g)。

用法:上为末,姜汁和神曲为丸。

原文:形盛多痰,气虚,至数月而经始行;形肥痰盛经闭;肥人气虚生痰多下白带。

【学术思想】月经后期是指月经周期延后7天以上,甚至3~5个月一行,可伴有经量或经期的异常。月经后期以青年期及育龄期妇女多见,经治疗后大部分能恢复正常月经周期,极少数患者恢复正常月经周期比较困难。本病首见于汉代《金匮要略·妇人杂病脉证并治》,温经汤条下谓"至期不来"。月经后期如伴经量过少,常可发展为闭经。

根据肾-天癸-冲任-胞宫生殖轴对月经周期的调节作用,肾气盛,天癸至,任通冲盛,督带调约,协调作用于胞宫,使子宫血气满盈,应时而下,是月经产生的主要机制。本病的发病机制有虚有实,在临床上虚者多因肾虚、血虚、虚寒而精血不足，冲任不充，血海不能按时满溢而经迟；实者多因血寒、气滞等而血行不畅，冲任受阻，血海充盈时间延长，不能如期满盈，使月经愆期。本病发病原因虽多，但是最终都导致冲任二脉出现异常表现，即冲任不充或冲任受阻，然而冲任之本在于肾，故肾虚才为此病的根源。

【诊断思路】 张教授认为诊断需辨清虚实，一般经血色淡而质地稀薄者，多为虚证；经血色暗而质黏者，多为实证。临床分为三型辨治：①肾精亏虚：经期错后，量少，色淡暗，质清稀，腰膝酸软，头晕耳鸣，带下清稀，面色晦暗，舌淡暗，苔薄白，脉细沉。②血虚气弱：经期延后，量少，色淡红，无块或少腹疼痛；或头晕眼花，心悸少寐，神倦乏力，气短，面色苍白或萎黄，舌淡红，脉细弱。③痰湿壅滞：月经周期延后，量多少不一，色淡而黏稠，形体肥胖，胸闷脘胀，恶心欲呕，纳少多痰，舌体淡胖，舌苔白腻，脉滑。

【治疗方法】 张教授认为治疗月经后期应以调整周期为主，月经后期是以周期异常为主的病症，治疗时要考虑月经的生理周期，根据"肾主藏精"的理论，认为行经后月经的生理以肾之阴精为基础，肾之阴精奠定周期演变的物质基础，卵泡逐渐发育成熟，至经间期排卵，是整个月经周期的关键。这一时期应滋阴养血、充实阴精，以促进卵泡发育成熟。月经期子宫泻而不藏，排出经血，此期经血俱为离经之瘀血，治以活血化瘀，引血归经使新血再生，顺利完成阳转阴。用药贵在选择时机，当根据月经各期的生理特点结合辨证审因治疗。

一般月经后期分2个时期论治。月经期为一个阶段，经后期至经间期为一个阶段，月经期除旧生新。血海由满而溢泻排为月经，治疗以活血化瘀、引血下行为主，佐以理气之品，再结合证型化裁，用化脂调经方作为基础方。如肾精亏虚，方选加味六黄调经汤于经后期至经间期服用，使肾精足，肾气盛，气血充盈，冲任得养，经血自能满盈，应时而下。血虚气弱者，由于体质素虚，或产多乳众，导致冲任不足，血海不能按时满溢，遂致月经周期延后。虚则补之，故以益气补血调经为治疗法则。方选人参养荣汤化裁，于经后期服用。痰湿壅滞者，由于素体肥胖，痰湿内盛，或劳逸过度，饮食不当，损伤脾气，脾虚水湿不运，痰湿内生，痰湿下注冲任，壅滞胞脉，气血运行缓慢，血海不能按时满溢，遂致经行错后。实则泻之，故以燥湿祛痰、活血调经为治疗法则。经后期经血已净，气血耗伤，血海空虚渐复，子宫藏而不泻，治疗以滋补肾阴而养冲任，促卵泡发育正常排卵，以促进月经周期恢复。

【治疗绝技】张教授总结多年临床经验，受苍附导痰丸的启发，总结出自拟方，名为化脂调经方，主燥湿祛痰、活血调经，一般用于月经期痰湿阻滞证型。方药：苍术、制香附、云苓、制胆南星（另包，先煎）、枳壳、全当归、川芎、生山楂、丹参、甘草、陈皮、神曲、生姜 3 片（自备）。方中当归、川芎为血中之气药，辛香行血调经；苍术健脾燥湿；香附为气中之血药，助当归、川芎以利气调经；茯苓和中健脾渗湿，治腹中痰湿；胆南星燥湿化痰，散结攻积；枳壳理气化痰消积；白芥子温中利气豁痰；青陈皮疏肝破气，燥湿化痰；生山楂破气消积，化痰行瘀。

【验案赏析】邱某，女，27 岁，已婚。2011 年 4 月 2 日初诊。主诉：再婚后不孕 1 年余，现月经停闭 5 个月。患者顺产 1 孩，人工流产 2 次。3 年前月经量逐渐减少，但每月均能来潮，开始并未重视，自行服用一些活血中成药。4 个月后，月经紊乱，2～4 个月一行，有时甚至停闭半年之久，经用西药人工周期后月经恢复正常 3 个月，之后仍需注射黄体酮方能行经。此次闭经后在西医院已间断用过 2 个周期黄体酮，现已停药 2 周，月经仍未潮，并伴见形体肥胖，月经异常后体重增加 10 kg，唇毛变黑，气短乏力，时感恶心，胸闷，畏寒，纳少便溏，舌淡边有齿印，苔白，脉沉细。曾检查性激素：T、E_2 均高于正常。尿妊娠试验阴性。B 超结果：子宫无异常；双侧卵巢多囊样改变；子宫内膜 0.8 cm。望其形体肥胖，唇毛变黑，舌淡边有齿印，苔白；询其气短乏力，时感恶心，胸闷，畏寒，纳少便溏；诊其脉沉细。中医诊断：闭经（痰湿阻滞证）；西医诊断：多囊卵巢综合征。治疗先以理气活血通经为主。方用化脂调经方加味：当归 15 g，川芎 10 g，赤芍 12 g，桃仁 15 g，丹参 15 g，川牛膝 15 g，苏木 15 g，桂枝 15 g，枳壳 10 g，陈皮 10 g，苍术 15 g，法半夏 15 g，浙贝母 15 g，甘草 6 g。3 剂。上药头煎加冷水 500 mL 泡 20 分钟，煮沸 30 分钟，取汁 200 mL，2～4 煎各加开水 300 mL，煮沸 30 分钟，取汁 150 mL，四煎合匀，分 4 次温服，每日服 2 次，3 剂药 6 天服完；暂不用黄体酮（因已用过 2 次）。嘱药服完复诊。

二诊：3 剂药服完，月经仍未潮，但胸闷、恶心改善，纳食增加，大便成形，舌脉同前。守上方再服 3 剂。

三诊：药服 2 剂月经来潮，量少色暗夹黏丝，5 天干净。症同前。经净后以健脾燥湿、化痰调经为主，方用化脂调经方加味：苍术 15 g，香附

12 g，陈皮 10 g，法半夏 12 g，茯苓 15 g，枳壳 10 g，胆南星 10 g（开水先煎 30 分钟），当归 15 g，党参 15 g，神曲 15 g，淫羊藿 15 g，生姜 3 片（自备），甘草 6 g。4 剂。上药头煎用开水先煎胆南星 30 分钟，其余药加 3 片生姜开水 500 mL 泡 20 分钟，加入煎好的胆南星液共煮沸 30 分钟，取汁 200 mL，2～4 煎各加开水 300 mL，煮沸 30 分钟，取汁 150 mL，四煎合匀，分 4 次温服，每日服 2 次，4 剂药 8 天服完。嘱多运动，少食高热量及油腻之品，同时可增加蔬菜、水果的摄入量。

四诊：服药后，患者此次月经推后 44 天来潮，经量中等，经色转红，5 天净。现月经干净 2 天，体重减轻 2 kg，余症均减轻。守三诊方再服 4 剂。因患者再婚要求生育，一直坚持中药治疗，月经正常半年后怀孕。

【按语】该患者虽然以闭经来诊，但实际最希望解决的是生育问题。根据其临床特点中医诊断为闭经（痰湿阻滞证），西医诊断为多囊卵巢综合征。该病的本质是排卵障碍，表现为月经量少、闭经及不孕。治疗先急则治标，以理气活血通经为主，方选化脂调经方加味促使月经来潮。之后病证结合治疗，根据多囊卵巢综合征的病理是无排卵，闭经的辨证为痰湿阻滞，故选化脂调经方健脾燥湿，化痰调经，方中加入淫羊藿温肾助阳促进排卵。用药后患者经调得子。

参 考 文 献

[1] 姜丽娟，张良英，雷佳丽. 国家级名医张良英教授诊治妇科疾病学术经验（三）——月经后期 [J]. 中国中医药现代远程教育，2014（21）：22－23.

梁文珍教授运用养精汤类方治疗月经后期经验

【名医简介】梁文珍，安徽中医药大学教授，硕士研究生导师。全国名中医，安徽省名中医。现兼任中国中医药学会妇科专业委员会委员，安徽中医药学会常务理事、副秘书长、学术部副主任、妇科专业委员会主任委员；《世界中医妇科杂志》《安徽中医学院学报》《中医药临床杂志》编委。

【经典名方】左归饮（出自《景岳全书》）

组成：熟地黄二三钱至一二两（9～30 g），山药二钱（6 g），枸杞子二

钱（6 g），炙甘草一钱（3 g），茯苓一钱半（4.5 g），山茱萸一二钱（3 ~
6 g，畏酸者少用之）。

用法：常法煎服。

原文：真阴不足，症见腰酸遗泄，头晕目眩，口燥咽干，盗汗，舌红苔
少，脉细数。

【学术思想】 梁教授从事妇科临床 40 余年，擅长中西医结合治疗月经
病，积累了丰富的临床经验。梁教授认为月经后期的病因复杂，可归结为：
随着人流、宫腔操作次数增多导致的肾虚；女子有不得隐曲之事导致情绪抑
郁；饮食摄入不当等因素都会导致月经后期的发生。其病机归纳为虚、实、
虚实夹杂三种类型。

【诊断思路】 梁教授认为月经后期虚者主要是肾虚、脾虚、阳虚，实者
主要是气滞、肝气郁结、血瘀、痰湿阻滞；正虚邪恋为虚实夹杂的一种。肾
精血不足，源流衰少，血海充盈不足；经血化生减少，脉道空虚，血海不
充；经脉气机受阻，经血迟滞；血为寒滞，滞涩冲任，流行不畅；瘀血阻滞
胞脉，久而伤肾及冲任、血海；脾虚水液停聚，日久化热，炼液为痰，阻滞
气机均可导致月经后期的发生。在临床上梁教授治疗月经后期具有独特的经
验并取得很好的疗效。

【治疗方法】 梁教授治疗月经后期最常用的方剂为养精汤，由左归饮演
变而来。把养精汤作为基础方进行药物加减衍生出来的方剂有以下几种：养
精通络汤是养精汤加入行气活血，化瘀通络的药物；养精导痰汤则是养精汤
加入清热利湿，理气化痰的药物。养精通络汤及养精导痰汤化裁则是依据患
者的兼证随症加减所成方剂。养精汤是梁教授在临床实践过程中形成的自拟
方，其药物组成为当归、熟地黄、白芍、川芎、菟丝子、枸杞子、山茱萸、
党参、白术、山药。从药物的组成来看此方多是补肾益气之药，尤其补肾中
之阴气，适用于肾阴不足之证。方中当归、熟地黄、白芍、川芎是四物汤的
组方，用于活血养血。其中熟地黄性甘，微温，归肝、肾经，具有滋阴补
血、填精益髓的功效，为君药；菟丝子性辛、甘、平，归肝、肾经，具有补
肝肾、益精髓、明目之功效；枸杞子性甘、平，归肝、肾经，有滋补肝肾、
益精明目之功效；山茱萸性酸、涩、微温，归肝、肾经，具有补益肝肾、涩
精固脱之功。熟地黄佐以菟丝子、枸杞子、山茱萸，增加了补肾填精的功
效。精血同源，精充则血足，四药联用，共同起到补益精血之功。党参、白
术、山药三药联用，健脾益气，化生气血。当归甘温养血和血，白芍酸寒敛

血，川芎辛温活血，为血中之气药，熟地黄甘平补血，此乃四物汤的组方，具有生长收藏之用，故能安营气使经脉通行也。

【治疗绝技】 梁教授结合西医临床检查，现将治疗月经后期思路总结如下：若初诊患者月经未潮未超过3个月，结合患者白带量的多少，有无乳房胀痛、小腹坠胀，B超监测卵泡发育及子宫内膜情况，再综合脉滑与否来进行指导用药。若白带量多，乳房胀痛、小腹坠胀，B超监测有卵泡发育且子宫内膜增厚，脉滑，则用补肾阳兼以疏肝的药物助月经来潮；反之则以补肾填精、益气养血的药物助气血生化，滋养冲任使月经来潮。若初诊患者月经未潮超过3个月，首用雌、孕激素进行治疗使月经来潮后再进行调经。对于首诊白带量少，无乳胀、小腹坠胀，B超示无卵泡及子宫内膜薄的用药后月经来潮或月经虽未潮但白带量增多，B超示有卵泡发育、子宫内膜增厚，说明治疗有效，则继续维持原治疗原则。若月经未潮，则依据患者复诊时的症状，在遵循原治疗原则的基础上进行辨证调补。对于多囊卵巢综合征所致的月经后期辨证为肾虚型的，在补肾的基础上通常加陈皮、半夏、土茯苓、茵陈等理气化痰、清热利湿的药物；对于卵巢早衰则是辨证为肾虚血瘀型最多见，常用补肾阴活血药的基础上加酸枣仁、远志、茯神、夜交藤等养心血的药物；对于盆腔炎症所致的，或者其他疾病所导致的月经后期，首先治疗原发病，去除病因后再行调经。

【验案赏析】 患者，女，27岁，已婚。初诊日期：2013年1月16日。主诉：月经延后，未避孕2年未孕。现病史：患者14岁初潮后月经时有延后，经期7~8天，周期1~2个月。末次月经2012年12月20日，量少，色暗，夹血块。结婚3年，初避孕，现未避孕2年未孕。曾在外院行B超检查：双侧卵巢多囊样改变；监测排卵：无排卵；查性激素六项：FSH 6.5 mIU/mL，LH 20.4 mIU/mL，余正常。平时带下量多，质黏腻，无异味。体重76 kg，身高160 cm。生育史：0-0-0-0。妇检：外阴已婚式；阴道通畅；宫颈光滑；宫体后位，正常大小，质中，活动正常；双侧附件正常。舌质淡红，苔薄白，脉细弱。中医诊断：①月经后期；②全不产，肾虚痰瘀证。西医诊断：①多囊卵巢综合征；②原发性不孕症。治法：益肾健脾，祛湿化瘀。方药：养精导痰方（菟丝子10 g，枸杞子10 g，山药10 g，当归10 g，党参10 g，炒白术10 g，薏苡仁20 g，石菖蒲10 g，白芥子10 g，川牛膝10 g，泽兰10 g。15剂，水煎服，每日1剂。医嘱：自测基础体温（basal body temperature，BBT）；忌食甘甜油腻滋补辛辣食物；控制体重。

二诊：2013 年 2 月 2 日，月经 44 天未潮，自测 BBT 持续 36.5 ℃，诉服药后大便溏薄，日行 2～3 次，舌脉同前。原方加无花果 10 g，10 剂。

三诊：2013 年 2 月 15 日，月经来潮，量少，色暗，舌淡红，苔薄白，脉滑。调经汤口服（红花 10 g，当归 10 g，白芍 10 g，三棱 10 g，莪术 10 g，川牛膝 10 g，香附 10 g，茺蔚子 10 g，川芎 6 g），3 剂，经期服用。上方案连续治疗 3 个周期后，停药观察 1 个月经周期，患者月经如期来潮。

四诊：2013 年 12 月 20 日，末次月经 2013 年 10 月 25 日，停经 57 天，我院 B 超示宫内早孕，见胎心搏动。诊断：早孕。于 2014 年 8 月 1 日顺产一男婴，母子健康。

【按语】 本案方以滋肾健脾为主，佐以祛痰调经。经期和血调经，顺势利导以助胞宫除旧生新之生理。如上调治 8 个月经周期后，终获精合孕成之喜。

参 考 文 献

［1］郭友平. 基于数据挖掘研究梁文珍教授治疗月经后期的临床经验［D］. 合肥：安徽中医药大学，2015.

［2］徐云霞. 梁文珍治疗多囊卵巢综合征经验［J］. 中医药临床杂志，2014，26（4）：339－340.

三、月经过少

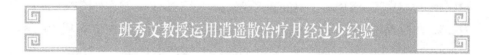

班秀文教授运用逍遥散治疗月经过少经验

【名医简介】 班秀文，男，1919 年出生于广西隆安县，6 岁随家迁至平果，广西中医学院教授，全国名老中医药专家，广西首批硕士研究生导师，妇科专家。从医 60 余年，治学严谨，医德高尚，学验俱丰，擅长治疗内、妇、儿科疑难杂病，对中医经典著作和历代名家学术思想颇有研究。专著有《班秀文妇科医论医案选》《妇科奇难病论治》《壮乡医话》；曾主编《中医药基础理论》《妇科讲义》《中医妇科发展史》；在国内外发表有影响的学术论文 50 余篇，其中《六经辨证在妇科的应用》一文以其师古而不拘泥于古、融会贯通治百病的丰富经验受到国内外中医学者的重视，并被日本东洋出版社摘要出版。

【经典名方】逍遥散（出自《太平惠民和剂局方》）

组成：甘草（微炙赤）半两（15 g）、当归（去苗，微炒）、茯苓（去皮，白者）、芍药（白）、白术、柴胡（去苗）各一两（30 g）。

用法：每服二钱，水一大盏，烧生姜一块切破，薄荷少许，同煎至七分，去渣热服，不拘时候。

原文：治血虚劳倦，五心烦热，肢体疼痛，头目昏重，心忪颊赤，口燥咽干，发热盗汗，减食嗜卧，及血热相搏，月水不调，脐腹胀痛，寒热如疟。又疗室女血弱阴虚，荣卫不和，痰嗽潮热，肌体羸瘦，渐成骨蒸。

【学术思想】班老在治疗月经过少中提出补肾的同时还要治肝。治肝特点为治用、治体、治阳明。班老认为肝木以"敷和"为荣，在病变上，肝阴易亏，肝阳易亢。故治肝时如《类证治裁》所云："大抵肝为刚脏，职司疏泄，用药不宜刚而宜柔，不宜伐而宜和。"班老尊崇叶天士"治用、治体、治阳明"的治肝三法。治用，即调理肝的功能，舒其肝气。一般多指实证，常用龙胆泻肝汤以泻肝清热；左金丸、金铃子散之类以清肝泻火，可加丹皮、栀子泄胆火及凉血，从而使肝胆之火下降，脏病以通腑气而有出路，取叶天士"肝用宜泄"之意。治体，是指滋补肝血和肝阴，肾水滋生肝木之体，津血来源于脾胃水谷精微，肝实质受损主要与脾肾相关。常用逍遥散（《太平惠民和剂局方》）疏肝扶脾，解郁和营；一贯煎或归芍地黄丸养肝肾之阴。若血虚太甚则加熟地黄、何首乌、黄精之类；血虚生内热则加丹皮、栀子，使火从胆腑降泄。治阳明，包括脾和胃，是治肝的重要法则之一。当肝藏血不足或肝阴亏损之时，需健脾养血以调达肝气，滋养胃阴以濡润肝体，前者如黑逍遥散治血虚肝郁所致的脘胁作痛；后者如一贯煎滋养肝肾肺胃之阴，以治肝气不舒，胸胁、脘腹胀痛等，皆通过治阳明达到治肝的目的。三法以治用、体为要。

【诊断思路】班老认为本病病机主要为肝郁和阴虚。肝气郁结，疏泄失司，气血失调，血海蓄溢失常，致经行先后不定，经量或多或少，常用金铃子散、柴胡疏肝散疏肝理气；肝木乘土，致脾气虚弱，水湿不运，常用逍遥散调和肝脾；血属阴，阴虚生内热，虚热扰动血海，常用归芍地黄汤滋阴养血，四妙散清利湿热，四物汤补血和血。

【治疗方法】班老认为治肝之法中疏肝与柔肝最为重要。盖肝为刚脏，易动易升，喜条达，恶抑郁，七情过极易致肝气郁结，气机不畅，治之当用调气之法，以"疏其血气，令其调达，而致和平"。如治之不及时或不当，则郁久化火伤阴，此时用柔养之法，使其阴精恢复，保持"敷和"功能。班老"疏肝"临床经验：由于肝阴易亏，肝阳易亢，疏调肝气时，要"疏中有养"，防其损伤阴血。如妇女月经将行之时，胸胁、乳房、少腹、小腹胀痛并作，经行前后不定、量多少不一等，此多属平素抑郁，或忿怒过度，以致肝逆乱之变，常用柴胡疏肝散加当归、黄精治之，以疏为主，兼以养之。班老"柔肝"临床经验：肝阴亏损，精血大伤，宜滋润柔养，同时"养中有疏"以防滞腻。如妇女经行淋漓，量少色红，头晕耳鸣，夜难入寐，脉象细数，舌红，苔少，此属肝肾阴虚，冲任亏损之变，常用两地汤配二至丸，酌加当归、素馨花、合欢花、生谷芽，以柔养为主，兼以疏解。班老疏养并治治肝临床经验：常用疏解肝气之逍遥散。此方木郁达之，是"治用、治体、治阳明"俱备的妙剂，方中当归、白芍养血柔肝；茯苓、白术、甘草健脾和中；柴胡、薄荷调疏肝郁；陈皮、烧生姜暖振胃气。若以疏肝解郁为主，则加芳香鼓舞之玫瑰花、玉兰花；若以柔养肝阴为主，则加黄精、熟地黄、枸杞子，则可疏解不伤阴，柔养不呆滞。总之，班老认为治肝之法，不论疏解或柔养，皆要注意"肝阴易亏，肝阳易亢"的特点，用药宜甘润而不宜刚燥，平和而不宜攻伐，柔之则木荣，和之则肝阳不亢，肝血充足，阴精盈满，气机舒畅，诸病可除。

【治疗绝技】根据马丽在博士论文中对班氏的治疗方案展开研究发现，班老常用的治则治法有疏肝柔肝、健脾、养血、调理气机、清热、通络活络、化湿、止带、宽胸除痞、化瘀与壮腰。出现上述治则治法，根据治－药关联可知班老常用的对应药物有白芍、当归、川芎、菟丝子；根据治－治关联可知班老常将清热→疏肝柔肝、壮腰→通络活络、疏肝柔肝→壮腰、疏肝柔肝＋通络活络→壮腰等治则相兼运用。月经过少医案中症状体征出现频率较高的依次有少腹痛、小腹痛、腰痛、带下量多、带下色白、寐差多梦、月经推迟、月经色淡、月经先后不定期、纳差、经血有块、乳房胀痛。出现上述症状，根据症－药关联可知班老常用的对应药物有白芍、当归、川芎、茯苓、怀山药、菟丝子等；根据症－治关联可知班老常用的对应治则有调理气机、疏肝柔肝、清热养血、健脾等；根据症－治－药关联可知班老常用的思路有养血＋少、小腹痛→川芎，少、小腹痛＋当归→养血，少、小腹痛＋白芍→养血等。而治疗月经过少班老较常使用的方剂有四物汤、金铃子散、圣愈汤、四妙散、地骨皮饮、归芍二陈汤、逍遥散、归脾汤、当归芍药散、七味饮、二至丸、当归散等。

【验案赏析】唐某，女，31岁。1987年4月初诊。患者15岁月经初潮，经行错后10～20天，经色淡，质稀，量正常。婚后4年，至今未孕，性欲不强，经前乳房、少腹胀痛，触之加剧，经行之后则舒。纳寐尚可，二便正常。舌边有瘀点，苔薄白，脉虚细。末次月经1987年2月11日。在医院妇检：子宫稍小，后位；输卵管通液术：双侧输卵管不通。证属阳虚宫寒，气滞血瘀。治以温肾暖宫，疏通血脉之法。方药：逍遥散加味：制附子（先煎）10g，柴胡6g，当归身12g，杭白菊6g，茯苓10g，白术12g，瓜蒌皮12g，郁金10g，益母草10g，白蒺藜10g，生甘草6g。

二诊：上方水煎，连服3剂，月经来潮，经前少腹、乳房胀痛减轻，血块少，舌边瘀点，苔薄白，脉虚细。拟以温肾养血之法，药用：制附子（先煎）10g，当归身12g，川芎6g，杭白菊10g，熟地黄15g，艾叶6g，骨碎补15g，蛇床子3g，菟丝子15g，北荆芥3g，炙甘草5g。上方水煎，连服6剂。

三诊：患者舌边瘀点未消，舌苔正常，脉象缓和。以温通胞脉为主，方药：桂枝茯苓丸加味：制附子（先煎）10g，茯苓20g，桂枝6g，赤芍10g，桃仁6g，丹皮6g，当归身12g，路路通10g，皂角刺6g，通草6g，大枣10g。上方水煎，连服6剂。

四诊：经行周期基本正常，诸症消失，仍守上方连服30余剂，复查输卵管通液术提示双侧输卵管已通畅。

【按语】患者属先天不足，肾阳亏虚，阳虚宫寒，气滞血瘀致胞脉不通。治疗以温肾暖宫，疏通血脉之法。病久多郁，一诊以逍遥散加味疏肝理气，加以附子温行以"疏其血气"；二诊重在温肾养血，促其气血旺盛，为活血通脉、扶正祛邪打下基础；三诊之后以温阳通脉、活血化瘀为法，以桂枝茯苓丸为主方，连服30余剂而见效。本例患者治疗过程中，始终不忘温通，以附子走而不守，温通十二经脉，不仅能温肾壮阳，而且与血药通用，则温化散凝、通行血脉之力益彰。

参 考 文 献

[1] 马丽. 国医大师班秀文辨治月经不调学术思想与证治规律研究［D］.长沙：湖南中医药大学，2018.

[2] 班胜，黎敏，杨美春．"国医大师"班秀文教授运用温法治疗月经病举隅 [J]．辽宁中医杂志，2012，39（6）：1151－1152．

四、月经延长

李丽芸教授运用自拟方治疗脾肾阳虚型月经延长经验

【名医简介】李丽芸，广东鹤山人，1954年毕业于广东中医药专门学校（广州中医药大学的前身）医疗本科，毕业后一直在广东省中医院工作。曾先后担任广州中医学院二系（现广州中医药大学第二临床医学院）妇科教研室主任、硕士研究生导师，广东省中医院妇科主任、主任医师、主任导师；曾兼任广东省中医药学会妇科专业委员会及优生优育专业委员会顾问，广东省中医药科技专家委员会常务委员，广东省中医药研究促进会理事，广东省中医医疗事故鉴定会妇科专业组组长等。2010年10月被深圳远东妇儿科医院聘为荣誉顾问、客座教授、不孕不育专科特诊专家，定期到深圳远东妇儿科医院亲诊。

【经典名方】小营煎（出自《景岳全书》）

组成：当归二钱（6 g），熟地黄二三钱（6~9 g），芍药（酒炒）二钱（6 g），山药（炒）二钱（6 g），枸杞子二钱（6 g），炙甘草一钱（3 g）。

用法：水二盅，煎七分，食远温服。

原文：治阴虚血少，头晕心悸，面色萎黄，脉象细弱，妇女月经后期，量少色淡，小腹虚痛。如营虚于上，而为惊恐，怔忡不眠多汗者，加酸枣仁、茯神各二钱。如营虚兼寒者，去芍药，加生姜。如气滞有痛者，加香附一二钱，引而行之。

【学术思想】李教授认为，月经病的治疗既要审症求因、辨证施治，又要结合所处不同月经时期特点进行辨治。根据经期延长肾虚为本、血热血瘀为标，标本兼顾，提出补肾调周辨治，以补肾调经止血缩短经期。认为经期延长者排卵大多正常，但见黄体功能不全，其治疗应从经后期及黄体期着手以治本，并在行经期辨证止血以治标，标本兼治，既可调整月经，又可恢复脏腑气血阴阳平衡。

【诊断思路】李教授认为月经期经血排出，阴阳消减，经期过后血海亏虚、冲任不足，此后至排卵期前应促进血海、冲任恢复如常。经期结束后至排卵期前需注意充养肾精。肾阴乃卵子发育的物质基础，肾阳乃卵子成熟的先决条件。提倡在此阶段给予辨证，若肾阳虚（症见畏寒怕冷、四肢冰冷、腰酸痛、舌质淡、苔薄且白、脉沉），需选用1号补肾阳方以温补肾阳，促进卵子成熟。

【治疗方法】李教授总结多年临床经验，自拟几十方治疗月经病，本文介绍1方，方药如下：羊藿叶10 g，仙茅10 g，熟地黄20 g，鸡血藤30 g，菟丝子20 g，鹿角霜15 g，当归10 g，枸杞子15 g，白芍10 g，主要用于补肾阳。此方有张景岳之小营煎之意。景岳之小营煎收录在《景岳全书·新方八阵·补阵》，其曰："补方之制，补其虚也。凡气虚者，宜补其上，人参、黄之属是也。精虚者，宜补其下，熟地黄、枸杞之属是也。……阴虚者，宜补而兼清，门冬、芍药、生地之属是也。"小营煎之组成有当归、熟地黄、芍药、山药、枸杞子、炙甘草。其中当归者，景岳在五福饮中提到当归用以补肝之气血；熟地黄用以补肾，再加枸杞子共奏补肝肾之精血，为君药。此为温润之法。怀山药、炙甘草合用以补脾阴。芍药者，性平味苦，入温药中为阳中之阴，能泄其温热之性，故景岳谓之为性味平和之方。

【治疗绝技】李教授的1方组成，熟地黄、枸杞子、鹿角霜为补肾阴之品；羊藿叶、仙茅为补肾阳之品；而菟丝子为阴阳双补之品；当归、鸡血藤、白芍同补肝血。本方以熟地黄、鹿角霜、仙茅、淫羊藿为君药，前两味药以平补肾阴为主，鹿角霜味甘、咸，气温，张景岳大家谓之善助阴中之阳，为补阴要药。枸杞子味甘、微辛，气温，可升可降，味重而钝，故能补阴，阴中有阳，故能引气，景岳谓之滋阴不致阴衰，助阳而能使阳旺，此物助阳而无动性，故用之以助熟地黄最妙。菟丝子善补肾中阴阳，为臣药。淫羊藿、仙茅配伍出于上海曙光医院《中医方剂临床手册》之二仙汤，此汤擅治更年期综合征、闭经、证属肾阴阳不足而虚火上炎者，实验研究表明，两者配伍有促排卵、提高黄体水平的作用，可治功能性子宫出血，血止之后，在辨证的基础上加仙茅、淫羊藿，尚可促进卵巢功能的恢复，从而建立正常的月经周期。李教授此处使用此药对，目的也在于此。当归、白芍为补肝血常用的药对，加鸡血藤能加强补血之功，此三药共为臣药，以补肝。纵观全方，其性偏温润，味甘微辛，适用于素体阳虚，或平素工作劳累，劳伤气血之人。此方多用于肾阳亏虚及促排卵。李教授指出，排卵期是阴极转阳、肾中阴阳互相转化的过程，故肾阳对于卵子排出是非常重要的，要促使卵子排出，必须以补肾阳为主，故在排卵期前后常用此方。

【验案赏析】刘某，女，27岁，已婚。2017年7月23日初诊：主诉：经行时间延长8个月，孕1流1（2016年），有生育诉求，平素白带不多。月经周期27～32天，经期12天。末次月经2017年7月10日—21日，来潮不畅，初为点滴淋漓，第4天增多如正常月经量。症见经血色暗淡、挟血块，伴腰酸，头晕心烦，精神不佳，四肢凉，舌质淡红，苔白，脉细。BBT双相：高温相7天，BBT移行时间大于3天，高低温差小于0.3 ℃。妇科检查示外阴、阴道正常，宫颈轻微炎症，子宫前位，大小、活动正常无压痛，右附件区稍厚无压痛，左附件区未及异常。B超示周期第13天内膜6 mm，黄体期（BBT升温6天）性激素检查：FSH 5.84 IU/L，LH 9.807 IU/L，E_2 136.3 pmol/L，PRG 26.3 nmol/L。诊断为经期延长（肾气亏虚型），治宜补肾益气。处方：熟地黄、菟丝子各20 g，黄芪、怀牛膝、鹿角霜、丹参、桑寄生各15 g，淫羊藿、巴戟天、当归各10 g，川芎10 g。

2017年8月2日二诊：症见头晕心烦、肢凉改善，大便溏，口淡，疲倦，舌淡红，苔白，脉细弦。BBT爬坡升温，高低温差0.2 ℃。考虑患者处于黄体期，以补肾健脾、平补阴阳为法。处方：党参15 g，桑寄生15 g，续断10 g，墨旱莲15 g，菟丝子20 g，白芍15 g，春砂仁5 g（后下），熟地黄15 g，山药15 g，茯苓15 g，白术10 g。

2017年8月13日三诊：末次月经2017年8月9日，来潮较既往通畅，前2天量偏少，第3天增多如正常月经量，伴轻度痛经。现为月经第5天，量中色暗，气短懒言，经前BBT高温相10天。患者处于行经后期，以补肾益气摄血为法，使经血得收。方药：岗稔根30 g，补骨脂10 g，续断10 g，党参20 g，黄芪20 g，制何首乌15 g，炙甘草5 g，血余炭10 g，白术10 g，艾叶10 g，益母草20 g，嘱月经干净后继服首诊处方。

继续此法治疗2个月，2017年10月18日四诊：月经来潮通畅，第2天经量如常，7天干净。复查性激素：E_2 418.5 pmol/L，PRG 40.23 nmol/L。嘱继续服药2个月以达巩固之效，据月经周期调整处方，以补肾填精为要务。3个月后月经周期，来潮时间，经量、色、质、性状基本恢复如常。

【按语】李教授治疗患者运用补肾调周法，月经期经血排出，阴阳消减，经期过后血海亏虚、冲任不足，此后至排卵期前应促进血海、冲任恢复如常。经期结束后至排卵期前需注意充养肾精。一诊月经后，以补肝肾为法，调整阴阳；二诊黄体期，以补肾健脾、平补阴阳为法，补充气血，为经期做准备；三诊患者处于行经后期，以补肾益气摄血为法，使经血得收。此后运用此补肾调周法调整患者月经至正常。

参 考 文 献

［1］ 王彦彦，王小云，徐珉，黄旭春，顾春晓．岭南名中医李丽芸调周辨治经期延长经验［J］．中国中医基础医学杂志，2019，25（8）：1147－1149.

张良英教授运用调经方治疗月经延长经验

【经典名方】四物汤（出自《太平惠民和剂局方》）

组成：当归（去芦，酒浸，炒）、川芎、白芍、熟地黄（酒洒，蒸）各等分。

用法：每服三钱（9 g），水一盏半，煎至八分，去渣，热服空心，食前。若妊娠胎动不安，下血不止者，加艾十叶，阿胶一片，同煎如前法。或血脏虚冷，崩中去血过多，亦加胶、艾煎。

原文：调益荣卫，滋养气血。治冲任虚损，月水不调，崩中漏下，血瘕块硬，发歇疼痛，妊娠宿冷，将理失宜，胎动不安，血下不止，及产后乘虚，风寒内搏，恶露不下，结生瘕聚，少腹坚痛，时作寒热。

【学术思想】经期延长是临床的常见症、多发病，其临床主要特点为：每次月经持续时间达 7 天以上，但一般在 2 周内能自然停止，可伴见月经过多或过少。经期延长的常见病因有气虚、阴虚、血瘀、湿热等，如气虚冲任失约；阴虚生内热或湿热，热扰冲任，血海不宁；血瘀阻滞冲任，血不循经。

【诊断思路】张良英教授认为根据经期延长不同的表现可将病因病机归纳为以下三类：①气滞血瘀阻滞冲任。月经来潮后，不通畅，需淋漓数天才能通畅，通畅后即净。此为气滞血瘀、阻滞冲任所致，属实证。月经以通畅为要，不论是寒凝血瘀，瘀血内停，还是湿热蕴结，气机不畅，最终均导致气滞血瘀，胞宫胞脉受阻，碍血运行，使经血不能顺势而下，故出现经来数天不通畅。②气阴两虚冲任不固。月经的成分主要是血，《景岳全书·妇人规》也说："经本阴血，何脏无之？"经血通畅之后，阴血下泻、暂时不足，若平素即为气虚之人，此时气亦随经血而泄，气阴两虚，冲任不固，不能制约经血，故月经后期淋漓，过期不净。③虚实夹杂。

【治疗方法】张良英教授在长期的临床经验中总结自拟方，治疗月经延长疗效显著，取名调经方，由四物汤拓展而来，方药如下：当归、熟地黄、白芍、香附、乌药、枳壳、苏木、川牛膝、泽兰、丹参、党参、甘草、桃仁、桂枝、川芎。方中当归补血、活血、止痛，为君药；川芎、赤芍、丹参、桃仁、苏木活血祛瘀调经，为臣药；川牛膝引血下行，枳壳理气行滞，以达到气行则血行的目的，为佐使药；甘草调和诸药，缓急止痛。全方理气活血通经。

张良英教授认为在经期延长的治疗中，应掌握 2 个要点：一是顺应月经，辨证求因，审因论治。即根据"月经前半期淋漓为气滞血瘀，属实证；月经后半期淋漓为气阴两虚，属虚证；月经前半期、后半期均淋漓属虚实夹杂证"的病因病机，顺应月经的生理变化用药，旨在缩短经期，使之达到正常范围，以经期服药为主，平时辨证施治。二是辨病与辨证相结合，如现代医学的子宫内膜息肉、子宫内膜炎、盆腔炎、放环、黄体萎缩不全、子宫内膜异位症、子宫腺肌病等病出现的经期延长。应顺应月经，辨证求因，审因论治。月经前半期淋漓者采用因势利导之法，以促使经来即畅通，用调经方理气活血通经，在月经前 1～2 天或月经刚来潮时服药，使月经一来潮即能通畅，从而缩短经期。月经后半期淋漓者治疗以补虚为主，法当扶正，正复则经自调。病久经血流失，致血不足，健中益脾以化生气血治本，冲任不固则补肾气以实冲任，方用补中益气汤合二至丸健脾益气摄血、补肾养阴固冲。月经前半期、后半期均淋漓者治疗顺应月经的生理变化，在经前服用调经方至月经通畅，待通畅后改服补中益气汤合二至丸。

【治疗绝技】张良英教授认为，临床治疗月经前半期淋漓者，见经行乳房胀痛明显，加柴胡、香附、郁金等，以疏肝理气，行滞止痛；伴痛经，可加延胡索、五灵脂活血化瘀止痛；若见畏寒肢冷，可酌加盐小茴香、吴茱萸、桂枝、乌药温经散寒止痛；若见经色暗如败酱、混杂黏液、气味秽臭等湿热征象，加炒黄柏清热除湿。实验研究证实，活血化瘀药具有抑菌或杀菌作用。月经期要慎用或少用清热药，因此类中药苦寒，易凝滞经血，加重血瘀。

月经后半期淋漓者，酌加海螵蛸、芡实、赤石脂收敛止血；挟瘀加益母草、炒蒲黄化瘀止血；挟湿热加炒黄柏、苍术、茜草清热燥湿，凉血止血；血虚明显，加阿胶养血止血。在月经通畅后开始服药。临床上此型患者多伴见经期感冒，主要为气虚卫气不固，经前经行之际，血愈下而气愈虚，卫阳不固，腠理疏松，感受外邪所致，张良英教授常在上述治疗的基础上加疏风解表之品，如羌活、防风、桂枝等，使卫阳固，邪外出，从而达到益气、止血、解表的目的。

【验案赏析】李某，女，36岁，已产。2011年2月13日初诊：月经前、后淋漓不净5个月。患者诉5个月前月经正常，经期5～6天，周期28～30天，由于工作劳累，压力较大，之后出现经行时间逐渐延长，开始8～9天可净，之后需10～12天方净，主要表现为经前淋漓4～5天，通畅1天后淋漓5～6天干净，经量中等偏多，色淡，自服多种中成药效果不佳。末次月经2011年1月14日。来诊时为月经第2天，经量极少、色暗，乳房胀痛明显，烦躁易怒，下腹胀痛，平时神倦嗜卧，肢体乏力，头昏眼花，纳少便溏，舌淡暗，苔薄白，脉弦细。诊断为经期延长（气滞血瘀证）。现为月经第2天，经血尚未通畅，先治以疏肝理气、活血通经。方用调经方加味：当归15 g，川芎10 g，赤芍12 g，桃仁10 g，丹参15 g，党参15 g，炒柴胡10 g，炙香附10 g，延胡索10 g，川牛膝15 g，苏木15 g，枳壳10 g，甘草6 g。2剂，上药头煎加冷水500 mL泡20分钟，煮沸30分钟，取汁200 mL；2～4煎各加开水300 mL，煮沸30分钟，取汁150 mL。四煎合匀，每日服2次，2剂药4天服完，嘱月经通畅后即复诊。

二诊：服药2天后即今日月经已通畅，量中，色淡，挟小血块，乳房胀痛、下腹胀痛已消，仍神倦嗜卧，肢体乏力，头昏眼花，纳少便溏，舌淡暗，苔薄白，脉弦细。辨证为气虚挟瘀证。此时月经已通畅，方用补中益气汤合二至丸加味以健脾益气摄血、补肾养阴固冲：党参15 g，炙黄芪30 g，白术15 g，当归15 g，陈皮10 g，炙升麻12 g，炒柴胡12 g，女贞子15 g，墨旱莲15 g，益母草15 g，阿胶20 g（烊化），甘草6 g。3剂，上药头煎除阿胶外加冷水500 mL泡20分钟，煮沸30分钟，取汁200 mL；2～4煎各加开水300 mL，煮沸30分钟，取汁150 mL。四煎合匀，阿胶烊化后加入药液中，分4次温服，每日服2次，3剂药6天服完，嘱月经干净后复诊。

三诊：服药后4天月经即净，整个经期共9天，仍时感神倦乏力，头昏眼花，腰酸，纳少，舌淡，苔薄白，脉细。辨证为气血不足。治以补气益血，健脾补肾。方用补血方加味：炙黄芪30 g，党参15 g，茯苓15 g，白术12 g，当归15 g，川芎10 g，白芍15 g，熟地黄20 g，怀山药15 g，续断15 g，制黄精15 g，甘草6 g。4剂，服法同上，嘱下次月经前3～4天复诊。

四诊：经前2天，乳房胀痛，下腹坠胀，神倦烦躁，头昏，纳可，二便调，舌淡暗，苔薄白，脉弦细。守上方给调经方3剂，嘱服到月经通畅停用，次日改服补中益气汤合二至丸加味4剂。

五诊：此次月经7天干净，量中等，现时感少气乏力，头晕，余无不适，舌淡，脉细。守补血方4剂之后随诊2个月，经期正常6~7天即净。

【按语】患者由于工作压力大，情志不畅，肝气郁结，气滞血瘀，经血不能下行，故经前淋漓不畅；瘀血阻滞脉络，不通则痛，故下腹坠胀痛；双乳胀痛，舌淡暗，苔薄白，脉弦细为气滞血瘀征象。方用调经方理气活血通经，使经来即通畅，缩短经前淋漓时间。平时工作劳累，劳倦伤脾，脾虚气弱，统摄无权，冲任不能约制经血，故月经后期淋漓；气虚阳气不布，故神倦嗜卧，肢体乏力；脾虚化渍不足，营血衰少，脑失所养，故头昏眼花；脾虚失运则纳少便溏；舌淡暗，苔薄白，脉弦细为气虚挟瘀征象。方用补中益气汤合二至丸加味以健脾益气摄血、补肾养阴固冲，缩短经后淋漓时间，最终达到缩短经期的目的。月经之后，气血随经血而泄，故气血不足之征象愈发加重。此时选补血方补气益血，健脾补肾调经。通过经前、经后、平时辨证施治，患者病愈。

参 考 文 献

[1] 姜丽娟，张良英.国家级名医张良英教授诊治妇科疾病学术经验（八）——经期延长［J］.中国中医药现代远程教育，2015，13（2）：17-20.

[2] 赵文方.张良英教授治疗子宫肌瘤致月经过多临床观察［C］//第十一次全国中医妇科学术大会论文集.2011：239-240.

第二节　经间期出血

张良英教授运用六味地黄汤加味治疗经间期出血经验

【经典名方】六味地黄丸（出自《小儿药证直诀》）

组成：熟地黄八钱（24 g），山茱萸四钱（12 g），干山药四钱（12 g），泽泻三钱（9 g），丹皮三钱（9 g），茯苓三钱（去皮，9 g）。

用法：以上六味，粉碎成细粉，过筛，混匀。每100 g粉末加炼蜜35～50 g与适量的水，泛丸，干燥，制成水蜜丸；或加炼蜜80～110 g制成小蜜丸或大蜜丸，即得。

原文：地黄丸，治肾怯失音，囟开不合，神不足，目中白睛多，面㿠白等症。

【学术思想】每月月经排干净以后，血海空虚，冲任衰少，经气逐渐蓄积，由空虚转充盛。到月经中期即氤氲期，冲任阴精充实，阴气渐长，由阴盛向阳盛转化，是冲任由虚至盛的转折。若体内阴阳调节功能正常，自可适应此变化；若肾阴不足，受此阳气冲击，阴络易伤而血溢，出现少量阴道出血，出血之后，阳气得泄而出血自止。此外，脾气虚弱、湿热扰动或瘀血阻遏，使阴阳转化不协调，亦可发生本病。

【诊断思路】两次月经中间，即氤氲之时，出现周期性少量阴道出血者，称为"经间期出血"。明代王肯堂在《证治准绳·女科·胎前门》云："凡妇人一月经行一度，必有一日氤氲之候，于一时辰间，气蒸而热，昏而闷，有欲交接不可忍之状，此的候也。"经间期即两次月经中间的时期，是继经后期，由虚至盛、由阴转阳的转化时期。到了月经中期，一般是冲任阴精充实，阳气渐长，由阴盛向阳盛转化。若是此时肾的阴精不足，转化不利，故发生少量的阴道出血现象。故张良英教授认为本病发病多因肾精不足，阳气易动，阴阳转化不协调，阴络易伤，损及冲任，血海封藏失职，血溢于外而致。

【治疗方法】治疗重在月经后：在治疗此病时，根据经间期出血的病因病机，结合药物的时效性，注重服药的时间，选择月经期之后、经间期之前作为治疗的最佳时期，此时给予补肾滋阴养血的预防治疗，这样，因势利导，顺势而为，使阴精充盛、转化协调，并非在出血时止血，以保证了月经周期的正常规律。治法以补肾滋阴养血为主：肾为月经之本，肾阴肾阳平衡协调，冲任得充，血海按时盈亏，则出现规律的月经。宋代的陈自明在《妇人大全良方》中说："妇人以血为基本。"月经的主要成分是血，然血为脏腑所化，气血和调，血海由满而溢泻为月经，经候如常。总之，月经的形成和如期而至与肾和阴血关系最为密切。依据其发病机制，拟定出治法，以补肾滋阴养血为主，使肾精旺则肾气充，阴血足则月经自调，选六味地黄汤为基础方，加补肾养血之品。配伍时补阴不忘阳，阴阳是相互为用相互依存的，正如《素问·阴阳应象大论》中所说："阴在内，阳之守也，阳在外，阴之使也。"阴为阳守持于内，阳为阴役使于外，阴阳相互为用，不可分离。精血有形而属阴，气无形而属阳。精能化气，精是气的化生本源；气能生精，气的运动促使精血的产生。阳依赖于阴而存在，阴也依赖于阳而存在。如果阴和阳之间的互根关系遭到破坏，就会导致孤阴不生，独阳不长。所以在补肾滋阴的同时，配伍补阳药以达阴阳平衡，促使阴阳转化协调，在氤氲之状萌发时自无出血之虑。在药物的选用中配伍菟丝子即是此意，是如《景岳全书·妇人规》中所言："善补阴者，必于阳中求阴，则阴得阳升而泉源不绝。"

【治疗绝技】张良英教授经验方——六味地黄汤加味：熟地黄、怀山药、山茱萸、茯苓、丹皮、党参、枸杞子、菟丝子、续断、制首乌、当归、女贞子、甘草。方中熟地黄为君药，滋肾阴、益精髓；山茱萸、怀山药为臣，酸温滋肾益肝补脾，三药共成三阴并补而以补肾阴治本为主；丹皮配山茱萸以泻肝火，且能清热凉血止血；茯苓配山药渗脾湿；女贞子滋补肝肾，以清虚热；枸杞子滋补肝肾；菟丝子既补肾阳，又补肾阴；续断补肾；当归、首乌补血，当归又活血，党参补气以生血。由组方可见，治疗经间期出血时，并不见血止血，而是在补肾滋阴的基础上养血，采用补阴与养血相结合的方法。

【验案赏析】李某，女，26岁，已婚未产。2010年9月19日初诊。月经干净7天，阴道少量流血1天。患者平时月经规律，经期6~7天，周期28~31天，1年前稽留流产清宫后避孕半年，近半年未避孕不孕，每月均于月经干净7~8天出现少量阴道流血，量少，色红，2~3天可自行干净，无下腹部疼痛，自服多种调经中成药，效果不佳。末次月经2010年9月5日，7天净，经量与以往正常月经相同。昨日起少量阴道流血，量少，色红，无腹痛，伴腰酸，手足心热，多梦，头晕，带下少，舌红，苔少，脉细数。今日B超检查提示：子宫、双附件未见异常。诊断：经间期出血（肾阴虚型）。治以滋肾养阴，清热止血。方用六味地黄汤加味：熟地黄15 g，山药15 g，茯苓15 g，山茱萸10 g，丹皮10 g，枸杞子15 g，续断15 g，制首乌15 g，当归15 g，女贞子15 g，墨旱莲15 g，地骨皮15 g，芡实10 g，甘草6 g。2剂，上药头煎加冷水500 mL泡20分钟，煮沸30分钟，取汁200 mL；2~4煎各加开水300 mL，煮沸30分钟，取汁150 mL。四煎合匀，分4次温服，每日服2次，2剂药4天服完。嘱下月月经干净后即复诊。

二诊：月经干净 1 天，服上方 1 剂后阴道流血即止，头晕、腰酸、手足心热、多梦好转，仍带下少，舌淡红，苔薄白，脉细。上方去芡实，熟地黄加到 20 g，4 剂，现在开始服药，药后复诊。

三诊：8 天后来诊，昨日已见拉丝状白带，阴道未流血，其余诸症均明显减轻，舌淡红，苔薄白，脉细。守二诊方开 8 剂，每月月经干净后服 4 剂，连服 2 个月，边服药边试孕。若受孕一定要服药保胎。3 个月后复诊，患者已停经 36 天，外院尿妊娠试验阳性，B 超提示：宫内孕约 5 周。要求保胎。

【按语】患者稽留流产清宫后，损伤肾精，肾精亏损，氤氲之时肾精无法充盛，阴阳不能顺利转化，阳气内动，损伤阴络，血海封藏失职，出现经间期出血。另外由于肾精亏损，冲任失滋，胞宫干涩不能摄精成孕，故半年未避孕不孕。六味地黄汤加味方具有滋肾养阴、清热止血之功，一诊时已有阴道流血，故稍加芡实收敛止血。之后于氤氲前期给予滋肾填精养血调经治疗，经 4 个月经周期服药后，阴精充盛，氤氲之时阴阳转化协调，故经间期无出血。继而由于肾精足，容易摄精成孕，最终经调得子。

参 考 文 献

[1] 姜丽娟，张良英. 国家级名医张良英教授诊治妇科疾病学术经验（九）——经间期出血 [J]. 中国中医药现代远程教育，2015，13（3）：27 – 28.

[2] 王志梅，陈林兴，周晓娜. 张良英教授诊治经间期出血经验 [J]. 云南中医中药杂志，2013，34（4）：1 – 2.

梁文珍教授运用化癥汤治疗经间期出血经验

【经典名方】

1. 血府逐瘀汤（出自《医林改错》）

组成：桃仁四钱（12 g），红花三钱（9 g），当归三钱（9 g），生地黄三钱（9 g），川芎一钱半（4.5 g），赤芍二钱（6 g），牛膝三钱（9 g），桔梗一钱半（4.5 g），柴胡一钱（3 g），枳壳二钱（6 g），甘草一钱（3 g）。

用法：水煎服。

原文：活血祛瘀，行气止痛。治上焦瘀血，头痛胸痛，胸闷呃逆，失眠不寐，心悸怔忡，瘀血发热，舌质暗红，边有瘀斑或瘀点，唇暗或两目暗黑，脉涩或弦紧；妇人血瘀经闭不行，痛经，肌肤甲错，日晡潮热；脱疽、白疕、云雾移睛、青盲等目疾。（现用于高血压、精神分裂症、脑震荡后遗症、慢性粒细胞白血病、血栓性静脉炎、色素沉着、性功能低下、更年期综合征、顽固性头痛、顽固性低热、眼底出血等属瘀血内阻、日久不愈者。）

2. 抵当汤（出自《伤寒论》）

组成：水蛭30个（熬），虻虫30个（熬，去翅足），桃仁20个（去皮尖），大黄三两（酒浸）。

用法：上四味为末，以水五升，煮取三升，去滓，温服一升。

原文：妇人经水不利下，抵当汤主之。

【学术思想】关于围排卵期出血发病机制的认识，仍在探讨研究。目前的研究结果大致可分为功能障碍、器质疾病、炎性疾病三大类。梁教授主张从瘀论治经间期出血，取通因通用之意，认为瘀滞不除则离经之血难以归经，力倡"妇人以气血流畅为贵"，瘀去则血自止。除此之外，梁教授提出"理血必舒肝气，舒肝必重怡志"的观点，认为对于经间期出血患者，应注重疏达肝气，通过药物与心理疏导来调畅肝气。同时注重调理脾胃，健运中州。临证拟方常脏腑与气血并重，调肝与理脾同行。

【诊断思路】梁教授通过多年的临证总结，指出该病绝大多数为血瘀证。因情志、饮食、外邪等各种因素而致胞脉瘀滞者，恰逢氤氲期肾阳蒸腾，生殖之精外泄之机，牵动其胞脉之中的陈旧瘀滞，引起经血离经而致经间期出血。瘀血存内导致血不循经，经血离经妄行则又成瘀血为害，二者因果相干，是导致本病迁延的原因之一。

【治疗方法】化癥汤基于王清任的血府逐瘀汤和张仲景的抵当汤化裁而拟，可活血化瘀，消癥散结，方含土鳖虫、水蛭、石见穿、刘寄奴、王不留行、三棱、莪术、桂枝、丹皮、赤芍等药，全方辛散苦泄，寒温并用，多用于气滞血瘀，瘀血内阻之证。梁教授治疗经间期出血以活血化瘀为基本大法。兼证加减：若因热灼成瘀，则加清热凉血之味，如赤芍、丹皮等；若因气滞成瘀，则加理气行滞之品，如陈皮、香附之类；若有寒湿凝滞，则加温中燥湿之味，如干姜、肉桂、砂仁、豆蔻等；若兼见气虚，则加补益中气之黄芪、党参、大枣等药。总之，应临证加减，但总以化瘀为主。梁教授认为诸郁肝为首，妇科疾病多以调肝为要，然不忘《金匮要略》"知肝传脾"之训，调肝的同时注重理脾，顾护中州。且经间期出血从瘀论治，用药性多攻伐，恐有久服损伤脾胃之嫌，故临床治疗多选用三棱、莪术等药，即可活血化瘀又可健运中焦，且多配伍姜半夏、炒麦芽、白术等药顾护脾胃。

【治疗绝技】除梁教授经验方化癥汤外，临床治疗经间期出血还有以下3个经验方：止淋汤方含蒲黄、三七、水蛭、三棱、莪术、丹皮、地锦草、益母草、茜草、当归等药，功在行气活血，止血祛瘀，通因通用，主要用于瘀血阻滞引起的血证；通络汤正如其名，功能活血通络，流营畅隧，选用透骨草、王不留行、丹皮、路路通、桂枝、当归、赤芍、延胡索、川芎等药，活血通络，血脉双调，主要用于气滞血瘀，胞脉阻滞之证；养精汤主要包括熟地黄、菟丝子、枸杞子、山药、山茱萸、当归、白芍、党参、炒白术、川芎等药，可滋肾填精，益气养血，主要用于治疗肾阴虚证，多用于卵巢周期的卵泡期，但临床对于未严格避孕且有生育要求的患者，黄体期亦可使用本方。可见梁教授治疗经间期出血时以活血化瘀药为主，随证加减清热、凉血、化痰、理气、健脾、祛风、燥湿、止血、补虚等药物，标本同治。梁教授治疗经间期出血时，温性和寒性药物使用较多；苦味、辛味、甘味药物较为常用；归肝、脾经药物居多，归其他经的药物相对较少。可见梁教授治疗经间期出血寒温并用、辛散苦泄、肝脾同治的用药特点。

《尚书·说命》云："药不瞑眩，厥疾弗瘳。"是说服药后若没有出现瞑眩反应，病症则很难获愈。意思是当病情顽固时，若想要根除病因，治愈疾病，医者要敢于使用猛药甚至毒药，不要因过于畏惧其毒副作用而不敢用药。梁教授认为妇科病顽疾多见，其在临证治疗疾病时若遇以平常方药治之无效或病情迁延不愈者，经审证辨因后，常投毒药以治之。梁教授在临证使用毒药时，常先投单味药"探路"，其认为毒药虽可攻疾，但不可滥用，以免耗伤正气。同时因为每个人对药物气味的敏感度不同，梁教授主张先从小剂量开始使用，病重药轻时再逐渐加量。并且用药前必须先明确患者肝肾功能是否正常，正常方可投之。本研究中梁教授临证辨治经间期出血时常用的毒药主要有：土鳖虫、水蛭、雷公藤等。其中土鳖虫常用最大剂量为 10 g，水蛭最大剂量为 6 g，雷公藤常用剂量为 5 g、8 g 或 10 g，取决于其病情轻重程度，当用量大于 5 g 时应单包先煎缓其毒性。现代研究发现雷公藤有抑制卵巢功能的作用，故在治疗经间期血时，梁教授认为应考虑患者目前是否有生育要求，再适当选用。

【验案赏析】曹某，女，29 岁，已婚。初诊时间：2019 年 12 月 17 日。

主诉：少量阴道流血 2 天。现病史：患者平素月经规律，7/28 天，经量偏少，色红，血块（-），痛经（±），经期伴有腰酸。末次月经 2019 年 12 月 3 日—12 月 10 日。生育史：0-0-0-0，经后同房未避孕，有生育要求。纳眠均可，二便调。现月经第 15 天，12 月 16 日出现少量阴道流血。舌脉：舌质淡红，苔薄白，脉沉细。辅助检查：2019 年 12 月 17 日阴道彩超提示：内膜约 13 mm，右卵巢探及 16 mm×15 mm 大小的卵泡；BBT 呈双相；肝肾功能（-）。诊断：经间期出血；拟妊娠。治则：益气养血，滋肾填精。方药：养精汤化裁：生地黄 10 g，菟丝子 15 g，枸杞子 15 g，山茱萸 10 g，当归 10 g，白芍 10 g，党参 10 g，炒白术 15 g，酒女贞子 10 g，姜半夏 8 g，海螵蛸 10 g，川芎 10 g，水煎服。

二诊 2019 年 12 月 31 日。末次月经 2019 年 12 月 31 日，量少，小腹隐痛，现月经第 1 天。辅助检查：体温 36.3 ℃（BBT 双相）。方药：化癥汤化裁：赤芍 10 g，丹皮 10 g，丹参 10 g，郁金 10 g，三七 5 g，透骨草 15 g，水蛭 10 g，土鳖虫 10 g，瓦楞 15 g，姜半夏 6 g，炒麦芽 15 g，生蒲黄 10 g，延胡索 10 g，鬼箭羽 10 g，三棱 10 g，水煎服。

【按语】此患者证属肾虚血瘀证。经间期氤氲之时，阳气内动，若肾阴偏虚，虚火内生，虚火与阳气相搏，阴络受损，出现少量出血；若其人素有瘀滞，虚火引动瘀血，引起经血离经。瘀阻胞脉，故有经行腹痛、经行腰酸，结合舌脉，属肾虚血瘀证。患者初诊时处于月经第 15 天，经后有同房，未避孕，且患者有生育要求，梁教授考虑可能存在妊娠，故初诊予养精汤口服。二诊时患者处于月经第 1 天，下腹痛，考虑患者生育情况，予前半周期口服化癥汤活血化瘀、后半周期调经助孕的治疗。后电话回访患者经间期出血已愈，现已孕 2 月余。

参 考 文 献

[1] 方平惠．梁文珍教授辨治经间期出血的经验总结［D].合肥：安徽中医药大学，2020.

梁剑波教授运用两地汤加味联合二至丸治疗阴虚血热型经间期出血经验

【名医简介】梁剑波，原广东省肇庆市中医院名誉院长，广东省名老中医，广东省科技有突出贡献专家，全国卫生文明建设先进工作者，享受国务院特殊津贴专家，世界名人录医学精英入选专家。梁老四代业医，家学渊源，祖传医学。少年秉承庭训，勤习中医典籍，博涉各家学说，撷取众长，医术神妙。20 岁起悬壶济世，声名远播。擅长伤寒、温病、杂病、妇儿等科，学贯中西，仁心仁术，蜚声东南亚一带，是国内乃至东南亚颇具影响的老中医药专家。梁老生平著作等身。现有医学著作《医学津梁》《医述》《中医学讲义》《公众诊所》《儿科百例》《妇科菁萃》《内科临床实用治则荟萃》《中医学简明史》及文艺著作《梁剑波散文集》《梁剑波诗词选》《梁剑波书画金石选集》等专著行世。

【经典名方】两地汤（出自《傅青主女科》）

组成：生地黄（酒炒）一两（30 g），玄参一两（30 g），白芍（酒炒）五钱（15 g），麦冬肉五钱（15 g），地骨皮三钱（9 g），阿胶三钱（9 g）。

用法：以上二味，女贞子粉碎成细粉，过筛；墨旱莲加水煎煮 2 次，每次 1 小时，合并煎液，滤过，滤液浓缩至适量，加炼蜜 60 g 及水适量，与上述粉末泛丸，干燥，即得。口服，一次三钱，一日 2 次。

原文：滋阴清热。治肾水不足，虚热内炽，月经先期，量少色红，质稠黏，伴有潮热，盗汗，咽干口燥，舌红，苔少，脉细数无力者。

【学术思想】临床上，凡月经周期中间，有周期性阴道出血，称经间期出血。概念是由南京中医药大学夏桂成教授根据多年临床经验在现代医学认识的基础上于 1982 年提出，后被《中医妇科学》教材采用而正式确立。正如《哈荔田妇科医案医话选》中所说："此种病症在中医典籍中较少论述，《竹林女科》有一月经再行，庶几近似之。"明代王肯堂在《证治准绳·女科·胎前门》引用袁了凡先生的话："天地生物，必有氤氲之时……妇人一月行经一度，必一日氤氲之候。"此氤氲期即现代之排卵期，关于此期出血，古人虽无专论，但可参考月经先期、经漏、赤白带下。梁老认为，经间期是阴精充实，阳气渐长，由阴转阳的重要生理阶段，一旦阴精不足，重阴不及，或因转化不利，抑或因挟湿、挟瘀、挟火等，致使阳气内动，阴血外泄，从而导致阴道出血。

【诊断思路】现代中医治疗经间期出血主要证型有：阴虚内热证、湿热下注证、瘀血内阻证、阳虚不固证、肝失疏泄证、气虚失摄证。其治疗应注意阴阳并补、注重补血、分期用药、重视脾肾，重点在于保障阴阳转化的顺利，不止血而血自止。而对于治疗经间期出血，梁老有《鹧鸪天》词一阕以赞之："经间期中有血滋，氤氲排卵受精期。量多时久经常性，两地汤加味最宜；泽地芍，牡丹皮，麦胶萸肉旱莲施，女贞地骨玄员合，湿热应加黄柏栀。"

【治疗方法】两地汤是明末清初著名医家傅青主之方，原为月经先期而来少者而设，傅青主云："盖妇人之经最难调，苟不分别细微，用药鲜克有效，先期者火气之冲，多寡者水气之验，……先期而来少者，火热而水不足也。……治之法不必泻火，只专补水，水既足而火自消矣，亦既济之道也。"梁老常用验方为两地汤加味：生地黄、玄参、白芍、墨旱莲各15 g，麦冬、阿胶、地骨皮、女贞子各10 g，山茱萸、丹皮、泽泻各6 g，清水煎服。如证见湿热，可加黄柏10 g，栀子5 g，同煎。以10帖为一疗程，可连服2个周期。上方滋阴养血，既不抑制排卵，又可控制出血，颇见效验。梁老常选用两地汤合二至丸加减治疗以滋阴清热，二至丸出自明朝王三才的《医便》，由女贞子、墨旱莲等组成，具有益肝肾、补阴血、壮筋骨、乌须发之功，可使气自清，而又不伤胃气，此治之巧也。况所用诸药，又纯是补水之味，水盛而火自平。女贞子味甘、苦，性凉，归肝、肾经，能补肝益肾、清热明目；墨旱莲味甘、酸，性寒，归肝经，有滋阴益肾、凉血止血、乌须发之功，二者合用而成的二至丸有益肝肾、补气血之效。

【治疗绝技】梁老在利用中药治疗月经疾病的基础上，根据病患的不同情况，相应地增加了针灸的处理。①实证：治法：理气化痰，行瘀通络。以背俞穴、足阳明经穴、足太阴经穴为主。主穴：肝俞、归来、子宫、丰隆、三阴交。配穴：肝气郁结加曲泉、太冲；痰瘀互结加阴陵泉、膈俞；胸胁肿痛加内关、膻中；经行涩滞加血海、合谷；白带量多加次髎、水分；纳差脘闷加中脘、足三里。②虚证：治法：补益肝肾，温通胞脉。以任脉穴、背俞穴、足阳明经穴为主。主穴：关元、气海、归来、子宫、肾俞、三阴交。配穴：肾虚加太溪、命门；头晕耳鸣加百会、然谷；腰膝酸软加腰眼、阴谷。

【验案赏析】傅某，女，22岁。1997年7月1日初诊。发病节气：夏至。主诉：经间期出血2个月。现病史：诉平素月经周期正常，28～30天，经期4～5天，量一般，色暗红，近2个月月经后10天开始出现阴道出血，持续23天自行停止。末次月经1997年6月9日，色红，量较多，6天干净。1周后开始阴道出血，曾外院就诊并接受缩宫素治疗，效果欠佳，仍出血，色鲜红，量少，腰酸，乏力。体格检查：舌红瘦小，苔薄白，脉弦细数。中医诊断：经间期出血。证候诊断：阴虚血热。西医诊断：排卵期出血。治法：滋阴清热，固冲止血。处方：两地汤合二至丸加减：生地黄20 g，地骨皮15 g，玄参15 g，白芍15 g，麦冬12 g，女贞子15 g，墨旱莲15 g，地榆15 g，黄芩10 g，茜草15 g，牡蛎30 g（先煎），大蓟15 g，栀子12 g，荆芥炭10 g，棕榈炭15 g，续断20 g。处方3剂，复煎，分2次服，每天1剂。2个月后随访，诉2剂后出血量明显减少，3剂出血已止，近2个月月经正常，经间期无出血。

【按语】患者平素月经周期正常，近日情志不畅，思虑过度，肝郁化火，以致肾阴偏虚，虚火耗阴，精亏血损，于氤氲之时，阳气内动，虚火与阳气相搏，损伤阴络，冲任不固，因而阴道出血。肾阴不足，则见出血量少，腰酸，舌红瘦小，苔薄白，脉弦细数；肝郁脾虚，则见乏力。第2次经间期出血较前增多，淋漓不尽，似有崩漏之象，合用荆芥炭、棕榈炭、茜草、牡蛎固涩止血，3剂收效。随诊2个月无异常。在月经病固涩之品中梁老善用牡蛎，问其由，曰："牡蛎水性，擅治水病，故在出血性月经病及带下病等常用牡蛎固涩止血（带）。"

参 考 文 献

[1] 梁恪. 全国名老中医梁剑波治疗不孕不育经验研究 [D]. 广州：广州中医药大学，2019.

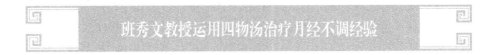

班秀文教授运用四物汤治疗月经不调经验

【经典名方】四物汤（出自《太平惠民和剂局方》）

组成：当归（去芦，酒浸，炒）、川芎、白芍、熟地黄（酒洒，蒸）各等分。

用法：每服三钱（9 g），水一盏半，煎至八分，去渣，热服空心，食前。若妊娠胎动不安、下血不止，加艾十叶，阿胶一片，同煎如前法。或血脏虚冷，崩中去血过多，亦加胶、艾煎。

原文：调益荣卫，滋养气血。治冲任虚损，月水不调，崩中漏下，血瘕块硬，发歇疼痛，妊娠宿冷，将理失宜，胎动不安，血下不止，及产后乘虚，风寒内搏，恶露不下，结生瘕聚，少腹坚痛，时作寒热。

【学术思想】月经不调病机以虚、郁、瘀为主。其中虚尤以脾、肝、肾、气血虚居多，且常与痰相兼，表现为虚实、虚瘀、痰瘀等复杂性病机；郁的病机主要是肝郁、痰郁、湿郁及与气、血相兼的病机；瘀的病机主要是气血瘀积、脏腑夹瘀等。此外还有热、痰湿、宫寒、肝脾不和等病机。

【诊断思路】四物汤载于《太平惠民和剂局方》，是由《金匮要略·妇人妊娠病脉证并治第二十》中的胶艾汤衍化而来，是治疗"一切血病的总方""肝经调血之专剂"。历代妇科学家都非常重视此方的运用，因其既能补血又能活血，并入心肝脾肾，以入肝为主，故将其列为妇科通用方。班老常用四物汤，盖其养中有行，补而不滞，是补血活血的良方。

【治疗方法】四物汤的组成，虽阴阳配合，刚柔相济，但总体而言仍偏重温养，凡出血量多者，宜加甘柔之品，以防川芎、当归之辛窜动血；血属阴，血虚则阴亏，养血常与滋阴并用，如肝肾亏损引起的月经不调，既要养血柔肝，又要滋阴补肾；妇女虽"有余于气而不足于血"，但气血相互为用，阳升则阴长，气旺即能生血，故治血不忘治气，配合使用。班老告诫我们临床要根据寒热虚实加减运用，宜辨其新旧先后、标本缓急、审详用之。

【治疗绝技】血热诸证：经行超前，量多，色红夹血块，脉滑数，舌红，苔黄者，去当归、川芎，加鸡血藤15 g、丹参10 g、阿胶6~9 g（烊化）、鲜白茅根20~30 g、山栀子6 g、益母草15 g，熟地黄易为生地黄。因川芎、当归辛窜动火，容易导致出血增多，故以辛甘微温之鸡血藤、苦而微寒之丹参代之，既能补血化瘀，又可防川芎、当归动血之弊；益母草辛苦微寒，能止血化瘀，以化为主；阿胶甘平，滋阴止血，白茅根甘凉，栀子苦寒，取其甘苦同用以清热止血。经行超前，量多，色红，入夜潮热，脉细数，苔少，舌边尖红者，去川芎、当归，加鸡血藤15 g、藕节20 g、地骨皮9 g、丹皮9 g、生地黄15 g、桑葚9 g。经行前后不定，量多不一，经将行乳房胀痛，心烦胸闷，苔薄白，舌边尖红，脉弦细者，配丹栀逍遥散加合欢花、素馨花、佛手花各6 g。血热致瘀，经将行乳房、少腹、小腹胀痛；经行前后不定，量多少不一，经色暗红夹紫块，脉弦涩，苔薄白，舌边尖有瘀点者，配金铃子散，加泽兰 9 g、苏木 9 g、莪术 5 g。

血寒诸证：经行错后，量多少不一，色暗红夹块，经行时少，小腹胀疼剧烈、按之不减，汗出肢冷，唇面发青，苔白，脉沉紧者，此为寒凝血瘀，加制附子 9 g、小茴香 3 g、吴茱萸 6 g、艾叶 6 g、益母草 15 g、莪术 6 g。经行错后，量少色淡，腰膝酸软，平时带下量多，色白质稀，脉细弱，苔薄白，舌质淡者，此为肾阳虚衰，生化无能，加党参 15 g、黄芪 15 g、制附子 9 g、苍术 9 g、白术 12 g；经行量多，色淡，持续不净，腰膝酸软，脉虚，苔薄白，舌质淡嫩者，此为脾肾阳虚，统摄无能，加党参 15 g、黄芪 15 g、桑螵蛸 6 g、覆盆子 9 g、鹿角霜 20 g。

血虚诸证：经行错后，量少色淡，经后小腹绵绵而痛，脉虚细，苔薄白，舌质淡，唇面苍白者，此为血海空虚，经血不足，宜加党参 15 g、黄芪 15 g、龙眼肉 20~30 g、远志 3 g、佛手 3 g。

血瘀诸证：经行前后不定期，量或多或少，行而不畅，色暗红夹块，少腹、小腹胀疼剧烈，按之不减，脉沉涩，苔薄白，舌边尖有瘀点者，此属气滞血瘀，宜加丹参 15 g、莪术 10 g、延胡索 6 g、香附 6 g、益母草 15 g、郁金 9 g。

【验案赏析】 覃某，女，22 岁，未婚。1972 年 12 月 13 日初诊。平素经行错后，2~3 个月一行，量少色红，经前乳房及少腹胀痛，胀甚于痛，按之不减，行经过后则舒，腰膝酸软，睡眠不佳，余无特殊，脉弦细，舌边尖有暗黑点，舌苔薄白。此属气滞血瘀之月经不调，拟疏肝理气、活血化瘀之法为治。处方：当归 9 g，川芎 6 g，生地黄 12 g，赤芍 9 g，桃仁 6 g，红花 2 g，益母草 9 g，柴胡 5 g，香附 9 g。水煎服，每日 1 剂，连服 3 剂。

二诊（1973 年 2 月 23 日）：服上方后，经前诸症减轻，月经按期来潮，但感头晕耳鸣，舌淡而边尖有紫暗点，苔薄白，脉沉细。恐化瘀攻伐太过，转以养血为主。处方：鸡血藤 18 g，黄精 18 g，艾叶 6 g，白芍 9 g，归身 9 g，阿胶 9 g（烊化），柴胡 2 g，甘草 5 g，大枣 10 g。水煎服，每日 1 剂，连服 8 剂。

三诊（1973 年 3 月 7 日）：经行周期正常，色、量一般，脉细缓，苔薄白，舌边尖瘀点。守上方加益母草 9 g，枸杞子 9 g。每日 1 剂，连服 5 剂，以固疗效。观察 3 个月，经行正常。

【按语】 胃为水谷之海，冲脉丽于阳明。脾胃键运，则气血生化源源不息，使脏腑和四肢百骸获得足够的营养，以促疾病的痊愈。故补脾和胃是治疗妇科病的关键。脾以升为健，胃以降为和。健脾可以升阳除湿，如脾虚带下用完带汤、异功散和附子汤之属；健脾还可以补气摄血，如气虚崩漏用泰山磐石散等。和胃则气顺，气顺则能受纳，如虚寒性胃反证用大半夏汤等。总之，脾喜燥恶湿，胃喜润恶燥。凡苦寒之品，多伤胃之气；滋腻之品，易伤脾之阳。故健脾宜甘温，和胃宜甘凉。经云："热无灼灼，寒无沧沧。"说的是饮食，用药亦未尝不可引以为戒。

参 考 文 献

[1] 韦宗奎. 班秀文教授治疗妇科病经验 [J]. 广西中医药，1987（2）：21-23.

[2] 马丽. 国医大师班秀文辨治月经不调学术思想与证治规律研究 [D]. 长沙：湖南中医药大学，2018.

第三节　崩　漏

夏桂成教授运用心（脑）-肾-子宫轴调节轴理论治疗崩漏经验

【名医简介】夏桂成，我国著名中医妇科专家，江苏省名中医，江苏省中医院妇科主任医师、教授、硕士生导师，享受国务院特殊津贴专家。在中医妇科专业从事医疗、教学、科研工作 40 余年，实践经验丰富。擅长不孕不育症、围绝经期综合征、子宫内膜异位症、痛经、各种月经病症的诊治，尤其擅长治疗不孕症、子宫内膜异位症、膜样痛经、早期更年期综合征等，对妇科经、带、胎、产等疾病形成了自己独特的见解和辨证方法。

【经典理论】受《傅青主女科》启发

理论名称：心（脑）-肾-子宫轴调节轴

原文："止崩之药不可独用，必须于补阴之中行止崩之法""经水出诸肾""经本于肾"。

【学术思想】夏老学术思想受到清代《傅青主女科》重要影响，是心（脑）-肾-子宫轴的雏形。具体来说，可归纳为①奠定了肾为根本在月经周期中的基础作用；②总结了傅青主补肾阴阳的特点，建立了调整月经周期节律的理论；③基于傅青主对心、脾、肝、肾关系的重视及心肾交合、心肾与子宫间的联系的看法，建立了"心－肾－子宫轴"的学说。崩漏作为月经严重紊乱的表现病症，本源在"调周"和"调轴"，理论基础和来源一致。夏老的心（脑）－肾－子宫轴调节轴理论与西医的排卵障碍疾病的病机不谋而合。异常子宫出血和无排卵疾病现代医学统称为排卵障碍性疾病。现代医学认为，女性生殖功能是由下丘脑－垂体－性腺（H-P-G）生殖内分泌轴调控，而生殖内分泌轴的紊乱是导致女性排卵障碍的重要原因之一。因此，对生殖内分泌的研究绝不仅限于生殖性腺本身，整个生殖轴的紊乱，还与下丘脑、垂体的病变相关。现代生活节奏加快、压力增大，情志因素对生殖内分泌及生殖轴的影响不可忽视。从心理应激的角度看，心因性因素对生殖轴功能起到了重要影响，这与夏老的思想也是一致的。女性各种原因所导致的持续应激状态正验证了夏老病因主在心（脑）的理论，通过 H-P-A 轴上调而抑制 H-P-O 轴的过程恰好与心（脑）－肾－子宫轴、心肾同调的内涵不谋而合，与生物－心理－社会医学模式相统一。因此，无论从生殖轴本身的机制还是外源性心因性因素的角度，夏老的理论都是完美契合了不断发展的现代生物医学研究结果，达到了高度统一。

【诊断思路】夏老认为心（脑）－肾－子宫轴的紊乱造成了心肾水火失济，则阴虚加剧、天癸衰少，甚则少数阴虚火旺，下扰冲任血海。进一步推导出其病本源在肾，肾阴虚则偏于水火失济，心肝气火旺致子宫、冲任失司，阴虚及阳，阳不足致瘀，离经之血不能归经；肾阳虚则脾土不温，阳虚而冲任失调，心、肝、脾、肾及子宫、冲任不调。其归于先天之本源，而勿忘心肝气火之因，因此阴虚火旺更为常见，水火失济之表现与之更贴切。夏老并不否认前人脾肾论治的理论，只是更侧重于肾、心两脏，因此在治疗上形成了"心肾同调"的理论创新。心肾相交维护月经周期的阴阳动态平衡，也符合对月经周期紊乱阴阳水火失调回归正常秩序的调整。

【治疗方法】急则塞流止血以防脱，止血需澄源，化瘀止血贯穿始终。如为血瘀崩漏，则需化瘀止血，排经固冲，方选加味失笑散，诸药平和，寒温适宜，既可祛瘀结之污血，又可固离经之好血；如血热夹瘀，则需清热利湿，化瘀止血，方选加味四草汤；如为肝肾阴虚，则需滋阴止血，补益肝肾，方选二至地黄汤加减，补中有泻，泻中有补，通补开合，又加失笑散化残留之瘀，使不留邪；如为脾气虚之崩漏，则需补气健脾、摄血固经，方选补气固经汤加减，既可补气健脾养血，又可化瘀止血，同时兼顾补肾。

崩漏急则治标。瘀去方能新生，常用五味调经汤临证加减。经后期以滋阴养血为主，常用归芍地黄汤加减；经间排卵期补肾活血，重在促新，常用补肾促排卵汤；经前期补肾助阳，排除多余的阴液水湿，促进残余的瘀浊吸收，方选毓麟珠加减。

【治疗绝技】 治疗崩漏的同时，需注重治心。治心之法有"清心、养心、镇心、舒心"。清法，即清心降火，常用钩藤汤加减，药用钩藤、莲子心、黄连等，清心安神，息风静阳。痰浊壅盛者常加六一散，取心与小肠相表里，使火随小便去，去湿泻火不伤阴。养法，即养心安神，常用柏子仁丸、酸枣仁汤加减，药用柏子仁、酸枣仁、珍珠粉。镇心，即镇心安神，常用二齿安神汤，药用青龙齿、紫贝齿、琥珀粉等重镇降逆之品，敛上浮之虚阳，镇惊安神。舒心，即舒心解郁法，常用远志菖蒲饮加减。

【验案赏析】 患者，女，17岁，南京高三学生。2019年12月2日初诊。因"月经淋漓不尽3年伴尿急、尿频、尿痛1年"就诊。患者因中考出现月经淋漓不尽，间断口服避孕药止血，伴尿频、尿急、尿痛反复发作1年，发即于当地行抗感染治疗。末次月经2019年11月21日，10天净（撤避孕药），量中，血块少许，无痛经。现周期第12天，近来学习压力大，易紧张，夜寐晚，多梦，尿频、尿痛时作，腰酸，大便干稀不调，舌红，苔腻，脉细弦。西医诊断：异常子宫出血，尿路感染。中医诊断：崩漏，淋证。证属心火亢盛，肾阴亏虚，中土不运。按调周治疗，经后期论治：清心健脾，养血补肾。予清心健脾汤合归芍地黄汤加减。处方：钩藤10 g，莲子心5 g，黄连3 g，炒酸枣仁15 g，茯苓、茯神各10 g，合欢皮10 g，党参15 g，炒白术12 g，广木香6 g，炒怀山药10 g，山茱萸9 g，炒白芍10 g，菟丝子10 g，炮姜5 g，炒丹皮10 g，灵芝粉（吞服）6 g，琥珀粉（吞服）6 g。12剂，每日1剂，水煎，早晚分服。

二诊（2019年12月16日）：周期第1天，经量少，小腹坠胀，腰酸，仍寐晚，尿频、尿痛时作，口干，头面部油脂多，食后腹胀，大便干，舌尖红，苔腻，脉细弦。证属心火上炎心肾不交，脾失运化，湿热并重，按行经期治疗：活血调经，清心安神，健脾祛湿。予五味调经散合钩藤汤、导赤散加减。处方：炒当归10 g，赤芍、白芍各10 g，炒五灵脂10 g，泽兰叶10 g，泽泻10 g，茺蔚子15 g，川牛膝10 g，肉桂（后下）3 g，台乌药6 g，广木香10 g，钩藤（后下）10 g，琥珀粉（吞服）6 g，茯苓、茯神各10 g，生地黄 10 g，木通 6 g。嘱服药 7 剂后转为经后期论治：养血补肾，清心健脾。拟二至地黄汤合清心安神利湿之品。处方：女贞子 12 g，墨旱莲 12 g，生地黄 10 g，菟丝子 12 g，山茱萸 10 g，炒怀山药 15 g，制苍术、白术各 12 g，广陈皮 10 g，钩藤（后下）10 g，莲子心 5 g，茯苓、茯神各 12 g，灯心草 6 g，广郁金 10 g，六一散（包煎）10 g。7 剂，每日 1 剂，水煎，早晚分服。

三诊（2019 年 12 月 30 日）：本周期月经 7 天净，现周期第 15 天，BBT 未升高，见少量白带，头面部油脂减少，尿频仍作，尿痛、尿急不著，腰酸偶作，便秘，舌红，苔白腻，脉细弦。患者未排卵，按经后中期论治，实现重阴。予滋肾生肝饮合钩藤汤、滋肾汤。处方：炒白芍 12 g，炒怀山药 15 g，山茱萸 10 g，生地黄 10 g，生白术 10 g，广木香 10 g，炒荆芥 10 g，钩藤（后下）10 g，莲子心 5 g，炒酸枣仁 15 g，灵芝粉（吞服）6 g，琥珀粉（吞服）6 g，灯心草 3 g，甘草梢 5 g，知母 6 g，炒黄柏 9 g，肉桂（后下）5 g，生黄芪 10 g。10 剂，每日 1 剂，早晚分服。

继续结合调周治心疗法，此后月经周期维持在 30 天左右，7 天净，尿道症状大为好转，继续按前法调治。

【按语】患者为高三学生，学习压力大，精神紧张，夜寐不足，心火偏旺，肾水亏虚，心肾不济，热扰冲任血海，而致月经经来无期，淋漓不止。舌红，多梦，腰酸，头面部油脂分泌多，皆为心神妄动肾精不固的表现。心火下移小肠故尿频、尿急、尿痛时作；心火上炎，中土失于温煦，脾失运化，故腹胀肠鸣，大便异常，苔腻。此崩漏病位在心脾肾，从心肾交济立法，一方面恢复阴阳消长的动态平衡；另一方面宁心安神，肾脏才能发挥藏精敛阴之效。夏老重视睡眠质量在疾病中的作用，因心神妄动必泄其精，安神即可敛精，故治疗以心为主，调周为基，使用清心健脾汤、钩藤汤等清心安神方联合归芍地黄汤、二至地黄汤等调周方，实现补肾调周、清心安神之效。治心贯穿整个月经周期，宁心安神，肾气自实，脾气健运。

参 考 文 献

[1] 王进进，谈勇，花海兵．国医大师夏桂成调理月经周期从心论治崩漏［J］．中华中医药杂志，2021，36（11）：6465 - 6467.

[2] 金晶，周惠芳．夏桂成心肾同调治疗崩漏理论探析［J］．中医杂志，2018，59（16）：1363 - 1366.

［3］罗倩倩，夏桂成，谈勇．国医大师夏桂成治疗崩漏经验［J］．中华中医药杂志，2020，35（8）：3915－3918.

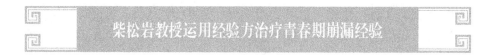

柴松岩教授运用经验方治疗青春期崩漏经验

【名医简介】柴松岩，1997年4月荣任全国名老中医称号。自幼学习中医，1950年取得中医执业医师资格。1952—1957年就读于北京医科大学医疗系，具有良好的医学理论基础。其临证妇科50年，医学功底扎实，临床经验丰富，擅长诊治各种类型之闭经（如多囊卵巢综合征、卵巢早衰、乳溢－闭经综合征等）、崩漏（功能失调性子宫出血/子宫内膜增生症）、痛经（包括子宫内膜异位症等）、月经稀发量少、绝经前后诸症（更年期综合征）；各型不孕症、石瘕（子宫肌瘤）、肠覃腹痛（卵巢囊肿和/或附件炎性包块等）及妊娠病、产后病、多种妇女疑难杂症。以辨证准确、方药精专、配伍灵活、疗效显著为其特点。

【经典名方】经验方

组成：生牡蛎、生地黄、仙鹤草、墨旱莲、覆盆子、藕节、香附、益母草。

用法：生牡蛎与地黄药量比例以2：1为宜，若出血量多，药量相应增加；若出血量少，药量相应减少，但二者总体比例始终不变。

【学术思想】对于青春期崩漏证，柴老强调临证要重视以下几点：①注意察脉，以辨病势之进退缓急。脉象是观察崩漏患者病情及预后的关键，也是临证之重点。如脉象弦滑有力，即所谓"脉大病进"，说明病情极不稳定，有进一步加重的趋势，提示患者冲任血海不宁，出血没有得到有效控制；如脉象缓和平稳，脉体由大变小，由动变静，预示病退，病情缓解，出血得到有效控制。②注意观舌象，以辨病之寒热虚实。舌淡暗为气虚兼瘀，舌嫩红为阴虚有热，苔厚腻为阳明蕴热，苔少乏津为阴血匮乏。③注意问大便情况，即所谓"二阳致病"。大便秘或少或不畅均会导致阳明瘀滞，血海不安，病情反复。

【诊断思路】塞流当分缓急、轻重，"暴崩多虚，久漏多瘀"。当经血非时而下之际，多为肾失封藏、脾失统摄而气不摄血，不仅可使气血骤虚而正气耗损，甚则每有气随血脱、阳随阴亡之虞，若见突然血量多，法当固冲摄血、收敛止血，以迅速止血或控制出血。

澄源当辨寒、热、虚、实。《黄帝内经》有"阴虚阳搏谓之崩"之说，张景岳则有"血动之由，惟火惟气"之论，血热妄行和气虚不摄是崩漏等出血性病证的主要病机。崩漏之因尚有阴虚内热、瘀血内阻、湿热蕴结、肝郁化火，或以上数端相互兼夹者。故临证当详辨其属寒、属热，是虚、是实，抑或寒热错杂、虚实互见，必须据证施治，"有是证用是药"，此所谓"缓则治其本"。

复旧重在补肾、调肝、益脾，调补冲任气血。肾主封藏、为月经之本，肝藏血、主疏泄，二者主持并调节冲任、胞宫之蓄溢开阖；脾为气血生化之源，统摄冲任气血。故复旧多以补肾、调肝、调理冲任气血之法，因宜选方、随症加减。

【治疗方法】柴老认为治疗崩漏之用药，需遵循静中有动、动中有静、补而不燥、补而不腻之原则。所谓静中有动，即出血期，固冲止血，必佐以化瘀理气之法，固而不滞。常用药对生牡蛎、仙鹤草、墨旱莲、覆盆子、藕节与香附、益母草相互组合，固涩收敛与活血化瘀。所谓动中有静，即经前期，养血理气，必佐固冲止血之法，以防出血不止。常用药对益母草、当归、牛膝、川芎、香附与生牡蛎、仙鹤草相互组合，理气活血化瘀与固冲止血。以上静中有动与动中有静用药之法，看似用药相同，然出血期与血止期组方用药药味选择侧重不同、药量不同，致理法、功效不同，从而亦产生不同的治疗结果，其中细腻的药物组合，耐人寻味。所谓补而不燥，即健脾，对阴血本已不足之证，若选择性多偏温燥之品，如人参、党参、白术、黄芪等，虽药力甚强，但恐用之更加耗伤阴血，亦可弃之不用，而改清补之品，如以太子参代之，益气而不伤阴。所谓补而不滞，即养阴血应防养阴药过于滋腻，需佐理气化浊之品。药用女贞子、桑葚、白芍养阴血同时，可佐砂仁、陈皮理气化浊。

【治疗绝技】柴老强调，生牡蛎治疗妇科出血性疾病的应用，应因人、因证、因病、因不同月经时期，而有不同使用方法。生牡蛎敛性较强，对无卵泡、无排卵患者，一般不提倡使用；若遇阴道不规则出血者必须以生牡蛎止血，亦需同时配香附以行气通滞，使其固而不滞；月经周期过短之患者，经血刚净之时可乘势加大生牡蛎使用剂量，专取其收敛固涩之性，以期推迟排卵、延长月经周期；带经日久者，可用生牡蛎止血，但必须把握用药时机，一般选择在月经第 5 天开始用药，以免影响正常行经；淋漓出血者，接近月经期不可用生牡蛎，避免其固涩收敛之性干扰正常月经周期。柴老擅以生牡蛎与生地黄相配治疗青春期出血性疾病，生牡蛎益阴潜阳、收敛固涩，生地黄滋阴清热、凉血补血，二药合用，一涩一补，相辅相成，即清热凉血、固涩止血，又补充出血所耗之阴。

【验案赏析】 患者，女，15 岁，学生。2005 年 7 月 5 日初诊。主诉：阴道不规则出血 32 天，量多 20 余天。现病史：12 岁来潮，月经周期 7/30 天，量中，痛经（－）。自 13 岁开始月经失调，反复出血，贫血。2005 年 2 月开始服激素治疗 2 个月，现已停激素 4 个月。3 月 1 日曾做 B 超：子宫 5.6 cm×4.6 cm×3.9 cm，内膜 0.7 cm，双卵巢大小形态正常，未见成熟卵泡。患者自 6 月 3 日开始阴道出血，至今已 32 天，量多，便秘，纳差，舌胖红，苔白干，脉沉滑稍数。辨证：气阴两虚，冲任不固。立法：益气养阴，固冲止血。处方：北沙参 30 g，生牡蛎 20 g，生地黄 10 g，莲须 10 g，荷叶 15 g，女贞子 15 g，墨旱莲 15 g，大、小蓟各 20 g，寒水石 10 g，益母草 6 g。每日 1 剂，水煎服，共 7 剂。

2005 年 7 月 12 日复诊：阴道血净 2 天，便秘，纳差，舌胖红，苔白干，脉沉细滑。处方：女贞子 20 g，墨旱莲 15 g，北沙参 15 g，莲子心 3 g，地骨皮 10 g，全瓜蒌 20 g，郁李仁 5 g，荷叶 10 g，莲须 15 g，鸡内金 10 g，白茅根 20 g，香附 6 g。每日 1 剂，水煎服，共 7 剂。

2005 年 7 月 19 日三诊：阴道血净 10 天，BBT 上升 5 天，舌胖，脉沉滑。处方：女贞子 20 g，墨旱莲 15 g，北沙参 20 g，阿胶珠 12 g，地骨皮 10 g，全瓜蒌 20 g，白芍 12 g，百合 10 g，莲须 15 g，茯苓 10 g，山药 12 g，香附 6 g。每日 1 剂，水煎服，共 7 剂。

【按语】 患者脉滑稍数，所谓"脉大病进"，说明病情极不稳定，有进一步加重的趋势，提示患者冲任血海不宁，出血仍未得到有效控制，故出血量多。柴老以北沙参作为君药以益气养阴；臣以生牡蛎、生地黄、莲须、荷叶、女贞子、墨旱莲、大小蓟益肾固冲止血；寒水石为佐药，其味咸，性大寒，归肾经，走血分。柴老认为，苦寒之品伤肾、伤阴，青春期少女尤其要注意保护肾及天癸的功能。复诊时，患者脉沉细滑，说明冲任血海已安，出血已得到很好的控制，此时可以进入治疗的第二阶段，即"缓则治其本"。柴老认为，对出血患者，临证时的另一个重点是应注意患者大便情况，即所谓"二阳致病"，大便秘或少或不畅均会导致阳明瘀滞，血海不安，病情反复。三诊时，患者 BBT 上升 5 天，说明卵巢已有排卵，崩漏已近痊愈，继以益肾健脾、养血调经巩固疗效。

参 考 文 献

[1] 滕秀香，濮凌云．柴松岩"二阳致病"学术思想及临床经验解析［J］．中医药信息，2015，32（1）：65-66.

[2] 滕秀香．柴松岩教授辨治崩漏经验［C］//第十一次全国中医妇科学术大会论文集．2011：68-70.

[3] 濮凌云，张巨明，李媛娥．柴松岩治疗青春期崩漏经验介绍［J］．中国中医药信息杂志，2007，14（7）：81.

[4] 吴育宁，傅洁，张巨明．柴松岩治崩漏经验［J］．北京中医，1992（1）：9-10.

[5] 耿嘉玮，张巨明．柴松岩治疗崩漏临床经验介绍［J］．北京中医，1997（4）：8-9.

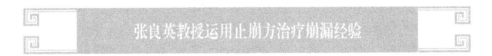

张良英教授运用止崩方治疗崩漏经验

【经典名方】 固本止崩汤（出自《傅青主女科》）

组成：（九蒸）熟地黄一两（30 g），（土炒焦）白术一两（30 g），生黄芪三钱（15 g），（酒洗）当归五钱（15 g），黑姜二钱（10 g），人参三钱（15 g）。

用法：水煎服。1 剂崩止，10 剂不再发。

原文：妇人有一时血崩，两目黑暗，昏晕在地，不省人事者，人莫不谓火盛动血也。然此火非实火，乃虚火耳。世人一见血崩，往往用止涩之品，虽亦能取效于一时，但不用补阴之药，则虚火易于冲击，恐随止随发，以致经年累月不能痊愈者有之。是止崩之药，不可独用，必须于补阴之中行土崩之法。方用固本止崩汤。

【学术思想】 崩漏是指经血非时暴下不止或淋漓不尽，前者称崩中，后者称漏下，由于崩与漏二者常相互转化，故概称崩漏。崩漏发病虽与脾虚、肾虚、血热、血瘀等有关，张老谨遵古训"论崩主脾肾之虚，治法重在温补"，认为与脾、肾二脏功能的正常与否关系更为密切。脾肾功能失调，进而损伤冲任，冲任二脉虚损，不能制约经血，子宫藏泻失常是崩漏发生的根本原因所在。

【诊断思路】张老根据多年临床经验，诊断崩漏当抓住月经周期、经期、经量均发生紊乱的特点，临床可见：月经周期紊乱，阴道流血时断时续；出血量多少不定，多者暴崩而下，少者淋漓不止，或时多时少交替出现（即崩漏交替），或暴崩之后久不来潮，突然又暴下量多如注（即崩闭交替），或数月淋漓不止等。由于患者突然大量出血，有可能引起失血性休克，或持续阴道流血可伴有不同程度的贫血。

【治疗方法】关于崩漏的治疗，当遵循"急则治其标，缓则治其本"的原则，灵活掌握"塞流、澄源、复旧"三法，始终贯穿健脾补肾的学术思想，分出血期和血止后两个阶段进行辨证论治。出血期乃崩漏最急、最重的阶段，因阴道流血量多或持续时间过长，可致气血不足或亏虚。此时，若不及时止血，可致阴血暴亡，阴阳离决，故止血乃崩漏出血期治疗的首务，亦体现"急则治其标"的原则。治疗围绕脾肾、冲任及气血，尊崇《傅青主女科·血崩·血崩昏暗》"止崩之药不可独用，必须于补阴之中行止崩之法"，采用健脾补肾固冲任，益气升提摄气血之法。此外，对于漏下日久不止，强调结合患者既往月经周期，顺应月经规律，结合B超检查。若子宫内膜已厚，此时主张"通因通用"，通过理气活血通经，促使子宫内膜脱落，待子宫内膜基本脱落，阴道流血通畅，再用健脾补肾固冲任，益气升提摄气血之法以达完全止血的目的。因此，崩漏出血期的治疗，并非见血止血，而是辨清疾病发生发展的时期，合理运用"止"法或"通"法。血止后"缓则治其本"，以达到建立正常的月经周期，促使崩漏痊愈。崩漏血止后的调理是治愈崩漏的关键，注重谨守病机，结合患者的年龄，在"澄源"中达到"复旧"的目的，以促使月经恢复正常的周期、经期和经量。若为青春期妇女，可让机体在自然状态下逐渐健全排卵功能，适当地辅以中药治疗，以补肾调整月经周期为主，以期建立正常排卵功能而防止复发；若为育龄期的妇女，治疗重在促使卵泡发育成熟并排卵，恢复正常月经并怀孕，治以健脾补肾疏肝，固冲调经种子；若为围绝经期妇女，重在调整因崩漏所致的气血虚弱，防止崩漏复发及预防癌变可能，并不强调恢复排卵和建立正常的月经周期，治以健脾调养气血为主。

【治疗绝技】张老经验方止崩方由固本止崩汤启发而来，由炙黄芪、党参、白术、怀山药、续断、菟丝子、白芍、熟地黄、阿胶、海螵蛸、益母草、赤石脂、炙升麻、甘草等药组成。方中炙黄芪、党参补气升提，摄血止血，为君药；白术、怀山药健脾益气，续断、菟丝子补肾益气，四药合用，脾肾双补，先后天同治共为臣药；炙升麻升阳举陷，加强党参、黄芪的升提作用，熟地黄、白芍养血，阿胶滋阴养血止血，益母草化瘀止血，海螵蛸、赤石脂收涩止血共为佐药；甘草调和诸药为使药。全方具有益气升提，养血止血，健脾固肾的功效。若兼虚热者，可加女贞子、墨旱莲（即二至丸）养阴清热止血；若血瘀明显者，可加炒蒲黄祛瘀止血；若兼虚寒者，可加炒艾叶温经止血；如出现厥脱证，可加用独参汤或用中药参附注射液、参麦注射液静脉滴注等以回阳救逆。纵观全方，其组方精当，用药合理，寓止于升提补之中，寓止于化瘀散之中，起到了健脾补肾固本和摄血止血治标的双重作用。因此，临床每用，常获良效，对于月经量多患者，辨证合理亦可灵活运用此方获良效。

【验案赏析】余某，女，49岁，白沙河青尤村人。于2012年12月31日初诊。主诉：阴道持续流血11天未止。现病史：患者12月3日开始阴道流血，持续8天后自行干净；12月20日至今复出现阴道流血，至今为止，量多（3～4片卫生巾/日），色红无血块；就诊时症见：神疲乏力，懒言，腰膝酸软，面色少华，舌淡，苔白，脉细缓；2012年12月12日，B超检查：子宫、双侧附件未见异常。月经史：平素月经（6～7）/（15～30）天，量时多时少，血块（－），痛经（＋），腰酸（＋），乳胀（＋）。既往有糜烂性胃炎病史。结合病史，治疗理当补肾固冲，益气养血止崩，予止崩方加茯苓15 g，法半夏15 g，砂仁10 g，3剂，煎服。

2013年1月7日二诊：患者诉服上方后，于2013年1月5日出血止。现觉神疲，面色少华，睡眠稍差，舌淡，苔白，脉缓。本着"复旧"之原则，目前患者血已止，当缓者治其本，以补气血，健脾胃，予补中益气汤加减，药用：炙黄芪30 g，炙柴胡12 g，白术20 g，炙升麻10 g，炙甘草6 g，当归15 g，陈皮10 g，党参15 g，夜交藤15 g，柏子仁15 g，女贞子15 g，怀山药15 g，太子参15 g。4剂，水煎服。

2013年1月21日三诊：自诉服上方后，精神可，睡眠佳，1月15日月经来潮，量较平时月经量多，现时感头晕，腰酸，舌淡，苔白，脉沉细。急则治其标，遂予止崩方。3剂，水煎服。

2013年1月28日四诊：患者诉服药后，于1月25日血止，要求继续调理。诉时感腰酸，舌淡，苔薄白，脉细。更年期患者脾虚、肾气不足，当温补脾肾以治本，予止崩方加减，药用：熟地黄20 g，党参15 g，茯苓15 g，山茱萸12 g，丹皮15 g，续断15 g，女贞子15 g，制首乌15 g，当归15 g，枸杞子15 g，菟丝子15 g，怀山药15 g，炙黄芪30 g。4剂，水煎服。

2013年2月18日五诊：患者诉2013年2月10日月经来潮，2月17日干净，量稍多，要求继续调理。舌淡、苔薄白，脉缓。继予止崩方加减，药用：熟地黄20 g，党参15 g，茯苓15 g，山茱萸12 g，丹皮15 g，续断15 g，女贞子15 g，制首乌15 g，当归15 g，枸杞子15 g，菟丝子15 g，怀山药15 g，炙黄芪30 g，柴胡15 g。4剂，水煎服。后随访至今，患者崩漏未复发。

【按语】本病案之余某，49岁，正值围绝经期，肾气渐衰，天癸渐竭，肾气虚封藏失司，冲任不固，脾气虚弱，统摄无权，冲任失固，不能制约经血，子宫藏泻失常发为崩漏。出血期治标，运用张老经验方止崩方加减，炙黄芪、党参、白术、炙升麻健脾益肾，补气摄血；熟地黄、阿胶补血；菟丝子、续断、山茱萸、墨旱莲补肾固冲任；贯众、海螵蛸、芡实、赤石脂固摄止崩。全方补肾固冲，健脾止崩。血止后根据更年期患者无须恢复排卵功能这一特点，则以补脾调养气血为主，予补中益气汤加减以补气养血。恢复期，紧扣围绝经期女性，肾－天癸－冲任－胞宫生殖轴失调，脾气虚弱这一发病机制，予止崩方加减以补肾健脾治本。更年期崩漏是妇科常见病，又是疑难重症，治疗时我们应抓住更年期妇女肾衰脾虚这一生理特点，辨证施治，治病求本。

参 考 文 献

[1] 卜德艳，姜丽娟，赵文方.张良英教授止崩Ⅰ号治疗脾肾两虚型崩漏止血疗效观察[J].云南中医学院学报，2011，34（6）：35 – 37.

[2] 姜丽娟.国家级名医张良英教授诊治妇科疾病学术经验（十一）——崩漏诊治[J].中国中医药现代远程教育，2015，13（5）：32 – 33.

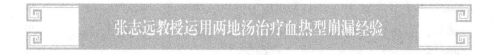

张志远教授运用两地汤治疗血热型崩漏经验

【名医简介】张志远（1920—2017年），男，汉族，1920年7月生，山东德州人，无党派人士，1944年1月起从事中医临床工作。山东名老中医，山东中医药大学教授，享受国务院特殊津贴专家，先后担任卫健委中医作家协会成员、全国中医各家学说研究会顾问、山东中医药学会中医基础理论专业委员会副主任委员、山东中医学会顾问、山东省高等学校教师职务高级评审委员会第一届学科评议组成员、山东省卫生厅医学科学委员会委员等职务。

【经典名方】两地汤（出自《傅青主女科》）

组成：生地黄（酒炒）1两（30 g），玄参1两（30 g），白芍（酒炒）5钱（15 g），麦冬肉5钱（15 g），地骨皮3钱（9 g），阿胶3钱（9 g）。

用法：水煎服。4剂而经调。

原文：滋阴清热。治肾水不足，虚热内炽，月经先期，量少色红，质稠黏，伴有潮热、盗汗、咽干口燥，舌红苔少，脉细数无力者。

【学术思想】张老受诸家影响，在手稿中指出血热、脾虚、血瘀为崩漏的主要病因病机。血热多为阳盛之体，或因过食辛辣、香燥走窜药物；或因久处高温环境，感受热邪；或因大怒不已，忿而伤肝，肝郁化火，损及冲任二脉，造成血下不止，十分符合"阴虚阳搏"之说。脾虚多因剧烈活动、思虑过度、饮食不节、早婚多产、久病健康未复，致使脾脏受损，中气下陷，不能摄血；或在大量失血之后，气随血脱，造成脾不能统血，冲任不固，血下无权。血瘀或起于行经、流产、分娩后余血未尽，为"瘀结占据血室"之证；或因产后恶露未断即行性交，瘀血滞留，影响新血运行，使之不能归经，从旁穿越而出，即"血失故道"。

【诊断思路】张老认为，崩漏的辨治需根据不同的情况而定。暴崩之际，血下量多，病势危重，急行固摄止血之法，防止阴竭阳脱。以《校注妇人良方》奇效四物汤，或加贯穗饮、止血灵、白倍散、四乌贼骨一藘茹丸，寒温同用，补气摄血，温阳止崩，养血调经，与前贤"有形之血不能速生，无形之气应当急固"之说有异曲同工之妙。由崩转漏，或血量较少时，病势稍缓，此时以固本为主，根据"致病之由，有因冲任不能摄血者，有因肝不藏血者，有因脾不统血者，有因热在下焦迫血妄行者，有因元气大虚不能收敛其血者，又有瘀血内阻新血不能归经而下者"的观点，结合傅青主"止涩之品，虽亦能取效一时，……恐随止随发，……不能独用"的思想，谨守病机，从因论治，据证组方，一般分为热邪入血、脾虚气陷、血道梗阻三型辨证治疗。崩漏止血后需调经，以恢复周期。但由于长期出血，或出血过多，往往呈现"止血易，复原难"的现象，可在养阴补血的基础上，依据张景岳"气不足便是寒"的理论，佐以益气温阳之品，既利用温热药物间接止血的作用，又避免其耗阴灼血，且能激发月经周期规律而行。

【治疗方法】 治疗依据崩中一证"热随血泄"，虽有实热也变虚火之理，重在滋阴凉血，壮水制火，乃保本之治。常用《傅青主女科》两地汤加石斛、侧柏叶，补阴益水，以退火源。也可酌情加入少量当归、艾叶，养血且行滋腻药物之滞，能矫正寒凉"过伤"之弊。用药随症加减，如出血较多，心慌无力，加万年青（叶、根均可）；骨蒸潮热，加丹皮、青蒿；阴伤，阳冒上腾，头晕耳鸣，加女贞子、墨旱莲、五味子、龟板；促进子宫收缩，以利止血，加贯仲、马齿苋。治疗期间如能配合食疗，吃大量新鲜芹菜、小蓟、荠菜、淡菜（海虹）、河蚌之肉等，有辅助治疗的作用。

【治疗绝技】 张老认为崩漏以出现3个规律性月经周期为治愈标准，其过程是比较漫长的，甚至有的患者需持续服药1~2年才转为正常状态。张老常运用中医调气血、补肝肾、养冲任二脉的方法，结合西医对月经周期卵巢变化四个阶段的认识，以中药调周。具体如下：①经后期，即月经来潮后5~11天，此期经水始净，血海空虚渐复，子宫藏而不泻，呈"阴长"状态，用当归、山药、肉苁蓉、菟丝子、首乌、熟地黄、女贞子、墨旱莲、党参、白术、白芍、柴胡、川芎，每日1剂，连服4~6天，补肝益肾，固护阴血。②排卵前期，即月经来潮后12~17天，此期是重阴转阳、重阴必阳之际，以温阳活血为主，用当归、丹参、赤芍、泽兰、茺蔚子、红花、熟地黄、枸杞子、紫河车（冲）、仙茅、淫羊藿、香附，每日1剂，连服3~5天。此外，可配合针灸治疗，选取双侧三阴交、关元、中极，给予中等刺激，并留针30分钟，每日1次，以助药效。③排卵后期，即月经来潮后18~24天，此期是阳气活动旺盛，阳长阴消的阶段，应补肾助阳，用丹参、枸杞子、女贞子、墨旱莲、续断、菟丝子、肉苁蓉、当归、龟板、山药、川芎，每日1剂，连服4~6天。④经前期，即月经来潮后25~30天，此期属阳转入阴的前期，应活血祛瘀，去旧生新，用赤芍、泽兰、茺蔚子、丹参、当归、香附、茯苓，每日1剂，连服3~5天。如月经量少、经行不畅也可继续应用，到月经结束为止。

【验案赏析】 黄某，33岁。2009年9月12日首诊。主诉：3天前突然阴道大量流血。刻诊：出血不止，色深红，质稠，就诊途中因活动血量似有增加。平素月经不规律，经期前后无定，经来量多，色红，10余天始尽。舌红，苔黄，脉数。方药：杜仲炭15 g，棕榈炭15 g，艾叶炭20 g，地榆炭30 g，侧柏炭20 g，蒲黄炭20 g。每日1剂，水煎，分3次服，连用3天。

二诊（9月14日）：二剂便效，血下减少。遂更方为生地黄15 g，小蓟20 g，丹皮10 g，地骨皮10 g，人参10 g，黄芪30 g，白术10 g，地榆30 g，阿胶（烊化）15 g，墨旱莲20 g。每日1剂，水煎，分3次服，连用15天，并嘱患者每餐配合食用黑木耳15 g。

三诊（10月15日）：药后月经来潮时症状较前减轻。嘱其据二诊处方于经前服用10天。此后连续治疗3个月，月经恢复正常。

【按语】此患者病势急骤，尽管炭类药物并非疗本之药，但止血救急，却能发挥重要作用。故此，张老初诊时根据"见黑则止"，急用炭类固涩止血治其标；二诊则据血热、气虚二证并见，以清热凉血、补气升提、滋阴养血为疗本之法，从而达到固冲止血、恢复月经之效。张老指出，论病划型，罗列相应症状，固然有章可循，但亦会造成僵化的思维模式，而疾病变化多端，诸多症状皆在类型之外，应灵活对待，发挥中医辨证施治的特长，切勿一病一方，对号入座。

参 考 文 献

[1] 李崧. 国医大师张志远妇科学术思想及临证经验研究［D］.济南：山东中医药大学，2019.

[2] 王淞，王秀，鞠翡翡. 张志远治疗崩漏经验［J］.中医杂志，2020，61（9）：766–768.

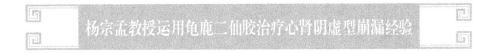

杨宗孟教授运用龟鹿二仙胶治疗心肾阴虚型崩漏经验

【名医简介】杨宗孟，长春中医药大学第一附属医院教授、主任医师、中医妇科专家。1951年毕业于江西医学院，又入西医学习中医研究班深造。从事妇科临床、教学、科研工作50余年，擅长诊治各种妇科疑难病证，尤其对不孕、不育及崩漏更有独到之处，研制的中药新药女宝对治疗月经失调性不孕症疗效甚佳，获吉林省科技进步三等奖。创立灸疗神阙穴治疗卵巢功能失调性不孕症、中药灌肠治疗盆腔炎症包块，疗效显著。近年来又创立消支解毒散外用治疗女性泌尿生殖道解脲支原体感染，疗效较好。主持科研课题多项，先后研制了新药女宝、化癥痛胶囊、壮阳生精散、通管灵、同春集等。

【经典名方】 龟鹿二仙胶（出自《医便》）

组成：鹿角十斤（5000 g），龟甲五斤（2500 g），人参十五两（450 g），枸杞子三十两（900 g）。

用法：上药熬制成膏。每服初起一钱五分，十日加五分，加至二钱止，空腹时用酒化下，常服乃可（现代用法：初服酒服4.5 g，渐加至9 g。空腹时服用）。

原文：真元虚损，精血不足证。全身瘦削，阳痿遗精，两目昏花，腰膝酸软，久不孕育，舌淡苔白，脉缓弱，龟鹿二仙胶主之。

【学术思想】 杨老在临诊中特别强调辨证。辨证是中医诊病的精髓，辨证的准确与否，直接影响到治法的确立及方药的选择、疗效的结果。杨老在诊断疾病时，特别崇尚《望诊遵经》之"主病条目附识"，灵活运用辨证方法，不拘泥于"有定之病、证"，根据疾病之千变万化的特点，认清其主要矛盾、次要矛盾的关系，方可准确地对疾病进行诊断，有效地选择方药，达到治疗目的。并强调临诊时中、西医病名虽有雷同，但疾病并不能绝对对应，要辨证求因，因人而异，注重辨证与辨病相结合，充分发挥中、西医之各有所长的特点，积极治疗，提高疗效。杨老认为：女性功能正常，皆赖"肾强"，肾是生殖轴之本，是月经之本，肾之不足、虚损均致多脏功能失调而影响女性的生理功能并发生疾病，故在治疗疾病时也非常重视滋肾、补肾、温肾、养肾，强调恢复机体的正气，以达到祛除病邪的目的。

【诊断思路】 杨老治疗崩漏，也是本着"急则治其标，缓则治其本"的原则，采用"塞流、澄源、复旧"三法。但杨老更重视复旧、调整月经周期，只有月经恢复正常的周期，月月如常，才能使崩漏得到根本上的治疗，才有可能受孕，才有可能将胚胎及胎儿孕育成活。杨老指出：崩漏无论是表现为突然的、来势急、出血量多的崩，还是来势缓、出血量少、淋漓不断的漏，均以失血为主，故止血是治疗本病的当务之急，即"留得一分血，便是留得一分气"，补肾为根本、为大法，或健脾，或清热，或理气，或化瘀；血止之后，应理脾益肾以善其后，因肾为先天之本，"经水出诸肾"，脾为后天之本，气血生化之源，气血是月经的物质基础，在月经的产生机制中，肾为根本，起主导作用，脾肾的功能尤为重要，因此健脾补肾，重建月经周期，才能使崩漏得到彻底的治疗。治疗崩漏杨老主张补虚为主，兼以清热祛瘀、止血调经，但临床治疗，相比较而言，止血较容易，调周较困难。

【治疗方法】 临证多见经血非时而下，量多，色鲜红，质黏稠或有血块，伴有腰膝酸软，五心烦热，夜寐多梦，头晕耳鸣，便结溲赤，舌红，苔薄黄或无，脉细数或细弦。王孟英指出："理气不可徒以香燥也，盖郁怒为情志之火，频服香燥，则营阴愈耗矣。"治当清肝补肾，滋水涵木，方用调经汤合龟鹿二仙胶加减：女贞子 50 g，墨旱莲 25 g，山茱萸 10 g，生地黄 15 g，白芍 15 g，乌梅 15 g，侧柏叶 20 g，赤石脂 20 g，地榆 50 g，黄芩 15 g，荆芥 15 g，甘草 10 g。方中女贞子、墨旱莲滋肝补肾；赤石脂、地榆固涩冲任；白芍、乌梅酸敛肝阴；黄芩、侧柏叶等苦寒清泻肝火；山茱萸味酸性温，固涩滑脱，同时，酸苦涌泻为阴，不仅能清泻肝火，涩敛肝阳，还可以加强女贞子、墨旱莲补阴的作用；少佐荆芥以生发肝阳，发散郁火。方中虽不止血而血自止，火清水足则肝自疏，病自瘳。

【治疗绝技】杨老认为崩漏起因心肾阴虚阳盛，时发崩漏。与历代医家治疗崩漏治则基本相通。《沈氏女科辑要笺正》阐述："阴气既虚，自主无权，而孤阳乘之搏击肆扰，所以失其常规。暴崩直注，且肝气善于疏泄，阴虚者水不涵木，肝阳不藏，疏泄太过，此崩中一证，所以是虚阳妄动也。"是言阴虚而阳盛，始发崩漏。盖阴主精血，阳主气火，阴本涵阳，今阴本不足，则阳独盛，迫血妄行而成崩漏。推其脏腑，不外肝肾二脏为主。肝藏血，主疏泄，肝气平和，气机条畅；肾为冲任之本，肾精充足，冲任始能通盛。肾虚则精亏血少，肝郁则化火生风。肝肾阴虚，疏泄于下，热迫血海，即所谓"风动、木摇、火燃、水沸""阴虚阳搏谓之崩"。《素问·痿论》曰："悲哀太甚，则胞络绝，胞络绝则阳气内动，发则心下崩，数溲血也。"杨老认为，此类崩漏多先有将息失宜或情志不遂，抑郁不伸，引动胞络阳气内动，耗损心营肾水，以致心肾阴虚，不能镇守胞络命门之火，导致肝郁肾虚。肝郁化热，疏泄于下，肾阴不足，封藏失职，热迫血海，损伤冲任而发为崩漏。

【验案赏析】王某，女，40 岁，工人。2008 年 3 月 22 日初诊，自诉近半年，月经不调，周期缩短，经行 10 余天方净，伴头晕耳鸣。末次月经 2008 年 3 月 11 日，持续至就诊日仍未净。现症见：形体较瘦，头晕面赤，腰酸膝软，心烦少寐，手足心热，大便燥结，小便短赤，舌淡红，无苔，脉弦细而数。处方：女贞子 50 g，熟地黄 25 g，山药 25 g，乌梅 15 g，地榆 50 g，麦冬 25 g，墨旱莲 25 g，黄柏 10 g，龟甲胶 15 g，鹿角胶 15 g，甘草 10 g。投药 2 剂即血少，3 剂血止，继用此方随症加减 3～4 个月后，诸症悉除。

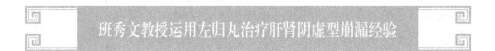

【按语】患者形体较瘦，头晕面赤，腰酸膝软，心烦少寐，手足心热，大便燥结，小便短赤，舌淡红，无苔，脉弦细而数。杨老认为，本证由于起居失节或情志不遂，肝郁化热，耗伤真阴，阴虚失守，虚火动血，迫血妄行，子宫藏泻无度，遂致崩漏。治宜补肝肾，调冲任。本方中女贞子滋肾养肝，配墨旱莲养阴益精，凉血止血；熟地黄、黄柏滋肾阴，潜阳制火；乌梅、地榆、麦冬可生津止渴，收敛止血；龟鹿二胶为血肉有情之品，鹿角胶偏于补阳，龟甲胶偏于滋阴，两胶合力，沟通任督二脉，益精填髓，有补阴中包涵"阳中求阴"。

参 考 文 献

[1] 王慧. 杨宗孟教授治疗青春期崩漏经验拾隅 [J]. 光明中医, 2008, 23 (12): 1927－1928.

[2] 陈欣, 凌霞. 杨宗孟治疗崩漏临证经验拾萃 [J]. 中医杂志, 2009, 50 (8): 683－684.

[3] 凌霞, 崔明华. 杨宗孟教授诊疗思想及崩漏治验 [J]. 中华中医药学刊, 2012, 30 (5): 997－998.

班秀文教授运用左归丸治疗肝肾阴虚型崩漏经验

【经典名方】左归丸（出自《景岳全书》）

组成：熟地黄八两（240 g），山药（炒）四两（120 g），枸杞子四两（120 g），山茱萸四两（120 g），川牛膝（酒洗，蒸熟，精滑者不用）三两（90 g），菟丝子（制）四两（120 g），鹿胶（敲碎，炒珠）四两（120 g），龟胶（切碎，炒珠）四两（120 g）。

用法：上先将熟地黄蒸烂杵膏，加炼蜜为丸，如梧桐子大。空腹时用滚汤或淡盐汤送下 100 丸。

原文：滋阴补肾，益精养血。治真阴肾水不足，不能滋养营卫，渐至衰弱，或虚热往来，自汗盗汗，或遗淋不禁，或眼花耳聋，或口燥舌干，或腰酸腿软。

【学术思想】崩漏的发病机制是因肾虚而致，病本在肾，位在冲任，变化在气血。为冲任不固，不能制约经血，经血妄行，使冲任受伤，不能制约经脉所致。班老认为该病虽有血热、气虚、血瘀、肝郁化火、脾肾两虚、肝肾亏损、冲任不足等多方面的因素，但总的来说，终归不外乎肾失封藏，冲任不固而已。

【诊断思路】治疗本病应以传统三法"塞流""澄源""复旧"为主。班老认为，崩漏的治疗，方约之曾有"初用止血，以塞其流；中用清热凉血，已澄其源；末用补血，以复其旧"的初、中、末治崩三法，早为医家公认。但是，必须明确塞流、澄源、复旧是有机的联系，在塞流之中有澄源，澄源也为了塞流；复旧离不了澄源，澄源也正是为了复旧。简而言之，澄源即是审证求因，离开了审证求因，不论是塞流或复旧，效果都不大。同时，在辨证的基础上，要适当考虑年龄的幼、壮、老的不同生理特点，以便决定治疗的重点。一般来说，在青少年时期，肾气未充，发育未全，其崩漏的病变多与肾的封藏不固有关，故治之宜以肾为主，但情窦初开、肝气易动者，宜兼以柔肝养气之法。中壮年时期，工作学习，婚配生育，最易耗血伤阴，阴亏则阳易亢，导致肝气疏泄太过，故治之宜侧重于肝，以滋养血海而柔和肝气。但肝肾同源，房室孕产又与肾有直接关系，故在治肝之中，仍然兼以治肾。七七之年，肾气衰退，精血日亏，此时崩漏之变，多系肾的功能失常，故治之当本"贵在补脾胃以滋血之源，养肾气以安血之室"，宜侧重于脾，兼以调养肾气，以后天养先天，先后天并治。

【治疗方法】班老认为，在用药上，以冲和为贵，慎用刚燥之品。盖妇女虽然以肝为先天，以血为本，但由于有月经、妊娠、分娩、哺乳等生理现象，故常处于"有余于气，不足于血"的状态，"气有余便是火"，故治之当用平和调养之剂为佳。如过用刚燥之品，则容易动火，耗血伤阴。凡属血热引起的崩漏，常用甘凉之品，如鲜白茅根、鲜荷叶、鲜墨旱莲、益母草、生地黄、麦冬、白芍、甘草之类。气虚不摄血，属脾气虚弱者则用人参养荣汤或归脾汤；肾气虚弱，辨别其偏于阴虚或阳虚，选用左归饮或右归饮之类。

【治疗绝技】综观班老组方用药有三大特点：①温中有化，补中有活。按八纲辨证，本证乃虚寒之证。虚则冲任不固，寒则瘀血内阻。冲任不固则血离经妄行，瘀血内阻则新血不生。按照"虚则补之，寒则温之"，宜用温补之法，但因虚寒是本，而血瘀是标，故治疗时宜标本同治。所以班老组方用药针对血得温则行，得寒则凝，温中有化，补中有活。温养之中有化瘀之意，滋补之中寓活血之功。②止中有化，化中有止。中医认为，离经之血即为瘀血。唐荣川《血证论》云："既是离经之血，虽清血、鲜血亦是瘀血"。所以，瘀血是本，崩漏是标，故其治疗宜标本兼顾。用鸡血藤、丹参两味，化瘀之中有止血，止血之中有化瘀。化瘀不伤正，止血不留瘀，乃能止能化之上品。如此相伍，使止中有化，化中有止，止血不留瘀，祛瘀不伤正，瘀血去则新血归经，其血自止。③慎用炭药，方性温和。在临床上治疗崩中漏下，医者多习用炭药。在本验案中，班老并没有用大队的炭药如炮姜炭、艾叶炭、槐花炭等和过多的收敛药。因这些药尽管有较好的止血作用，但有留瘀之弊。故班老在临床上一直主张"不宜早用，慎勿过用，以免留瘀"。因此在方中班老只用了一味炭药和一味收敛药，重在用滋补肝肾之品温和以治本，非固涩收敛见血治血以治标。总之，方中温而不燥，补而不腻，活而不峻，敛而不滞，具温和坦荡之性。

【验案赏析】王某，36岁，已婚。1991年7月10日就诊。近5个月来出现月经紊乱，周期前后不一，经行则流血不止，每需服止血药及肌内注射止血针止血，但时隔不久诸症依然，妇检无异常。诊时阴道流血已半月余，量少、色暗，伴头晕腰痛，四肢无力，畏寒喜暖，舌边红，苔薄白，脉细弦。证属肝肾亏损，冲任不固。治拟补益肝肾，固冲止血。处方：鸡血藤20 g，丹参15 g，熟地黄15 g，白芍10 g，（川）续断10 g，阿胶10 g，益母草10 g，蒲黄炭10 g，煅牡蛎30 g，甘草6 g。每日1剂，水煎服。3剂后血止，继予圣愈汤加菟丝子、枸杞子、补骨脂、桑葚调理善后。翌月经行，色量正常，7天干净，随访半年，未再复发。

【按语】肾藏精，肝藏血，冲任二脉赖肝肾精血滋养。肝肾亏损，冲任不固，则阴道出血淋漓，漏下不能自止；头为精明之府，肝开窍于目，腰为肾之府，肝肾亏损，经血不足，苗窍失养，故头晕腰痛，四肢无力；阴阳互根，阴损及阳，阳虚则生外寒，故畏寒喜暖，舌苔薄白；漏下量少色暗，乃虚中有瘀之征。由此可见，本病例基本病机为肝肾阴亏，冲任不固。故治宜补益肝肾，固冲止血。方中熟地黄、阿胶、白芍、续断、益母草温补肝肾，固冲止血；鸡血藤、丹参养血活血，祛瘀生新，化中有止，化瘀而不伤正；蒲黄炭、煅牡蛎固摄止血，止中有化，使血止而不留瘀；白芍、甘草合用即芍药甘草汤既能酸甘化阴，又可缓急止痛。诸药合用，共奏温补肝肾，固冲止血之功。

参 考 文 献

［1］高尚社.国医大师班秀文教授辨治崩漏验案赏析［J］.中国中医药现代远程教育，
2011，9（3）：8－9.

董克勤教授运用自拟方治疗崩漏经验

【名医简介】 董克勤，国家名老中医，全国名老中医药专家学术经验继
承工作指导老师，全国名老中医董克勤工作室创始人，吉林省名中医。从事
中医妇科临床、科研、教学工作 50 余年。曾研制妇炎康、潮安、治糜灵栓、
坤净栓等多项科研成果，对中医妇科临床积累了丰富的经验。

【经典名方】 四物汤（出自《太平惠民和剂局方》）

组成：当归（去芦，酒浸，炒）、川芎、白芍、熟地黄（酒洒，蒸）各
等分。

用法：每服三钱（9 g），水一盏半，煎至八分，去渣，热服空心，食
前。若妊娠胎动不安、下血不止，加艾叶十叶，阿胶一片，同煎如前法。或
血脏虚冷，崩中去血过多，亦加胶、艾煎。

原文：调益荣卫，滋养气血。治冲任虚损，月水不调，崩中漏下，血瘕
块硬，发歇疼痛，妊娠宿冷，将理失宜，胎动不安，血下不止，及产后乘
虚，风寒内搏，恶露不下，结生瘕聚，少腹坚痛，时作寒热。

【学术思想】 董克勤教授认为，肾主生殖，为月经之根本，肾气受损，
冲任不固，不能制约经血，导致子宫藏泻失常，发为崩漏。血瘀既为崩漏的
致病机制，又是病理产物，并提出以通因通用之化瘀清宫法为主。

【诊断思路】 董克勤教授每诊崩漏时均以活血化瘀而定方，配合补虚、
温经、清热、养阴等法治之，使"虚者补之""热者清之""郁者疏之"
"寒者温之"，瘀血去而新血安，常可收到不止血而血自止之效。

【治疗方法】 董克勤教授治疗崩漏运用自拟方，由四物汤启发而来，其
药物组成：益母草 30 g，当归 20 g，赤芍 15 g，熟地黄 15 g，川芎 10 g，紫
珠草 15 g，三七粉 10 g（冲服），蒲黄炭 10 g（包煎）。对于活血化瘀药物
的选用，董克勤教授一般选用药性平和，活血中养血，化瘀中止血者。寓止

血于活血中，补血与养血并举，使冲任得固而经血自止。采用四物汤加紫珠草、益母草、三七粉、蒲黄炭作为基础方，其中以当归、益母草为君药。当归为妇科圣药，功善补血活血、调经止痛，亦入肝脾二经，为养血润燥之品；益母草味辛、苦，性微寒，为活血调经药，亦入肝经，既清血热以凉血，又行血化瘀而通经。川芎、赤芍、三七粉、蒲黄炭为臣，川芎活血，又能行血中之气，行气逐瘀；赤芍味苦，微寒，归肝经，入血分，敛降而微散，具有清热凉血止血，散瘀止痛之功；三七粉化瘀止血，活血定痛，专走血分，善化瘀不伤正，止血不留瘀；蒲黄炭止血、化瘀、利尿。《本草汇言》："蒲黄，血分行止之药也，主诸家失血。"紫珠草、熟地黄为佐使，紫珠草散瘀止血，消肿止痛；熟地黄补血养阴，填精益髓。纵观全方，组方巧妙，以活血化瘀止血，活血中有止血，止血中又不留瘀，扶正而不碍邪，化瘀而不伤正。

【治疗绝技】 运用自拟方基础上再针对引起血瘀的不同病因随证加减，气虚者加黄芪、党参、白术；阴虚有热者加生地黄炭、女贞子、墨旱莲；湿热者加焦栀子、黄芩；胞寒者加炮姜炭、血余炭、艾叶炭。董克勤教授认为，崩漏必夹有血瘀，临床治疗过程中不能一味止血，当少佐化瘀止血之品，达到止血而不留瘀的目的。化瘀清宫法是治疗崩漏行之有效的方法。并且在临床中，崩漏患者经治疗经净血止后，仍需要调经、重新建立月经周期、促进排卵或改善黄体功能的治疗，才能彻底治愈本病。

【验案赏析】 秦某，女，43 岁。2014 年 10 月 30 日初诊。患者阴道不规则流血 20 天。平素月经规律，5/30 天，末次月经 2014 年 10 月 20 日，阴道持续流血至今未净，逐渐量多，10 月 24 日量多如注，伴血块，行诊刮术，现阴道仍有流血，量少色黑，伴腰酸腹痛，劳累后加重。面色㿠白，舌质淡暗，舌体胖大有齿痕，苔薄黄，脉沉细涩无力。妇科检查：外阴已婚已产型，子宫前位，稍大，质正常，双附件（−），宫颈肥大，少量血性分泌物。西医诊断：功能失调性子宫出血。中医诊断：崩漏（脾虚夹瘀型）。治以补气健脾，活血止血。方药：益母草 20 g，当归 20 g，川芎 10 g，赤芍 15 g，三七粉 10 g（冲服），蒲黄炭 10 g，紫珠草 20 g，熟地黄 25 g，炙甘草 10 g，黄芪 20 g，党参 15 g，山药 20 g。共 6 剂，水煎服。

11 月 12 日二诊：患者服药后血已止，腹痛减轻，但仍然腰酸乏力。舌质淡红，苔薄白，脉沉细无力。给予人参归脾丸治疗，1 丸/次，2 次/日，口服，连服 2 个月，经期停药。2 个月后月经周期、经期均正常。

【按语】 患者 43 岁，妇科检查无明显异常，中医辨证为脾肾两虚夹杂瘀血，予自拟方化瘀清宫，去宛陈莝，有不止血而血自止之效，血自止后停药，予人参归脾丸以益气补血，重新建立月经周期。

参 考 文 献

[1] 金影，刘震坤，董克勤. 董克勤教授运用化瘀清宫法治疗崩漏 [J]. 长春中医药大学学报，2015，31（4）：725 – 727.

魏绍斌教授运用四君子汤加减治疗崩漏经验

【名医简介】 魏绍斌，女，主任医师，博士生导师，任职于成都中医药大学附属医院，从事中医妇科临床工作 40 余年。传承川派中医妇科特色，结合地域特点，提出"清湿化瘀法"治疗妇科痛症、炎症类疾病；形成"共性病机"理论和异病同治的特色治疗方案；经验方研制医院制剂 3 个，临床应用 15 年疗效确切。擅治妇科痛症、炎症类疾病，月经疾病，不孕症等病症。负责国家及厅局级课题 30 余项，获奖 6 项。培养学术继承人 5 名，指导硕士、博士研究生 150 余名。为全国 5 个中医妇科学会副主任委员。

【经典名方】 四君子汤（出自《太平惠民和剂局方》）

组成：人参（去芦）、甘草（炙）、茯苓（去皮）、白术各等分。

用法：每服二钱，水一盏，煎至七分，通口服，不拘时，入盐少许，白汤点亦得。

原文：治荣卫气虚，脏腑怯弱，心腹胀满，全不思食，肠鸣泄泻，呕哕吐逆，大宜服之。常服温和脾胃，进益饮食，辟寒邪瘴雾气。

【学术思想】 魏教授认为导致崩漏的常见病因主要为虚、热、瘀。虚包括脾虚血失统摄，不能制约经血；肾气虚封藏失司，冲任气血不固，或肾阴虚失守，虚火动血，遂致崩漏。热有阳盛血热、阴虚内热、肝郁化热、内蕴湿热，热扰冲任，迫血妄行，发为崩漏。瘀有气滞血瘀、寒凝血瘀、热灼血瘀，瘀阻冲任、胞宫，致血不归经而妄行。

【诊断思路】 魏教授认为在发病初期，以上某个单一病因可起主要作用；然至中后期，崩漏日久，失血耗气伤阴，气阴（血）俱虚，因虚致瘀，且离经之血为瘀，虚、瘀生热，热可动血耗血，热灼经血又使瘀、虚加重，如此因果相干，虚实夹杂，形成恶性循环。故经后期多为气阴（血）两虚夹瘀的虚实夹杂之证。治疗时应分清标本缓急，本着"急则治其标，缓则治其本"的原则，灵活运用治标治本之法。治标用于暴崩之际，治本则待血势缓减或血止后，调经之时进行调治。

【治疗方法】魏教授治疗崩漏经验如下：若属脾肾不足者，以寿胎四君子汤或健固汤加减补益脾肾；证见肝郁脾虚者，以四逆散合四君子汤加减；肾虚肝郁者，以寿胎丸或三子汤（菟丝子、覆盆子、桑葚子）合四逆散加减以补肾疏肝；肝肾阴虚者，以一贯煎加减补益肝肾。根据多年的临证经验，认为气血相互维系，失血多伤阴耗气，临床功能失调性子宫出血患者常见气阴两虚者，多以生脉二至丸益气养阴、凉血止血；气虚明显者，加南沙参、黄芪补气摄血，此为"有形之血不能速生，无形之气所当急固"之理；出血日久夹湿热者，可合四妙散酌加地榆、贯众之辈清热除湿、凉血止血；夹瘀者，辅以茜草、蒲黄炭、焦山楂等化瘀止血。

【治疗绝技】魏教授治疗崩漏还有一个特点就是因地制宜，自古四川盆地气候多湿热，认为湿热瘀结乃出血的重要因素，或因经期、产后外感湿热，或饮食不节、湿热内生，亦可因出血日久，下元亏虚，湿热之邪乘虚侵入，湿热熏蒸胞宫，热盛及血，热与血搏，灼血成瘀，瘀热互结，血络受损，进而动血。正如吴又可所说："邪热久羁，无由以泄，血为热搏，留于经络，败为紫血。"瘀久又可化热，瘀致气滞水停而生湿，故湿、热、瘀三者常相互影响、互为因果，临床常表现为血色深红或紫红、质黏稠、气臭秽夹有血块，并伴有腹部隐痛、腰骶酸重感。魏教授在古人认识的基础上，在功能失调性子宫出血的治疗上常清利湿热兼化瘀止血，临床用四妙散加马齿苋、败酱草清热利湿，贯众炭、荆芥炭、地榆炭等凉血止血，在止血时常加入益母草、茜草炭、蒲黄炭等化瘀止血，诸药合用共奏清湿化瘀止血之效，同时体现了中医学"因地制宜"的特色。

魏教授治疗崩漏斟酌通涩，重视气血。通法是指因瘀血阻络、血不归经，宜通因通用，以活血祛瘀法治之，瘀去则血自归经。虽逐瘀之后，血下一时更多、更急，但瘀除胞宫方能清净，则新血自守。涩法指正虚或病久不愈，已成滑脱不禁之势，必须配伍收涩之品以固涩止血。魏教授认为崩漏中久漏多瘀，瘀血不下则出血淋漓不尽，常用四逆散合三川汤（由川红花、川牛膝、川芎组成）行气活血、化瘀止血。然下血同时为防攻逐太过，常加以南沙参顾护正气，该法临床使用逐瘀如扫、止血如神，为通因通用之理，临床应用时应注意勿攻逐太过，血止即停。涩法常用于正虚或病久不愈患者，魏教授常用炭类药物如地榆炭、荆芥炭、侧柏炭等收涩止血，同时常强调"止血之品不可独用，必须于补气之中行止崩之法"。因此，尤重视益气药物的使用，常佐以南沙参、炙黄芪益气摄血，临床应用能明显增强止血之效。另外收涩止血法应注意加一两味化瘀止血药如蒲黄、茜草等使血止而不留瘀。

魏教授在诊治崩漏时主张中西融贯会通，西医辨病与中医辨证相结合，对于无排卵性功能失调性子宫出血患者应结合月经周期以调经促排卵。并强调崩漏患者，在诊断上需先排除生殖系统恶性肿瘤、凝血功能障碍等严重疾病，以免延误诊治。治疗上，崩漏尚需根据患者月经周期以分期论治。认为经后期冲任气血亏虚、阳消阴长，以滋肾养血为主，在辨证的基础上选用山茱萸、枸杞子、黄精、鸡血藤等；经间期为肾中阴阳转化时期，还要注意补肾活血以促阴阳转化，同时辅以清湿通络之药以促排卵。此外，对于经间期出血的患者，可加入止血之品以治标；经前期为阳长阴消期，此期常选用健固汤或寿胎四君子汤加减温肾健脾，健全黄体发育；行经期则去旧生新、以通为用，运用活血化瘀行气之药因势利导，保证经水通畅。

【验案赏析】王某，女，23岁。2010年4月5日初诊。因月经紊乱半年，阴道持续不规则出血3月余就诊。患者14岁初潮，既往月经基本正常。周期28天，经期6天，经量偏多，色红，夹块。近半年出现月经紊乱，2009年10月月经过后，月经停闭3个月未潮；2010年1月23日患者开始出现阴道不规则出血，1月23日—3月10日，量少，色暗，伴轻微下腹隐痛，3月10日—4月3日，量明显增多，色鲜红，夹块，在他院门诊行中药治疗无效，收住入院行西医止血治疗。今日来我院门诊就诊，患者诉阴道出血量有所减少，色鲜红，有血块，倦怠乏力，怕冷，心烦紧张，腰酸不适，纳眠可，二便调，舌质淡，苔白腻，脉滑。未婚，有性生活史，孕0产0。妇检外阴见血迹；阴道畅，见血；宫颈轻糜，见血自颈管出；子宫后位，常大，活动，软，无压痛；附件：（-）。中医诊断：崩漏。辨证：肾虚肝郁，血瘀夹湿，气血不足。治法：清湿化瘀，补肾疏肝，固冲止血。方以四妙散合坤茜汤加减，处方：苍术10g，黄柏10g，怀牛膝15g，薏苡仁24g，益母草15g，茜草炭15g，炒荆芥15g，炒地榆15g，炒小蓟15g，焦山楂15g，炒枳壳15g，南沙参20g，黄芪20g，海螵蛸15g。3剂，水煎服，日1剂；另予云南白药胶囊口服，1日3次，1次2粒。

二诊：4月12日。经中西医结合治疗血止出院，精神好转，情绪抑郁，怕冷，偶感乏力，大便干，舌红，苔白，脉细数。予寿胎丸合坤茜汤加减进行调治，处方：菟丝子15 g，桑寄生15 g，续断20 g，阿胶（烊化兑服）10 g，益母草15 g，茜草15 g，茯苓10 g，怀山药15 g，冬瓜仁20 g，桔梗15 g，南沙参20 g，黄芪20 g，荆芥15 g，合欢皮15 g。6剂，水煎服，日1剂；另予逍遥丸口服。

三诊：4月26日。患者阴道出现极少量出血，色暗红。予四逆四妙散加减，处方：醋制柴胡10 g，白芍10 g，炒枳壳15 g，苍术10 g，薏苡仁24 g，制香附10 g，泽兰15 g，益母草15 g，怀山药15 g，南沙参20 g。服剂后当日血止，精神好转。5月5日月经来潮，6天净，量中，色鲜红，夹血块，伴小腹隐痛。情绪烦躁，眠差，大便不成形，舌暗，苔白，脉弦数。方用四君子汤合四逆散加减，处方：党参20 g，白术10 g，茯苓15 g，柴胡（醋制）6 g，白芍15 g，枳壳15 g，怀山药15 g，莲子15 g，巴戟天10 g，制香附10 g，益母草15 g。6剂，水煎服，日1剂；另予逍遥丸口服。服药后上述诸症均有所好转，舌脉同前，守上方加减调治5月余，月经周期30～32天，经期7天，经量正常。随访半年未复发。

【按语】此案初诊时以月经紊乱半年、阴道不规则出血3月余就诊，阴道出血量多，色鲜红，腰酸不适，舌尖红，苔白，脉沉细。是崩漏日久，失血耗气伤阴，阴虚血热之相，辨证属肾阴虚血热，冲任不固，本着急则治其标的原则，魏教授采用益气养阴、凉血止血的治法。方用生脉散合失笑散加减，运用焦山楂、炒荆芥、炒枳壳、炒小蓟、炒地榆等凉血止血，海螵蛸收涩止血，以尽快止血为要；并加入黄芪、太子参等益气固冲；生脉散养阴益气，失笑散活血化瘀止血。以上诸药共奏益气养阴、凉血止血之效。二诊时阴道出血基本停止，情绪抑郁、怕冷、腰酸不适、偶感乏力等症状较为明显，是肾虚肝郁之征，且见舌暗红边有齿痕，脉细数，是血瘀之中夹气虚之象，大便时干时稀，近几日偏干，亦是肝郁乘脾的表现。故辨证为肾虚血瘀，兼脾虚肝郁。予以寿胎丸合坤茜汤加减进行调治，寿胎丸乃补肾固冲之代表方，方中菟丝子补肾阳、益阴精，肾旺自能故冲；桑寄生、续断补肝肾，固冲任；阿胶滋养阴血，使冲任血旺，冲任得固；益母草、茜草活血化瘀调经；同时加入茯苓、怀山药、南沙参、黄芪等健脾益气；肺与大肠相表里，用冬瓜仁、桔梗开宣肺气，通利大便；合欢皮解郁宁心安神。三诊时表现情绪烦躁，眠差，大便不成形，舌淡，苔白，脉弦数。证属瘀血已去，肾气得固，而脾虚肝郁之象明显，故治当健脾益气、疏肝理气，方用四君子汤合四逆散加减。四君子汤为治疗脾胃气虚证的基础方，再加怀山药健脾益气，莲子健脾养心安神，巴戟天温阳止泻。四逆散为疏肝理脾、理气行滞要方，再佐以制香附行气解郁，两方加减共奏健脾益气、疏肝理气之功。

参 考 文 献

[1] 曾美玲，王烨，范小雪．魏绍斌治疗功能失调性子宫出血经验 [J]．中国中医基础医学杂志，2016，22（7）：988 – 989.

[2] 余薇，李天容，周鹏程．魏绍斌教授治疗崩漏经验 [J]．辽宁中医药大学学报，2012，14（7）：207 – 208.

[3] 余薇，魏玮，魏绍斌．魏绍斌教授治疗崩漏经验 [C] //第十一次全国中医妇科学术大会论文集．2011：79 – 81.

段亚亭教授运用固冲汤加减治疗肝郁肾虚型崩漏经验

【名医简介】段亚亭，男，1928 年 3 月生，安徽界首人，中共党员，重庆市中医院主任中医师。1962 年 7 月毕业于成都中医药大学中医专业，1984 年 7 月至 1989 年 4 月任重庆市中医院院长兼针灸推拿研究所所长，1985 年被评为重庆市首批名老中医，1991 年被评为全国首批 500 名老中医药专家学术经验继承工作指导老师。他擅从肝肾论治妇科病，从脾肾论治老年慢性病、妇科病。主张辨病和辨证相结合。

【经典名方】固冲汤（出自《医学衷中参西录》）

组成：炒白术一两（60 g），生黄芪六钱（18 g），龙骨（煅，捣细）八钱（24 g），牡蛎（煅，捣细）八钱（24 g），山茱萸（去净核）八钱（24 g），生杭芍四钱（12 g），海螵蛸（捣细）四钱（12 g），茜草三钱（9 g），棕榈炭二钱（6 g），五倍子五分（轧细，药汁送服）（1.5 g）。

用法：水煎服。

原文：治妇女血崩。

【学术思想】崩漏是指经血非时暴下不止或淋漓不尽，前者谓之"崩中"，后者谓之"漏下"。崩与漏出血情况虽不同，然二者常交替出现，且其病因病机基本一致。段老认为其肝肾同源，息息相通。《血证论》曰："崩漏是非经期之血之谓也"。崩漏病因责之脾虚、肾虚、血热、血瘀。因本在肝肾，虽然临床证型繁多，但多从肝肾入手。肝主疏泄，肾主封藏，疏泄失职与封藏失司并见，则崩中漏下。《东垣十书·兰室秘藏》云："妇人血崩，是肾水阴虚不能镇守胞络相火，故血走而崩也"；冲任隶属肝肾，肾藏精，肝藏血，肝肾同源；肝肾之阴，息息相通，相互制约，协调平衡。

【诊断思路】《丹溪心法附余》中提出治崩三法为"初用止血以塞其流，中用清热凉血以澄其源，末用补血以还其旧"。段老认为对崩漏的治疗以"急则治其标，缓则治其本"为原则，灵活运用"塞流""澄源""复旧"的治崩三法，提出以疏肝补肾、固冲止血为治疗大法。见出血者不盲目止血，先明确患者崩漏的具体病因，注重活血药及止血药的运用，控制出血，即治其标；更重要的在于血止后调理气血冲任，以治肝肾从而治崩漏，恢复脏腑生理功能，调整月经周期，即治其本。出血期应以止血为要，是重中之重，叶桂言："留得一分自家之血，即减一分上升之火"。

【治疗方法】段老认为，崩漏的发生发展与肝肾的生理功能及病理变化密切相关。治疗用药上多加疏肝解郁之物，治肝佐以滋肾，治肾亦需舒肝，注重疏肝养肝，补肾止血，以治肝肾从而治崩漏，恢复脏腑生理功能，调整月经周期。在诊治过程中，段老认为应先分清虚实，辨证论治，临床根据病情灵活应用各种止血方法，如血热者以凉血止血，常用茜草炭、蒲黄炭，其本身有化瘀止血之效，炒炭后可增加止血的作用；气不摄血者以益气止血，常用黄芪、芥穗炭、白术；虚寒者以温经止血，应采用艾叶、血余炭；血瘀致血不归经者以化瘀止血，常用蒲黄炭；出血日久而血虚者以养血止血，常用阿胶、当归炭等。段老还特别强调活血止血法，指出无论何种病因，均有可能兼夹血瘀，或因虚无力鼓动气血致瘀，或因热灼致瘀，或因肝郁气滞而致瘀，瘀血不去则新血不生。如若兼夹血瘀，可在治疗时用活血止血之法。

【治疗绝技】使用止血药时要慎重，多数止血药物性寒凉，使用时应注意其使用剂量，不可动辄长期使用大剂量炭类药物。血止后，要建立正常的月经周期，促使崩漏痊愈。综上，崩漏的治疗应注重调肝补肾，肝气调达则肝脏疏泄有度，肾中精气旺盛则任通冲盛，月事才以时下，则崩漏易愈。

【验案赏析】何某，32岁，已婚。2015年7月11日初诊。主诉：经水淋漓不断 1 月余，量多，色鲜红，有血块。既往月经周期规律，经前乳房胀痛，腰痛，伴有头晕，双眼干涩，贫血貌，平素性情急躁，纳可，眠差，不易入睡，二便调，舌淡，少苔，脉沉细。孕 4 产 1。诊断：崩漏。治法：疏肝补肾，固冲调经。自拟方：熟地黄 15 g，山茱萸 15 g，续断 20 g，桑寄生 15 g，香附 15 g，杜仲 15 g，海螵蛸 15 g，白芍 15 g，牡蛎 15 g，阿胶 10 g，茜草根 20 g，地榆炭 30 g，女贞子 15 g，酸枣仁 10 g。5 剂，水煎服。1 剂/日，分 3 次温服。

7 月 16 日二诊：阴道流血已减大半，腰痛减轻，余症仍见，舌脉同前，建议调节情绪，保持愉悦的心情，继服 5 剂。

7 月 21 日三诊：服药后，血止第 2 天，诸症均有好转，现舌淡，苔薄白，脉细。守上方，去止血药，调其经，继服 10 剂。待下次月经来潮后，继服 10 剂，以巩固疗效。

【按语】该方多选用疏肝补肾、固冲止血之品。以熟地黄、山茱萸益肾填精，固经止血；续断、桑寄生、杜仲补肝肾，强筋骨，止崩漏；海螵蛸、牡蛎、白芍敛阴潜阳，固涩止血；香附理气解郁，调经止痛；阿胶补血止血；地榆炭清下焦积热，凉血止崩。

参 考 文 献

[1] 陈丽，夏敏，邓颖. 段亚亭从肝肾论治崩漏经验 [J]. 长春中医药大学学报，2017，33（2）：248-250.

郑惠芳教授运用举元煎治疗脾肾虚型崩漏经验

【名医简介】郑惠芳，女，汉族，河北省深州市人。主任医师，出身于中医世家，早年随其父郑晋卿学习中医，后承父业。1950 年考入济南医务进修学校学习西医，毕业后被分配到济南市槐荫人民医院任中医师，并从师著名老中医王玉符先生学医，1963 年被调入山东中医学院附属医院，为全国第一批名老中医药专家学术经验继承工作指导老师。

【经典名方】举元煎（出自《景岳全书》）

组成：人参、炙黄芪各三五钱（9~15 g），炙甘草一二钱（3~6 g），炒升麻五七分（1.5～2 g），炒白术一二钱（3～6 g）。

用法：水一盏半，煎七八分，温服。

原文：主治气虚下陷，缸崩血脱，亡阳垂危，精神疲倦，气弱气少，脉细弱。

【学术思想】郑老治疗崩漏时重视扶正固本，并擅长应用温补类药物。对于崩漏，郑老多从脏腑辨证，并认为治崩之关键方法为固冲摄血，以补肝肾为先。因经本于肾，肝肾同源。肾阴不足，则水不涵木，故而肝阴不足，肝不藏血；肾阴不足，阴损及阳，故而火不暖土，脾不统血。因此，治疗崩漏时应重视肝、肾、脾三脏。

【诊断思路】关于崩漏的治疗，应遵循《黄帝内经》中提出的"急则治其标，缓则治其本"的总原则，崩证因其来势较猛，治疗急当塞流止血，以防厥脱。对于崩漏的治疗，明代方约之提出"塞流、澄源、复旧"三法，并在《丹溪心法附余》中指出"初用止血以塞其流"。郑老认为塞流为治其标，应在澄源的基础上塞流，血止后应复旧固本。澄源，即正本清源。复旧即通过药物调理恢复正常月经周期。复旧必须固本，"本"乃指脾、肾而言，因肾为先天之本、脾为后天之本。复旧固本则应加强脾肾二脏的功能，方能使疗效得以巩固。郑老通过多年临床实践，总结出了崩漏常见的三种证型，即脾虚型、肾虚型、血瘀型，据此辨证，遣方用药，每获良效。

【治疗方法】郑老治疗脾虚型崩漏，治以补气摄血法，症见经血非时而至，量多，淋漓不断，血色淡而质稀；气短神疲，面色白或面浮肢肿，手足不温，或纳食不馨；舌质淡，苔薄白，脉弱或沉弱。治疗以补气摄血法，拟举元煎加减。

对于肾阴虚型崩漏，治以益阴固涩止血法。此型崩漏多见于青年女子，阴道流血淋漓不断，经乱无期，腰膝酸软，夜寐不宁；舌质红，少苔或无苔，脉沉细或细数。治疗以益阴固涩止血法，方用六味地黄丸合二至丸改汤加减治疗，疗效甚好。

对于肾阳虚型崩漏，治以温肾止血调经法。此型崩漏出血量多，或淋漓不断，色淡红；畏寒肢冷，腰膝酸软，面色晦暗，尿清长，舌淡，苔薄白，脉沉细或微弱。治疗以温肾止血调经法，方用右归丸加减。

【治疗绝技】郑老对于崩漏的治疗中最常使用的药物性味为甘、苦、温、平，归经多属肝、肾、脾经。甘味药能补益和中，苦味药能泻火存阴。郑老用药多无明显寒热趋向，整体治疗用药以平性药为主，极少使用大寒大热之品，《难经·二十二难》曰："血得温而行，得寒而凝。"若用大寒之品，恐加重血瘀，此外，"热迫血行"，大热之品易加重异常出血，不利于疾病趋愈。

郑老认为崩漏多与肾虚有关，阴虚常见漏下不止，阳虚常见暴崩不止。月经先期来后流血不止者，多为肾阴亏虚，应予左归丸或左归饮加减调理周期；月经后期来后不止者，多为肾阳亏虚，应予右归丸或右归饮加减调理周期；肾阴阳俱虚者服用八味地黄丸；脾虚者可加入四君子汤；心脾双虚者可用归脾汤或归脾丸。同时女性在不同的年龄期，有着不同的生理病理特点，崩漏复旧亦应兼顾年龄特点。刘完素在《素问病机气宜保命集·妇人胎产论》中曰："妇人童幼天癸未行之间，皆属少阴；天癸即行，皆从厥阴论之；天癸已绝，乃属太阴经也。"青春期女子肾中精气未实，冲任未盛，治疗应宜补肾，以益护水火之宅，而安血之室；育龄期女性肝气易郁，瘀血内阻，治疗宜理血疏肝化瘀，以宁血之海；围绝经期妇女肾气已衰，天癸已竭，需赖后天水谷之滋养，治宜健脾补肾，以后天养先天。

【验案赏析】康某，女，44岁。初诊日期：2009年5月30日。患者既往有功能性子宫出血病史2年。2007年3月行诊断性刮宫2次，病理示子宫内膜单纯性增生。本次月经自5月8日来潮，始量少，10天后血增多，同既往月经量，有血块，持续至今22天未净；乏力，汗出，心慌；舌淡，苔白，脉细弱。辨证：脾虚证。治法：健脾益气，固冲止血。方用举元煎加味，处方：高丽参12 g，白术18 g，甘草6 g，黄芪40 g，升麻9 g，五味子10 g，三七粉（冲）6 g，山茱萸18 g，生龙骨、生牡蛎各30 g，墨旱莲30 g，仙鹤草30 g。4剂，水煎服，日1剂。

二诊（6月3日）：患者服4剂后血量明显减少，动则汗出，口干；舌淡，脉细数。上方去三七、升麻、仙鹤草，加阿胶12 g，麦冬15 g。6剂，水煎服，日1剂。

三诊（6月10日）：阴道出血已净，疲倦，腰背不适；舌淡，苔白干，脉沉细。治法：补益脾肾，益气养血。处方：黄芪30 g，当归9 g，白术15 g，甘草6 g，丹参6 g，阿胶9 g，高丽参12 g，杜仲20 g，菟丝子20 g，麦冬12 g，枸杞子15 g，熟地黄16 g。8剂，水煎服，日1剂。患者坚持服汤药治疗2个月，随访3个月，月经正常。

【按语】月经一月一潮，不缩不延，全赖中气所统摄。脾气虚，升降失节，冲任二脉失于统摄，经血失于制约，非时而下，则成崩漏。阴道流血日

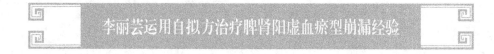

久，气随血泄，愈发不能固摄，故而淋漓不净；劳累后更伤脾气，气虚血失固摄，故经量增多，乏力；舌淡、苔白、脉细弱均为脾气虚之象。方用举元煎加减，共奏升举元气、固冲止血之功效。二诊时血将止但气虚阴虚症状明显，故去三七、升麻、仙鹤草，加阿胶、麦冬滋阴养血。三诊时血已干净，血止后应澄源复旧，审因论治，证为脾肾两虚，故治疗以补益脾肾为主。

参 考 文 献

[1] 叶青，刘卉，韩佳佳. 郑惠芳辨治崩漏经验 [J].上海中医药杂志，2010，44（3）：1－3.

[2] 毕映雪，何静，郑赛赛，赵萍，隋新月，刘卉. 基于数据挖掘分析郑惠芳教授治疗崩漏的组方规律 [J].中国医药导报，2021，18（3）：164－167.

李丽芸运用自拟方治疗脾肾阳虚血瘀型崩漏经验

【经典名方】二稔汤（出自《罗元恺妇科经验拾贝》）

组成：岗稔根、地稔根、续断、制首乌、党参、白术、熟地黄、棕榈炭、桑寄生、赤石脂、炙甘草。

用法：常法煎服。

原文：具有兼补脾肾二脏、补气摄血止血之效，有明显止血塞流的作用。

【学术思想】崩漏病位在冲任胞宫，其发病源于肾－天癸－冲任－胞宫轴的失调，虚、热、瘀是其常见病因，致病之根首责于肾。李丽芸教授认为，妇人以血为本，崩漏下血量多或时间长，阴损及阳，而经水出于肾，气血之本在于肾，崩漏日久必损及肾阳，肾阳不足则难以温煦脾阳，导致脾不统血，经血不循其经，非时暴下不止。因此，脾肾不足是崩漏发病的主要病机，补肾健脾、益气养血为治疗崩漏的基本原则。

【诊断思路】李教授认为治疗崩漏病应以补肾健脾、益气养血为原则，出血时固气止血以"塞流"，血止后以补肾健脾、益气养血调整月经周期以"复旧"，在二稔汤有塞流止血的疗效基础上进行中药加减，自拟方9方作为治崩之法的前提和基础对于崩漏的治疗及预后极为重要。

【治疗方法】李教授治疗妇科月经病有几十种自拟方，本文选用李教授的自拟方9方，9方可用于月经过多、经期延长及崩漏等血证。方药如下：补骨脂15 g，益母草20 g，续断15 g，党参20 g，首乌20 g，岗稔根20 g，炙甘草5 g，血余炭10 g，黄芪15 g，艾叶10 g，白术15 g。李教授指出，9方功用为健脾益气摄血，来自罗元恺自拟的二稔汤。原方主要用治崩漏。罗元恺教授指出，崩漏的病机主要在于肾虚，其中以肾阴不足为多见。阴虚阳搏谓之崩，罗氏指出其病症，"虚"或"瘀"是病变过程的一种兼见现象。治法应以脾肾双补为主，其自拟的二稔汤以岗稔根、地稔根为君，岗稔根是岭南特色草药，岗稔根为桃金娘科植物桃金娘的干燥根，味甘、涩，性平，长于固涩止血，益气摄血、止血塞流之力尤甚，且能养血活血，使血止不留瘀，瘀去而血宁。以党参、熟地黄、续断、棕榈炭为臣，党参益气健脾以固摄止血；熟地黄滋肾益经填髓，养阴补血，寓傅青主"补阴之中行止崩之法"之旨；续断补益肝肾，调理冲任，可"通行经脉"（《本草正义》），行血和血，亦可治疗"妇人乳难，崩中漏血"（《本草经集注》）；棕榈炭收敛止血，助君药止血塞流，四药共奏补肾健脾，固摄止血之效，并辅助君药加强止血之功。桑寄生、制首乌、白术、赤石脂为佐药，桑寄生长于补肝肾、固冲任而止血安胎，可"止崩漏……安胎"（《本草备要》）；制首乌滋阴养血，增强熟地黄滋补阴血的作用；白术长于补气健脾燥湿，与党参配伍增强补气健脾之功，脾气健运，一则气血生化有源，二则复其统血摄血之权；赤石脂加强棕榈炭收敛止血之功。甘草为使药，增强党参、白术补气健脾之功，并调和诸药。全方固摄止血之际兼顾气血和肾肝脾三脏，止血之中寓澄源之功。

【治疗绝技】李教授认为月经量多或崩漏等病，即使肾阴不足、阴虚阳亢而迫血下行是本病的主要病机，但流血日久，气随血泄，故临床上又多见夹有气虚之证，如头晕乏力、四肢疲倦等。李教授加黄芪，与党参、白术、甘草相配，实有举元煎之意。且有形之血不能速生，无形之气所当急固，此乃补气以补血之不易之法。以补骨脂代替桑寄生及熟地黄，一者去熟地黄之滋腻，二者补骨脂兼有收涩之性，既能固护下元，又能收涩止血。不用棕榈炭及赤石脂，是其性过于收涩，恐有成瘀之弊，血余炭既能收敛止血，又兼有化瘀作用，有止血而不留瘀之优点。加艾叶者取其温经止血之功。此方共奏健脾益气、补肾固冲之功。李教授还指出，使用血余炭时还要看患者是否夹有痰湿，如夹有痰湿则不宜使用。

【验案赏析】朱某，女，44岁。患者因"不规则阴道出血1个月"于2016年8月4日入院。患者13岁月经初潮，4~6天干净，色鲜红，量中，少量血块，无痛经。已婚育，G2P2（2002、2004年分别顺产一女），结扎。平时工作压力大，经常熬夜，喜食盖菜等寒凉食物。末次月经2016年7月2日，量时多时少，色暗红，多则每天用卫生巾7~8片，全湿透，血块多，伴下腹隐痛。患者未重视，未系统诊治。7月31日患者自觉全身乏力，间断头晕，遂前往某院就诊，查血常规：血红蛋白58 g/L；尿妊娠试验阴性；行妇科B超提示：子宫前壁实性占位性病变（大小55 mm×51 mm，边界欠清，周边可见丰富血流信号），宫腔少量积液，双附件区囊性占位（左侧24 mm×23 mm，右侧26 mm×18 mm）。患者遂前来本院求治，消毒后妇科检查：外阴正常，阴道通畅，阴道内大量血污，宫颈轻度柱状上皮异位，子宫前位，增大如孕2个月，活动，无压痛，双附件区未扪及明显异常。即予输同型浓缩红细胞2 U，口服多糖铁补血，并予口服妇康片5 mg，每8小时1次，服药后阴道出血无明显减少。8月5日李教授查看患者，见患者精神疲倦，面色苍白，阴道出血量仍多，用卫生巾6片，湿透，夹血块，头晕心慌，胃纳可，二便调。舌淡暗，见瘀斑，苔薄白，脉细。中医诊断：崩漏、癥瘕、虚劳，证属脾肾阳虚血瘀型；西医诊断：异常子宫出血，子宫肌瘤（?），卵巢囊肿（?）。遂拟方如下：党参、黄芪、麸炒白术、补骨脂、何首乌、益母草各30 g，血余炭12 g，阿胶（烊服）15 g，姜炭、艾叶各10 g。3剂，每天1剂，水煎温服。并予针刺断红穴，艾灸隐白、大敦穴。另予高丽参10 g炖服。8月6日查看患者精神明显好转，全身乏力明显好转，阴道出血明显减少，每天用卫生巾2片，湿约1/3，色暗红，夹血块，无腹痛。B超检查提示：黏膜下子宫肌瘤伴息肉样增生，左侧卵巢小囊肿。李教授指出患者虽出血减少，但仍需进一步行宫腔镜下黏膜下肌瘤电切术＋诊刮术排除内膜病变，去除病因。服药后患者阴道出血明显减少，行宫腔镜手术加诊刮术，术后守方续服，阴道出血3天干净。

【按语】此例属崩漏之"崩中"范畴。病情来势凶猛，阴道出血量多日久，导致患者出现虚劳之候。李教授"急则塞其流"，重用党参、黄芪、炒白术以收健脾益气、生血摄血之功，方中另用补骨脂、何首乌、阿胶以补肾养血止血。患者出血量多，李教授采用姜炭、血余炭温经化瘀止血，以收快速止血之效，另用益母草化瘀缩宫止血。方药合证，事半功倍。同时采用多途径治疗，中药内服配合艾灸、针刺等手段，多管齐下，阴道出血快速减少。在使用传统中医药方法止血的同时，结合现代医学检查手段，建议行宫腔镜手术去除病灶，将中医辨证和西医辨病有机结合，体现了塞流同时不忘澄源的重要思想。

参 考 文 献

［1］汪沛，朱玲.岭南罗氏妇科二稔汤治疗脾肾不足型崩漏塞流理论探讨［J］.中医学报，2020，35（9）：1885 – 1888.

［2］李茂飞.二稔汤治疗脾肾不足型崩漏随机对照研究与网络药理学研究［D］.广州：广州中医药大学，2021.

［3］尹小兰，李丽芸.李丽芸治疗崩漏的经验［J］.中国中医基础医学杂志，2016，22（11）：1559 – 1560.

第四节　闭　经

夏桂成教授运用清心滋肾丸治疗闭经经验

【经典名方】天王补心丹（出自《陈素庵妇科补解》）

组成：人参（去芦）、茯苓、玄参、丹参、桔梗、远志各五钱（15 g），当归（酒浸）、五味子、麦冬（去心）、天冬、柏子仁、炒酸枣仁各一两（30 g），生地黄四两（120 g）。

用法：上为末，炼蜜为丸，如梧桐子大，用朱砂为衣，每服二三十丸（6～9 g），临卧，竹叶煎汤送下（现代用法：上药共为细末，炼蜜为小丸，用朱砂水飞9～15 g为衣，每服6～9 g，温开水送下，或用桂圆肉煎汤送服；亦可改为汤剂，用量按原方比例酌减）。

原文：产后恍惚，由心血虚而惶惶无定，天王补心丹主之。

【学术思想】现代医学治疗闭经以激素替代疗法为主要治疗措施，可有效消除或缓解患者的临床症状，降低绝经后心脑血管病、骨质疏松等的发生率。激素替代疗法有严格的适应证、禁忌证，有学者指出该法易引起子宫、阴道不规则出血及子宫内膜癌等。中医药治疗是闭经优势疗法之一，心肾不交证是其常见证型。该证型的基本病机为肝肾阴虚，肾水不能上济于心，致心火独旺，故立滋阴降火、补肾宁心之治法。

【诊断思路】 夏老认为，《景岳全书》云："经闭有血隔、血枯之不同。隔者病发于暂，通之而愈，枯者其来也渐，补养乃充。"说明了治疗闭经的方法。血滞宜通，血枯宜补，针对闭经多以"肾虚血瘀？冲任失调"立论。肾虚精亏，血无所化，血海空虚，无血可下是闭经的本质所在。夏老认为闭经的主要原因在于肾阴不足，癸水不充，冲任失养，血海不得盈满，经血不能应期而潮。因此，解决肾阴不足，提高癸水水平才是治疗闭经的主要方法。而在中医学认识中，心对子宫的调节有两种形式：一种是心通过肾作用于子宫，主宰藏泻功能；一种是心直接对子宫调节，主要是主宰子宫之泻，均说明心在月经发生过程中的重要作用。所以运用滋阴降火、补肾宁心治法。

【治疗方法】 清心滋肾丸组方：生地黄15 g，当归9 g，天冬10 g，麦冬10 g，柏子仁10 g，酸枣仁12 g，玄参9 g，丹参9 g，茯苓10 g，远志9 g，五味子9 g，太子参10 g，桑葚10 g，桔梗9 g。每日1剂，常规水煎取药液400 mL，分早晚温服。

夏老受经方天王补心丹启发，根据多年临床经验创制清心滋肾汤。全方首在清心火，黄连、莲子心共为君药，清心安神、清热泻火、交通心肾，钩藤善安神魂、清心肝，浮小麦养心安神兼止汗，以上均以清心为主，并有安神和血的作用；生地黄、山黄肉滋补肾阴之不足；酸枣仁安神助眠；丹参通经活血，清心除烦，全方合奏"心肾同治，清滋共享"之功。夏老认为本病临床上以阴虚火旺、心肾失交为多，急则以治心安神为主，缓则以滋肾养阴为要。治疗上要谨遵阴阳消长转化的规律，心肾相交才能阴阳得和。

【治疗绝技】 夏老在月经周期与调周法理论中阐述了月经本质是人体内阴阳消长转化，经血来潮只是这一过程的结果以气血现象来周期性地呈现。月经后期和闭经均是以月经周期节律异常为主要临床表现，因女性生殖内分泌中枢轴心－肾－子宫轴的功能紊乱而导致月经周期中阴阳消长转化节律失常而发病。治疗上，不可急用攻伐之品以下血通经，此乃治标之法，而非治本，甚至更伤及原本不足之阴血。夏老认为应从阴阳论治，方为治本之法，应依据患者临床具体情况判断其阴阳消长转化状态。

夏老认为闭经的主要病因病机是心－肾－子宫轴功能发生紊乱，心肾失于交合，肾阴精不充，癸水不充，不能及时滋长至重阴，长时间处于经后期而达不到经间期重阴至阳的转化水平，失去阴阳消长转化的月节律，导致月经后期或闭经。心肾不交是病变核心，心为主导，因为心乃神明之主，主管一切情绪心理，若主不明则出现一系列焦虑、紧张、烦躁等情绪障碍，进一步耗阴伤水，因此，若单纯补肾水以治之则很难奏效。"静能生水"，只有在心静状态下，才能心肾交合，按时入眠，肾阴、癸水才得以滋养充实。所以，治疗必须有整体观念，从心肾论治，首重治心，使肾阴癸水充实，用月经周期节律调节法，分期分时调治，恢复正常月经。

【验案赏析】王某，24 岁，江苏江阴人。初诊 2014 年 12 月 23 日，闭经 1 年。月经史：14 岁月经初潮，4~5 天/3 个月~1 年，量少，色暗，少量血块，无痛经。生育史：0-0-1-0。末次月经 2013 年 12 月（激素替代）。2014 年 6 月 17 日当地医院血查 FSH 39.18 mIU/L，LH 61.46 mIU/L，E_2 96.68 pmol/L，P 1.04 ng/mL，T 0.24 ng/mL，PRL 416.13 pIU/mL。2014 年 11 月 7 日本院查 B 超子宫：42 mm×31 mm×24 mm，内膜 2.4 mm，左卵巢 15 mm×13 mm，AFC 5 枚，右卵巢 17 mm×12 mm，AFC 5~6 枚。就诊时闭经 1 年。形体渐胖，烘热出汗，手汗较多，带下少，夜寐安，纳可，腰酸，小便调，大便偏干。舌红，苔腻，脉细弦。证属肾虚偏阴虚，癸水衰少，心肝气郁，郁而化火，此所以阴津亏少，月事衰少以闭经。中医诊断：闭经；西医诊断：卵巢早衰。从清心滋肾、宁心安神治则入手，方选清心滋肾汤加减。药用：钩藤（后下）10 g，莲子心 5 g，黄连 3 g，青龙齿（先煎）10 g，合欢皮 10 g，白芍 10 g，山茱萸 9 g，茯苓、茯神各 10 g，续断 10 g，菟丝子 10 g，炙龟板（先煎）10 g，浮小麦 30 g，广木香 6 g，陈皮 6 g。服药 1 个月后烘热出汗渐除，手汗缓解，白带增多，治疗：清心滋肾，结合补肾调周。服药 2 月余后即 2015 年 3 月 14 日月经来潮，量少，色黑，无块，无痛经，大便溏泄，2~3 天 1 次，继从清心健脾汤或清心滋肾汤结合补肾调周。服药 2 月余后即 2015 年 3 月 14 日月经来潮，量少，色黑，无血块，无痛经，7 天净，大便溏泄，2~3 天 1 次，继从清心健脾汤或清心滋肾汤结合补肾调周。

【按语】本案患者闭经 1 年，证属肾虚偏阴虚，癸水衰少，心肝郁火，阴津亏少。夏老治疗重在清心安神，带下由少渐增，结合补肾调周，方随症化裁，以致月经复潮，还需坚持治疗。

参 考 文 献

[1] 赵力．夏桂成运用补肾调周法治疗闭经经验 [J].吉林中医药，2012，32（3）：
240－241.

[2] 王静．夏桂成教授从心论治闭经的学术思想探讨 [J].南京中医药大学学报，2015，
31（5）：401－406.

[3] 许建英，茅国琴，张萍，陈云．清心滋肾汤治疗绝经综合征心肾不交证的临床研究
[J].西部中医药，2022，35（2）：91－95.

第五节　痛　经

蔡小荪教授运用四物调冲汤治疗原发性痛经经验

【名医简介】蔡小荪任上海市第一人民医院中医妇科主任医师，中华中
医药学会妇科分会主任委员，上海市中医药学会第一届理事会顾问，上海中
医药大学暨上海市中医药研究院专家委员会名誉委员，上海市高级卫生技术
职称评审委员会专业评议组成员，上海食疗研究会理事，上海中医药结合研
究会委员。曾任上海广慈医院、仁济医院、国际妇婴保健院中医顾问，上海
首届中医药国际学术会议妇儿科专题会议中方主席，上海中医药杂志编委等
职，是上海蔡氏女科第七代传人。1991 年定为全国首批名老中医。1997 年
定为上海市名中医，是全国第一届、第二届老中医学术经验继承班指导
老师。

【经典名方】四物汤（出自《太平惠民和剂局方》）

组成：当归（去芦，酒浸，炒）、川芎、白芍、熟地黄（酒洒，蒸）各
等分。

用法：每服三钱（9 g），水一盏半，煎至八分，去渣，热服空心，食
前。若妊娠胎动不安、下血不止，加艾叶十叶，阿胶一片，同煎如前法。或
血脏虚冷，崩中去血过多，亦加胶、艾煎。

原文：调益荣卫，滋养气血。治冲任虚损，月水不调，崩中漏下，血瘕

块硬，发歇疼痛，妊娠宿冷，将理失宜，胎动不安，血下不止，及产后乘虚，风寒内搏，恶露不下，结生瘕聚，少腹坚痛，时作寒热。

【学术思想】痛经的原因较多，有因禀赋不足、经期不慎、情志不遂、感受寒湿等不同。蔡老认为，由于女子的特殊生理，妇科之痛证与内科痛证同中有异，缘女子之经、孕、产、乳均与气血相关，故女子之痛证大多也咎于气血。

【诊断思路】蔡老指出："女子经血虽以血为主，然其盛羸行止，无不关乎气，气为血帅，血为气母，气血不可须臾相离。若气血失调，运行不畅，就可造成不通则痛。"临床多表现为痛经，其发病总以气血受累为先，然则产生郁滞、冲逆、瘀结等病变，形成脏腑经络等局部疼痛症状，出现痛经。故但凡发生痛经，乃多是气滞、寒凝、热结等所引起的"不通则痛"。另外，痛经系慢性疾病，经水每月一至，禀赋难免不足；或平素体虚，气血本虚，经血无力排出，致瘀滞作痛。凡此种种，均为虚中有实、实中有虚，故痛经一症，全实者少，夹实者多。对于原发性痛经的治疗，蔡老宗"血以通为用""通则不痛"的原则，以理气活血、温散疏通药物为主，止痛药物为辅，并注意顾护精血。因女子以血为本，以通为用，若一味攻伐，必伤精血，虽取效一时，但气机失畅，瘀血不去，病难根治。同时遵《素问·调经论》"病在脉，调之血，病在血，调之络"之法则，治疗此病主张经行时以通为贵，以益气养血、调经止痛为法。

【治疗方法】蔡老拟四物调冲汤为基础方，药物组成：丹参、当归、香附、白芍、牛膝、延胡索各9 g，红花、川芎各4.5 g。以养血通络为法，此乃借鉴古人"治血病必兼理气"和"调经以理气为先"之说。方中四物汤养血活血，补中有行，活中有养，行血不伤正，补血不滞气，通治血证百病；香附为气中血药，合延胡索理气行血止痛，以通气分之郁；丹参、红花、牛膝活血通络，使瘀血去而新血生。临证亦可随证加减：寒凝瘀滞者，酌加温宫之药，如肉桂、艾叶、木香、小茴香、吴茱萸、煨姜等温经止痛；肝郁气滞血瘀者，酌加青皮、陈皮、乳香、乌药、苏木、川楝子等；瘀滞较甚者，可酌加没药、失笑散等理气活血止痛之药；湿热瘀阻者，可酌加椿根皮、败酱草、丹皮、红藤等清瘀热止痛之药。

【治疗绝技】蔡老治疗痛经善用蒲黄与炭剂，纵观蔡老治崩漏的用药，有一重要特点是善用蒲黄，他指出蒲黄味甘、性平，入肝、心包经，既有止血作用，又有活血化瘀之效。蒲黄一物能多用，除其特殊功能之外，实赖医者在临床的运用，剂量轻重不同则功效大殊。处方时少则 10 g，多则 60 g，如经少不畅而淋漓者伴腹痛则用 10 ~ 12 g，经量中而带血块者用 12 ~ 15 g，量多如注、块下且大者 30 ~ 60 g。临床一般认为蒲黄生用性滑，行血消肿，炒黑性涩，功专止血。然蔡老尤推重生蒲黄，从临床实践来看，生蒲黄止血作用胜于蒲黄炭。蔡老还喜用炭剂。概一因炭剂质地疏松，有明显的吸附收敛作用；二因炭色纯黑，前人有"血遇热则行，得黑即止"之说，故炭剂一般均有止血作用，其理亦即在此。观其处方用药时，每张处方必用炭剂，如凉血止血常用黄柏炭、丹皮炭、地榆炭；温阳止血常用陈艾炭、炮姜炭；祛瘀止血常用山楂炭、熟军炭、牛膝炭；补血止血常用当归炭、熟地黄炭；升提止血常用柴胡炭、升麻炭；理气止血常用香附炭、乌药炭等。临床应用得当，每每得心应手。

【验案赏析】患者，女，23 岁，未婚。初诊时间：2015 年 5 月 15 日。自诉经行腹痛 9 年余。13 岁初潮，月经规律，经行腹痛，伴上吐下泻，泛吐酸水，小腹冷。于当地寻求中医治疗 3 年无明显好转，经友人介绍拜访蔡老求治。蔡老视其舌苔薄白，诊为原发性痛经，辨证宫寒腹痛，治以温宫止痛。拟方如下：炒当归 10 g，熟地黄 10 g，姜半夏 5 g，川芎 10 g，川牛膝 10 g，制香附 10 g，淡吴茱萸 3 g，炮姜 3 g，制没药 6 g，煨木香 3 g，大腹皮 10 g，延胡索 12 g，艾叶 3 g。嘱患者经前 3 天服用。值经期患者服用 1 剂药后小腹不痛，无呕吐；再服用 2 剂药后无腹泻，腹冷改善，经期疼痛明显减轻。如此调治 2 个月，9 年痛经得愈，随访 1 年未发。

【按语】患者原发性痛经已 9 年，上吐下泻，泛吐酸水，脾虚有寒，治当温通经脉、补虚止痛。拟四物汤去芍药补血活血，增牛膝下行通经，延胡索、没药化瘀止痛，香附、木香理气调经，吴茱萸、炮姜、大腹皮温中理气止吐泻。嘱患者如此调治，寒去痛止，吐泻均止。因辨证准确，病因得除，9 年痛经告愈。

参 考 文 献

[1] 周翠珍. 蔡小荪治疗崩漏验方 [J]. 中医文献杂志，2003 (1)：37 – 38.

[2] 金毓莉，白秀庆，周翠珍. 蔡小荪治疗子宫内膜异位症痛经经验 [J]. 河北中医，2013，35 (11)：1606 – 1607.

[3] 姜春雷，冯丽伟，曹阳. 蔡小荪治疗妇人腹痛的经验 [J]. 中华中医药杂志，2016，31 (9)：3575 – 3577.

[4] 冯林娜，付金荣，沈宇凤．蔡小荪教授辨治痛经探微 [J]．上海中医药大学学报，2016，30（5）：1 - 4.

夏桂成教授运用补肾促排卵汤治疗原发性痛经经验

【经典名方】归芍地黄汤（出自《症因脉治》）

组成：当归，白芍，生地黄，丹皮，茯苓，山药，山茱萸，泽泻。

用法：水煎服。

原文：发热烦躁，面赤目赤，口干唇红，夜不得卧，从口吐出，纯血无痰，此外感吐血之症也。若脉芤而涩者，归芍地黄汤。

【学术思想】原发性痛经的发病机制复杂，西医认为可能与内分泌失调、子宫收缩异常及子宫缺血、缺氧、子宫颈峡部神经丛的刺激等多种原因有关。而中医临床则多遵"通则不痛，不通则痛"之则，从血瘀着手，多用活血化瘀治疗，虽有效但不理想。而夏老认为原发性痛经患者多有 BBT 上升不良，与黄体功能不健有关。因黄体功能不健，子宫内膜分泌欠佳，内膜不能溶解，不易从子宫内壁剥脱，必加剧子宫的强烈收缩，子宫呈痉挛状态，是以剧烈疼痛，其根本原因是经间期阴阳消长转化不利或经前期阳长不及。

【诊断思路】夏老认为，月经来潮，是除旧生新的时期，即排除应泄之旧血，促进新血滋生。在除旧方面，要求全部彻底，所谓"留得一份瘀浊，影响一份新生"。陈旧性瘀血包括水液，如不及时排除，将导致痰浊停留。通则不痛，具体到痛经，夏老认为有 3 层意义：一是上面所述的陈旧性应泻之经血，必须全部排尽；二是应泻之水液，亦必须及时排出，否则停聚于内，形成湿浊，阻碍经血之排除；三是内阻之瘀血，还应化瘀，痛经者绝大部分均有血瘀内阻，有的因瘀血久而结成癥瘕，不易消散。通经活血的目的在于调畅气血，排除应泻之经水、经血及瘀血。痛经一证虽病发于行经期，但其病根多存于经间排卵期和经前期。

夏老临床运用调周法治疗原发性痛经时抓住两个关键时期，即排卵期和经前期，其治疗重点尤在排卵期。排卵期的生理特点是重阴必阳，阴向阳转化的时期。故在此期促进阴阳转化，维持高温相的时间与形式，阳足则助瘀浊排清，经行通利，通利则不痛，较之行经期用化瘀止痛药为佳。其经间排卵期常用方为补肾促排卵汤加减。

【治疗方法】补肾促排卵汤：丹参10 g，赤芍、白芍各10 g，怀山药10 g，山茱萸9 g，丹皮10 g，茯苓10 g，续断10 g，菟丝子10 g，杜仲10 g，五灵脂10 g，紫石英（先煎）10 g，广木香9 g，水煎服。补肾促排卵汤方中以归芍地黄汤为基础，补血养阴，以使肾阴充实，癸水高涨；续断、菟丝子、杜仲、紫石英温补肾阳；五灵脂、广木香行气活血以促排卵。

根据痛经的病机，夏老在原有活血化瘀的基础上进一步拓展，更注重了病因治疗，从整体观出发，治疗子宫腺肌病痛经，不仅要按月经周期中不同时期的特点进行调经，更要重视经间排卵期的温肾助阳。因为只有通过促进阳长，使阳长至重才能较好地溶解异位子宫内膜性质的瘀浊，而且子宫之外的瘀浊必须完全溶解才能被吸收，从而达到控制和消散的目的。故临床治疗时，经后期滋阴养血、化瘀消癥，药用丹参、赤芍、白芍、山药、山茱萸、丹皮、茯苓、续断、菟丝子、石打穿、生山楂、五灵脂、莪术；经间期补肾调气、活血消癥，药用丹参、赤芍、白芍、山药、山茱萸、熟地黄、丹皮、茯苓、续断、紫石英、杜仲、菟丝子、五灵脂、桃仁、红花；经前期补肾助阳、化瘀消癥，药用炒当归、赤芍、白芍、山药、丹皮、茯苓、续断、巴戟天、紫石英、杜仲、石打穿、生山楂、蛇床子、桃仁；行经期温经暖宫、活血化瘀，药用炒当归、赤芍、五灵脂、莪术、益母草、肉桂、青皮、延胡索、制香附、泽兰叶、生山楂、茯苓、全蝎等。

【治疗绝技】国医大师夏桂成诊治痛经的理念及方法，总结为六法。夏老认为，痛经的病因一般归结为气滞或血瘀，治疗一般从止痛、通经、治心、调肝、温经、解痉六个环节入手，疗效显著。其根本是从调治月经周期节律的阴阳气血活动着眼，燮理阴阳，调畅气血，通过改善女性机体内环境的失调来治疗痛经。

【验案赏析】杨某，女，23岁。2007年7月20日初诊，主诉：痛经9年。患者自初潮后即有痛经，来潮时需服止痛药，现服药亦不能明显缓解，月经史14岁初潮，5/30天，量中，有时有小血块，痛经（+），行经第二天痛甚。末次月经2007年6月27日，量中，色红，血块少，痛经（+）。现月经周期第24天，稍乳胀，无腰酸，大便正常，舌淡红，苔黄腻，脉细弦。辨证属肾虚偏阳，阴亦不足，心肝气郁，夹有血瘀。经前期，予以补肾助阳，少佐疏肝理气，予毓麟珠加越鞠丸加减。方药：丹参10 g，赤芍、白芍各 10 g，怀山药 10 g，丹皮 10 g，茯苓 10 g，续断 10 g，菟丝子 10 g，杜仲 10 g，五灵脂 10 g，紫石英（先煎）10 g，紫河车 10 g，制香附 10 g。7 剂。

二诊：月经周期第 1 天，量中，色红，血块少许，腹痛，舌质红，苔腻，脉细弦。经期予以疏肝调经，方选越鞠丸加痛经汤加减。方药：制苍术 10 g，制香附 10 g，丹参 10 g，赤芍 10 g，续断 10 g，川牛膝 10 g，益母草 15 g，延胡索 10 g，泽兰叶 10 g，茯苓 10 g，钩藤 12 g，肉桂 3 g，木香 9 g。7 剂。

三诊：月经周期第 8 天，经净后 1 天，腰酸痛，劳累后更甚，舌质红，苔腻，脉细。予以滋阴养血，疏肝理气，方选归芍地黄汤加越鞠丸加减。方药：丹参 10 g，赤芍、白芍各 10 g，怀山药 10 g，山茱萸 9 g，丹皮 10 g，茯苓 10 g，续断 10 g，菟丝子 10 g，桑寄生 10 g，制苍术 10 g，广郁金 10 g，合欢皮 10 g。7 剂。

四诊：月经周期第 15 天，可见拉丝样白带，BBT 未升，舌质红，苔腻，脉细弦。属经间排卵期，方选补肾促排卵汤加减。方药：丹参 10 g，赤芍、白芍各 10 g，怀山药 10 g，山茱萸 9 g，丹皮 10 g，茯苓 10 g，续断 10 g，菟丝子 10 g，杜仲 10 g，五灵脂 10 g，紫石英（先煎）10 g，广木香 9 g。

五诊：月经周期第 22 天，稍乳胀，无腰酸，纳可，眠安，二便调。再予补肾助阳，少佐疏肝理气之品，以毓麟珠加越鞠丸加减。

此后宗上方随症化裁调治 3 个月，痛经明显缓解，经行可正常工作、学习。再宗上法巩固 2 个月，无痛经腹痛。

【按语】夏老的调周法是在月经周期演变的基础上产生，具有因势利导、顺水推舟、增强生理功能的意义。在临床使用时，根据 BBT 的变化、B 超监测排卵、带下改变等在整个月经周期分 7 个时期：行经期、经后初期、经后中期、经后末期、经间排卵期、经前期、经前后半期来调整。其治疗特点为：行经期活血调经，重在祛瘀，方选越鞠丸加五味调经散加减；经后初期养血滋阴，以阴助阴，方选归芍地黄汤加越鞠丸加减；经后中期养血滋阴，佐以助阳，方选滋肾生肝饮加异功散加减；经后末期滋阴助阳，阴阳并重，方选补天五子种玉丹加减；经间排卵期活血补肾，重在促新，方选补肾促排卵汤。

参 考 文 献

［1］夏桂成，赵可宁．功能性痛经重在补肾调周期治未病［J］.湖北中医杂志，1995，6（17）：19.

［2］胡荣魁，谈勇，殷燕云．国医大师夏桂成论治痛经六法［J］.南京中医药大学学报，2017，33（6）：547－550.

［3］张元．夏桂成教授调周法治疗原发性痛经的经验［J］.陕西中医学院学报，2009，32（6）：17－18.

［4］赵可宁．夏桂成治疗痛经大法述要［J］.湖北中医杂志，1995（4）：29－30.

［5］钱菁，赵海英．夏桂成诊治子宫腺肌病痛经的临床经验［J］.江苏中医药，2012，44（12）：11－12.

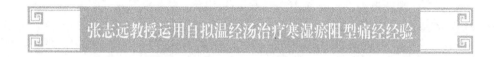

张志远教授运用自拟温经汤治疗寒湿瘀阻型痛经经验

【经典名方】加味温经汤（出自《竹林女科》）

组成：当归尾、赤芍、川牛膝、肉桂、莪术（醋炙）、补骨脂（盐水炒）、小茴香、香附（四制者）、乌药（炒）、川芎各一钱（3 g），甘草五分（1.5 g），生姜3片。

用法：姜三片用引，水煎服。

原文：加味温经汤，当归尾、赤芍、川牛膝、肉桂、莪术（醋炙）、破故纸（盐水炒）、小茴香、香附（四制者）、乌药（炒）、川芎各一钱，甘草五分。姜三片用引，水煎服。

【学术思想】受诸家影响，张老在笔记中将此病病因病机总结为气滞、血瘀、血虚。张老认为原发性痛经的发生，本为肝肾亏损，标为寒凝血瘀。张老指出，肾藏精，主导人体的生长和发育，肾阴是女子月经产生的基础，肾阳是月经得以运行的保障。肾阳虚者易导致虚寒内生，无法温煦冲任，虚寒严重滞血，使冲任瘀阻，不通则痛，引发痛经。肝藏血，主疏泄，若疏泄失司，则致气机不畅，胞任逆乱而作痛。精血同源，肝肾为冲任之本，只有精血充盈，方可使血海宁静，行经通畅。此外，张老师认为平素饮食寒凉生冷之物，易伤肾阳，使其温煦推动功能受损；而抑郁动怒，情志不畅者，易使气血瘀滞胞宫，导致痛经。

【诊断思路】张老认为痛经的辨证应以辨疼痛为主，依次辨识疼痛发生的时间、部位、性质及程度，再结合月经量、色、质及脉象、舌象综合分析。就时间而言，腹痛发生在经前或经期之初，多属实；月经将净或经后出现腹痛，多属虚。就部位而言，经来腹痛在小腹正中，多属胞宫瘀滞；腹痛在小腹一侧或两侧，多属气滞，与肝有关；痛连腰骶，多病在肾。就性质而言，隐痛、坠痛、喜按，属虚；绞痛、刺痛、拒按，属实。就程度而言，胀甚于痛，时发时止，多属气滞；痛甚于胀，持续不断，多属血瘀；得热痛减，属寒；得热痛剧，属热。治疗则依据"不通则痛""不荣则痛"的理论，对于气滞、血瘀等实证，以通为主，理气活血，化瘀止痛，常于经前用药；对于血虚，则以补为用，养血活血，缓中止痛，常在经后服药。

【治疗方法】寒凝血瘀之痛经的主要证候为经前或经期小腹冷痛拒按，得热则痛减；或经期后延，经血量少，色暗有块；面色青白、肢冷畏寒，舌暗苔白，脉沉紧。张老认为此类患者多因素体阳气虚弱或饮食寒凉生冷之物，使寒邪侵入体内，血得寒则凝，致使血行不畅，故小腹冷痛。在治疗上，主张温经散寒、活血化瘀，并独创温经汤祛寒化瘀。具体组成为赤芍、川芎、吴茱萸、当归、白芍、桂枝、小茴香、干姜、延胡索、五灵脂、桃仁、红花。

【治疗绝技】张老认为阳虚导致寒凝气滞，疏泄不畅，不通而痛，因此常用少腹逐瘀汤活血祛瘀，温经止痛，选方中肉桂、小茴香、干姜、蒲黄、五灵脂、川芎、没药诸药相配，既温补肾阳，又活血调经。子宫寒甚者，张老常投之适量附子以温阳。此外，张老认为补肾助阳选对时机尤为重要，经前期是温补肾阳的最佳时期，因为此时是阳长的时候，肾阳得到温补，则可以更好地发挥其推动气机、温煦胞宫的作用，使行经通畅。

【验案赏析】患者，女，20岁，学生。一诊（2011年6月6日）：患者15岁月经来潮，平素喜食冷饮，近2年来开始出现痛经，经前1天和经期会出现小腹冷痛，得热则痛减，经期不规律，经血量少，经色暗，夹有血块，面色苍白，肢冷畏寒，舌紫，苔白，脉沉。辨证为寒凝血瘀型痛经。治则：祛寒化瘀。处方：赤芍9g，川芎6g，吴茱萸9g，当归12g，白芍9g，桂枝6g，小茴香3g，干姜6g，延胡索9g，五灵脂6g，桃仁9g，红花9g。嘱咐其忌食生冷、辛辣之物，水煎服，每日1剂，连服7剂。

二诊（2011年7月15日）：患者自述此次月经如期而至，经期腹痛感已不明显，经量和经色也趋于正常，但仍有肢冷畏寒感，舌紫，苔白，脉沉。处方：赤芍9 g，川芎6 g，吴茱萸9 g，当归12 g，白芍9 g，桂枝9 g，小茴香6 g，干姜6 g，延胡索9 g，桃仁6 g，红花6 g。嘱咐其忌食生冷、辛辣之物，水煎服，每日1剂，连服7剂。2个月后患者告之痛经已好转。

【按语】张老认为素体阳气虚弱或饮食寒凉生冷之物，易使寒邪侵入体内，寒凝血瘀，进而引起痛经。患者喜食冷饮，且小腹冷痛，得热则减，再根据经色、面色、舌色、脉象等可判断出其为典型的寒凝血瘀型痛经。温经汤恰有祛寒化瘀、活血通经之效，方中吴茱萸、桂枝可温经散寒、通血脉；当归甘辛苦温，可养血和血；川芎、延胡索可活血、行气、止痛；五灵脂、红花、桃仁可活血通经、祛瘀止痛；当归补血调经，活血止痛；白芍养血敛阴，止痛；干姜、小茴香可以温中，散寒止痛，诸药调和，温经散寒，补血活血，调经止痛。

参 考 文 献

［1］潘琳琳，李振华，周婧. 张志远治疗原发性痛经临床经验［J］. 山东中医药大学学报，2017，41（2）：147－149.

［2］李崧，刘桂荣. 国医大师张志远辨治月经病经验举隅［J］. 辽宁中医药杂志，2018，45（4）：691－693.

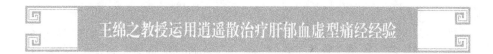

王绵之教授运用逍遥散治疗肝郁血虚型痛经经验

【名医简介】王绵之教授1942年1月起从事中医临床工作，为全国老中医药专家学术经验继承工作指导老师，首都国医名师，国家级非物质文化遗产传统医药项目代表性传承人，方剂学大家。王绵之从事中医医疗、教学、科研60余年，他坚持理论与实践结合，重视中医药学与现代科学结合，主张寓防于治，精于脏腑气血辨证与遣药组方，擅治内、妇、儿科疑难病症和外感热病。

【经典名方】逍遥散（出自《太平惠民和剂局方》）

组成：甘草（微炙赤）半两（15 g），当归（去苗，微炒）、茯苓（去皮白者）、芍药（白）、白术、柴胡（去苗）各一两（30 g）。

用法：每服二钱，水一大盏，烧生姜一块切破，薄荷少许，同煎至七分，去渣热服，不拘时候。

原文：治血虚劳倦，五心烦热，肢体疼痛，头目昏重，心忪颊赤，口燥咽干，发热盗汗，减食嗜卧，及血热相搏，月水不调，脐腹胀痛，寒热如疟。又疗室女血弱阴虚，荣卫不和，痰嗽潮热，肌体羸瘦，渐成骨蒸。

【学术思想】 王教授认为妇女病当重视调经以肝脾肾为先，经期活血祛瘀，效捷且不伤好血。在多年的医疗实践中，他深切体会到："对待患者不仅要看到他的生物性，更要看到他的社会性；不仅要把他看成是生物的人，更要把他看成是社会的人。"这样才能根据每个患者的不同特点，遣药组方，达到"药与病合""药与人合"。这种观点与近年来西方提出的生物-心理-社会现代医学模式不谋而合。

【诊断思路】 王教授认为妇人之月经主要与肝、脾、肾三脏关系最为密切。肾为先天之本，主藏精，精化为血，只有肾精充盛才能不断化生阴血，血海充盈，则月经如期来潮；脾为后天之本，为气血化生之源，且主统血，因而脾之健运与否亦同月经来潮有密切关系。然上二者主要是为月经的来潮奠定了物质基础，而月经能否正常通畅，则与肝最为密切。王教授尤其注重审辨阴血情况，即使是妇科杂病，亦首重辨阴血，以求治病求本。王老认为，肝藏血，主疏泄，喜条达，恶抑郁，其体为血，其用为气。肝气条达则疏泄有权，血行通畅，月经调畅；若肝气不疏，则血行不畅，"不通则痛"。因而痛经最常见的原因为肝气不疏，而调经止痛，则首当疏肝。肝郁之病可为情志不遂所致，亦可因脾虚生化无源而致。血虚，肝血不足则失其条达之性，疏泄失常，而见肝气不疏之证，肝气不疏，气机阻滞易致血行不畅；血虚及肝肾亏虚导致冲任、胞宫、胞脉失于温煦或濡养而出现"不荣则痛"，久则阳虚寒凝而气血运行不畅。总之，这些病因病机相互影响，又常常互为因果，但以肝郁血虚为基本病机。

【治疗方法】 王教授治疗肝郁血虚型痛经运用逍遥散经方加减。肝郁血虚型痛经主要表现为经期或前后小腹疼痛，时伴乳胁胀痛，大便干结，小便短赤，平素带下黄稠，头晕目花，心悸气短，舌质红，苔薄，脉细弦。治宜疏肝养血，调经止痛。常用逍遥散加减，成经验方，方药如下：柴胡3 g、炒白芍18 g、当归18 g、制香附12 g、桑寄生18 g、怀牛膝10 g、续断6 g、杜仲9 g、茺蔚子12 g、川楝子9 g、制半夏12 g、生姜5片。

【治疗绝技】 王教授认为，随着妇女年龄增长，此型患者将有增多的趋势，需要注意。另外，多数不孕症或是有胎死不下病史的痛经患者，多见于肝肾虚损型。经期或经后小腹绵绵作痛,经行量少,色红无块,腰膝酸软,头晕耳鸣,舌淡红,苔薄,脉细弦。治宜补益肝肾,兼滋补阴血。常用方药:生黄芪 25 g,怀牛膝 10 g,炒杜仲 10 g,当归 20 g,菟丝子 12 g,制香附 10 g,炒白芍 20 g,桑寄生 15 g,炒小茴香 6 g,生晒参 6 g,麦冬 15 g,五味子 3 g。每月行经前 5 天开始服用,直到月经结束,每天 1 剂。

【验案赏析】贺某,女,21 岁。1988 年 2 月 1 日初诊。患者痛经数载,经前 2 天即出现心烦易怒,胸胁胀满,乳房胀痛;月经来潮的第 1～2 天经行不畅,腹痛难忍,经色暗红有块,痛剧则伴呕吐、腹泻,并伴腰痛,每次均需服用止痛片方能略缓解。曾服用中药汤剂治疗,效不显,舌质淡、红,苔薄白,脉细而弦。诊断为肝郁血虚型痛经。治宜养血疏肝,调经止痛。方用:柴胡 3 g,炒白芍 18 g,当归 18 g,制香附 12 g,桑寄生 18 g,怀牛膝 10 g,续断 6 g,杜仲 9 g,茺蔚子 12 g,川楝子 9 g,制半夏 12 g,生姜 5 片。7 剂,水煎服,每日 1 剂,服药期间忌食生冷、辛辣之品。患者服药第 6 天,月经来潮,经行通畅,未见腹痛,原方再进 5 剂,嘱患者继续服用至经期结束。患者自此以后,痛经消失,随访至今未复发。

【按语】本例是典型的肝郁血虚型痛经病案。王教授认为本型痛经多见,治疗上调经止痛尤重疏肝,具体用药上,王教授亦独具特色,虽疏肝为主,但方中疏肝药仅用 1～2 味,且用量亦小,如柴胡仅用 3 g,而当归、白芍用量则较大,用到了 18 g 左右,其意在顺肝体阴用阳之性,以重量养血之品养其体,少量疏肝之药以顺其性,则肝血充、肝气条达而月经调畅,痛自愈。

参 考 文 献

[1] 白晶,马少丹,张晔. 王绵之教授治疗痛经经验总结 [J].北京中医药大学学报,2009,32 (10):710－711,715.

[2] 杨勇,白晶,吴晓丹. 王绵之教授妇科诊疗验案 [J].北京中医药大学学报(中医临床版),2010,17 (2):27－28.

朱南孙教授运用加味没竭汤治疗膜性痛经经验

【名医简介】朱南孙，女，江苏南通人，毕业于上海新中国医学院。2017年6月，朱南孙教授荣膺"国医大师"称号。历任上海中医学院妇科教研组副主任、岳阳医院妇科副主任、岳阳医院妇科研究室主任等职。现任上海中医药大学附属岳阳中西医结合医院妇科首席专家，上海市中医妇科医疗协作中心主任。擅治妇科疑难杂病、痛经、子宫内膜异位症、崩漏、不孕症、盆腔炎、月经不调、闭经、赤白带下、更年期综合征、产后诸症等疾病。

【经典名方】失笑散（出自《太平惠民和剂局方》）

　　组成：蒲黄（炒香）、五灵脂（酒研，淘去砂土）各等分。

　　用法：上为末。用酽醋调二钱熬成膏，入水一盏，煎七分，食前热服。

　　原文：治产后心腹痛欲死，百药不效，服此顿愈。

【学术思想】膜样痛经归属于中医学"经行腹痛"范畴，以经行腹痛，有大小不等瘀块及膜状块物随经血排出，块下则痛减或消失为主症，多见于未婚或未孕妇女，属于痛经的重症，严重影响妇女的日常生活。中医典籍中对膜样痛经的记载较少，朱老认为，痛经一症，其病机归根结底是"冲任气滞血瘀，不通则痛"。膜样痛经的病机关键为"肝郁气滞，气滞血瘀，冲任瘀阻"，其临床以"瘀滞愈甚，腹痛愈剧"为特点，此剧烈腹痛系由瘀滞引起，瘀滞愈甚，则瘀血不去，新血不生，内膜难脱，故腹痛愈剧。

【诊断思路】朱老认为治疗膜样痛经的关键是阻断瘀块的形成，化散已经形成的瘀块。朱老提出祖国医学关于膜样痛经的记载可见于《竹林寺女科》。《竹林寺三禅师女科三种·女科秘要》一书，其卷三有"经来如牛膜片"的记载，云："经来不止，兼下牛膜一样片色，昏迷倒地，乃血气结聚，变成此症，症虽惊人，却无事，服朱雄丸。朱砂、雄黄（各一钱），白茯苓（二两）为末，水丸，姜汤下五十丸。"朱老临证时遵循"急则治其标，缓则治其本"的原则，分期论治。经前应以化瘀散膜、疏利冲任为主；经期应以祛瘀止血，通涩并用为要；经后则以益气养血，调补肝肾为法。

【治疗方法】加味没竭汤是朱老撷夺命散、失笑散、通瘀煎中诸药化裁而成。朱老仿《医宗金鉴·产后门》夺命散（血竭、没药）治胞衣不下立意，以血竭化瘀散膜定痛为君；《太平惠民和剂局方·治妇人诸疾》失笑散（蒲黄、五灵脂）活血化瘀止痛为臣；乳香、没药皆能活血祛瘀止痛，乳香辛温香窜，偏于调气止痛，没药散瘀活血，偏于活血定痛，两药兼施，相须效增；三棱、莪术皆可破血消积行气，三棱破血力强，莪术破气力宏，两药配伍，散瘀行气效强；生山楂甘酸微温，善消食积，且能化瘀，《医学衷中参西录·药物·山楂解》谓其"善入血分，为化瘀之要药，能除癥瘕、女子月闭、产后瘀血作疼"。青皮性烈，功能疏肝破气，消积化滞。全方诸药相配，既能化瘀行滞，又能散膜止痛，用于以气滞血瘀为主症的膜样痛经，膜散经畅，其痛自止，其效颇显。

【治疗绝技】活血化瘀、散膜止痛的主方为加味没竭汤，经期通涩并用，喜选益母草、仙鹤草、熟军炭、炮姜炭、血竭粉、三七粉等配伍佐之，而益气养血、调补肝肾则多用圣愈汤（潞党参、黄芪、熟地黄、当归、白芍）加减、苁蓉菟丝子丸（肉苁蓉、覆盆子、枸杞子、桑寄生、菟丝子等）加减。加味没竭汤：血竭粉（冲服）3~9 g，生蒲黄（包）15~30 g，五灵脂（包）15~30 g，三棱12~15 g，莪术12~15 g，炙乳香、炙没药各3 g，生山楂12 g，青皮6 g。本方经前7~10天起开始服用，若严重者可于月中开始服用，一般治疗3个月至半年左右痛经缓解，有些病例第1个月服后即可初见成效。月经过多者，蒲黄、山楂炒炭，去三棱、莪术，加三七粉、熟军炭、炮姜炭、仙鹤草等，通涩并用，祛瘀生新；偏于寒者，酌加小茴香、艾叶、炮姜；热瘀互结者，加蒲公英、红藤、地丁草、败酱草、柴胡、延胡索等；经前乳胀者，加柴胡、娑罗子、路路通、丝瓜络；乳癖结块者，加炙山甲、昆布、王不留行；腰膝酸软者，加金狗脊、续断、杜仲、桑寄生；情志抑郁、胸闷不舒者，加越鞠丸、沉香曲；恶心呕吐者，加淡吴茱萸、姜竹茹；经期泄泻者加焦白术、怀山药、芡实；口干便燥者加当归、桃仁、瓜蒌仁、火麻仁。

【验案赏析】陈某，女，25岁，未婚，否认性生活史。2011年11月18日初诊，主诉：经行腹痛10余年。现病史：初潮12岁，周期尚准，35~37天一行，色暗红，量偏多，挟血块及膜块，初潮起即痛经剧烈，待膜块排出后痛减，7天净。平时嗜饮冷，经前乳房胀痛，经后腰酸、畏寒、乏力。末次月经2011年11月11日，7天净，量多，色暗红，挟血块及膜块，腹痛剧烈。刻下：月经方净，腰酸，神疲乏力，纳可，寐宁，二便调，脉细弦迟，舌暗，苔薄黄腻少津。证属肾气不足，瘀阻气滞。治拟补肾化瘀，调理冲任。药用：潞党参 12 g，莪术、白术各 9 g，生蒲黄（包）15 g，五灵脂（包）15 g，三棱 12 g，生山楂 12 g，青皮 6 g，刘寄奴 15 g，乌药 9 g，续断 12 g，杜仲 12 g，金狗脊 12 g。10 剂。

2011 年 11 月 29 日二诊：末次月经 2011 年 11 月 11 日，经期 7 天，腹痛剧烈，量多伴膜块，经后感腰酸，神疲乏力，时值月中，无不适，脉弦迟，舌淡暗，苔薄黄腻。证属瘀阻冲任气滞。治拟活血化瘀，疏利冲任。药用：血竭粉（冲服）9 g，生蒲黄（包）15 g，三棱、莪术各 15 g，炙乳香、炙没药各 3 g，生山楂 12 g，青皮 6 g，赤芍 15 g，柴胡、延胡索各 6 g，刘寄奴 15 g。14 剂。

2011 年 12 月 13 日三诊：末次月经 2011 年 11 月 11 日，月经逾期未行，轻微乳胀，小腹坠胀，有行经预感，脉弦迟，舌暗，边有齿印，苔薄腻。治宗原法，防瘀阻，活血化瘀、散膜止痛。药用：血竭粉（冲服）9 g，生蒲黄（包）15 g，五灵脂（包）15 g，三棱、莪术各 15 g，炙乳香、炙没药各 3 g，生山楂 12 g，青皮 6 g，赤芍 15 g，延胡索 6 g，刘寄奴 15 g，乌药 9 g。14 剂。

2011 年 12 月 27 日四诊：末次月经 2011 年 12 月 17 日，腹痛减轻，有呕吐（第一天），有内膜排出，呈碎块（拇指大），6 天净。经后无不适，脉弦细，舌淡暗，苔薄黄腻，治宗原法，活血化瘀。药用：①月中服：11 月 29 日方，12 剂；②经前服：12 月 13 日方，10 剂；③经期服：生蒲黄（包）15 g，五灵脂（包）15 g，炙乳香、炙没药各 3 g，生山楂 12 g，青皮 6 g，延胡索 6 g，刘寄奴 15 g，乌药 9 g；淡吴茱萸 3 g，红藤 12 g。3 剂。

2012 年 2 月 7 日五诊：末次月经 2012 年 1 月 30 日，延后 13 天，量偏多，腹痛明显减轻，伴细小碎块状膜块排出，经后畏寒肢冷，脉舌详前，治守前法，化瘀破膜。药用：生蒲黄（包）15 g，五灵脂（包）15 g，三棱、莪术各 15 g，炙乳香、炙没药各 3 g，生山楂 12 g，青皮、陈皮各 6 g，延胡索 6 g，赤芍 15 g，乌药 9 g。14 剂。

2012 年 6 月 12 日六诊：末次月经 2012 年 6 月 8 日，量偏多，轻微小腹胀痛，无明显膜块排出，按上法周期调治 3 个月，膜样痛经治愈，其后随访半年痛经未见复发。

【按语】本案为加味没竭汤治疗膜样痛经的典型病例，患者行经腹痛剧烈，伴瘀块及膜块，块下则痛减，初诊恰逢经后，冲任气血俱虚，应乘其时以助之，遂用党参、白术、续断、杜仲、狗脊、乌药等温肾益气，但仍不忘佐以三棱、莪术、失笑散、山楂、青皮等理气化瘀除其宿滞。二诊时值期中，冲任气血渐盛，究其病机为瘀阻冲任气滞，今欲去其疾，必活血化瘀，疏利冲任以畅气血，故去补益之品，予加味没竭汤略为加减以消瘀滞，方中加用赤芍凉血通脉消瘀，柴胡、延胡索皆入肝经，疏肝理气止痛。三诊月经逾期将行，冲任二脉盛实，应采用活血化瘀、散膜止痛法，乘其势以导之，故以加味没竭汤为主方治疗。四诊又值经后，经治成效初显，腹痛缓解，膜块缩小，故治疗宗其原法，仍分期论之，考虑经行腹痛伴有恶心呕吐、畏寒，故经期用药佐以淡吴茱萸疏肝暖脾止吐，且吴茱萸善解厥阴之滞，消阴寒之气，配合红藤清热解毒、通络散结，一热一寒，相反相成。五诊药后痛经已去大半，故仍以原法调治，如此乘势治疗 3 个月，瘀去痛减，冲任得舒，膜块得消，遂告痊愈。

参 考 文 献

[1] 陈冬红. 朱南孙治疗膜样痛经经验 [J]. 中国医药指南，2008，6（24）：333.
[2] 黄兆强. 朱南孙治疗膜样痛经的经验 [J]. 江苏中医，1990（4）：3－4.
[3] 徐斌超，陈雪芬，黄晖. 中医药治疗膜性痛经 10 例报导 [J]. 新中医，1987（1）：33－34.

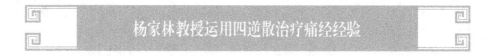

杨家林教授运用四逆散治疗痛经经验

【名医简介】杨家林，女，1937 年 11 月出生，成都中医药大学附属医院主任医师，教授，博士研究生导师，享受国务院特殊津贴专家，卫健委、国家中医药管理总局确定的全国第二批及第四批师带徒老中医专家，国家食品药品监督管理局药品审评专家，全国中医妇科名专家，四川省首届名中医，先后任四川省中医学会妇科专业委员会主任委员、中华中医药学会妇科专业委员会副主任委员、四川省中医学会常务理事等职。

【经典名方】四逆散（出自《伤寒论》）

组成：甘草（炙）、枳实（破，水渍，炙干）、柴胡、芍药各十分（6 g）。

用法：上四味，捣筛，白饮和服方寸匕，日三服。

原文：少阴病，四逆，其人或咳，或悸，或小便不利，或腹中痛，或泄利下重者，四逆散主之。

【学术思想】杨教授认为痛经其证虽有虚实之分，但以实证为多，其发病与肝的关系密切，肝之疏泄失职，肝经郁滞，气血运行不畅，气滞血瘀，不通则痛是发病的主要原因。

【诊断思路】杨教授认为由于足厥阴之脉循少腹络阴器，肝主藏血，主疏泄，调节血流，调畅气机，肝的功能失常，如肝郁气滞血瘀、阴血亏虚肝失所养、肝经湿热蕴结等，均可造成肝失疏泄，气血失调，不通则痛或不荣则痛，故妇科痛证的发病与肝关系密切，其病机可概括为肝郁气滞、肝郁血瘀、肝郁阴虚、肝郁血虚、肝郁脾虚、肝郁肾虚、肝郁湿热、肝郁湿毒等。治疗多从肝论治，重在疏肝行气，以调畅气机为主，达通则不痛目的。

【治疗方法】四逆散原为伤寒少阴病，阳郁厥逆证而设，具有透邪解郁、疏肝理气之功，由柴胡、白芍、枳实、甘草组成。柴胡轻升，疏达肝气，枳实苦降，理气行滞，两药一升一降，达到疏理气机之效。白芍柔肝养阴，甘草缓急，两药配合缓急止痛。现代药理研究其治疗拘挛痛证有类似阿托品的作用。

【治疗绝技】杨教授治疗痛经善用四逆散，并总结四逆散联合其他方剂治疗痛经经验如下：①肝郁气滞型：症见少腹胀痛，胀甚于痛，按之不减，伴见胸胁乳房胀痛不适，脉弦，治以疏肝行气止痛。方用四逆散加制香附、郁金、姜黄、青藤香、广木香等疏肝行气止痛。若疼痛偏热、口干口苦、心烦易怒者，合金铃子散加丹皮、黄柏、栀子等疏肝清热，组成金铃丹栀或金铃丹柏四逆散。疼痛偏寒者，症见少腹疼痛有冷感，喜温喜按，四肢不温，脉弦紧，酌加乌药、艾叶、小茴香等温经散寒；寒甚者加吴茱萸、桂枝、炮姜。②肝郁血瘀型：证见少腹疼痛或刺痛、痛处固定拒按，多伴见月经后期量少，经色紫暗或夹血块，经血排出不畅，舌质暗红或见瘀点，脉弦涩，治以疏肝理气，活血化瘀止痛，方用四逆散合失笑散加益母草、鸡血藤、山楂、乳香、没药。瘀血重者加桃红四物汤组成血府逐瘀汤以增强活血镇痛之力。③肝郁血虚型：腹痛呈绵绵痛，隐隐痛，喜温按，头晕眼花，面色少华，气短懒言，神倦嗜卧，可伴见月经延后、量少，经色不鲜，有长期失血或突然失血病史。方用四逆散合四物汤加减，具疏肝行气、养血调经止痛之效。老师强调重在培补阴血，气血足则痛自止。④肝郁阴虚型：肝郁气滞兼阴血不足，腹痛呈绵绵痛，隐隐痛，伴见咽干口燥，形体瘦弱，舌红，脉细数，方用四逆散合一贯煎化裁，具疏肝理气、滋水涵木之效。⑤肝郁脾虚型：临床证见少腹胀痛，胃脘胸胁乳房胀痛不适，呃逆嗳气，胸闷叹息，食欲缺乏，食后脘腹作胀，大便稀溏，舌正，苔白，脉弦细弱。方用四逆散加健脾药化裁成逍遥散，肝脾同治。⑥肝肾不足型：腹痛呈绵绵痛，痛连腰骶，月经将净时或经净后腹痛，喜按，伴腰膝酸软，头晕耳鸣，舌正，苔白，脉沉细弱。方用四逆散合左归饮加减，滋养肝肾，调气止痛。偏虚寒者加巴戟天、补骨脂等温补肾阳。⑦肝郁湿热型：下焦湿热者平时可见小腹疼痛不适，经期明显加重，按之不减，经血暗红，夹黏液，或淋漓不尽，白带量多色黄味臭，舌质红，苔黄厚腻，脉弦滑。西医所称的附件炎、盆腔炎多属此型。方用四逆散加四妙丸清热利湿，加炒贯众、炒地榆、茜草、益母草等清利湿热，凉血止血。若月经过多去川牛膝。

【验案赏析】患者，女，27岁。顺产后经行腹痛1年半，行经第5天。既往月经（4~5）/30天，量中，无腹痛，2年前顺产一女活婴，产后半年月经复潮，月经（4~5）/30天，经行腹痛，连及腰背痛，恶心欲吐，腹泻伴全身冷持续至经净，曾服"妇康煎膏剂"觉疗效尚佳，停药2个月后复发，血量中，无块。妇检：宫颈：中度糜烂，白带量多，曾服妇科调经片、妇康安、元胡止痛片等无效。G3P1+2，末次人流一年前，安环半年。纳可，眠差，不易入睡，无乳胀、易怒，大便干（2~3日一行），小便可。舌淡，苔白稍腻，脉弦细。诊断：痛经。辨证：肝郁脾虚，气血失调。治法：疏肝健脾，行气活血止痛。方药：逍遥散合金铃子散加广木香10 g，鸡血藤18 g，益母草15 g。上方加减连服3个月经周期。一年后复诊：经期下腹痛缓解。

【按语】因患者症见经行腹痛，连及腰背痛，恶心欲吐，腹泻伴全身冷持续至经净，舌淡，苔白稍腻，脉弦细。属肝脾两虚气滞证。予四逆散透邪解郁，疏肝理气；因患者大便干燥，可知肠道积热，予金铃子散疏肝泄热，加广木香、鸡血藤及益母草共奏疏肝理气、活血化瘀止痛之功。

参 考 文 献

[1] 杨家林.四逆散加减治疗痛经的临床应用 [J].湖北中医杂志，1995（4）：33.

[2] 魏绍斌.杨家林教授应用四逆散加减治疗妇科疾病的经验 [J].成都中医药大学学报，2000，23（4）：4-6.

[3] 谢萍.杨家林教授运用四逆散加减治疗妇科痛证的经验 [J].中国医药导报，2006，3（32）：106-107.

魏绍斌教授运用四逆散合失笑散合金铃子散加减治疗肝郁血瘀型痛经经验

【经典名方】四逆散（来源于《伤寒论》）

组成：甘草（炙）、枳实（破，水渍，炙干）、柴胡、芍药各十分（6 g）。

用法：上四味，捣筛，白饮和服方寸匕，日三服。现代用法：水煎服。

原文：少阴病，四逆，其人或咳，或悸，或小便不利，或腹中痛，或泄利下重者，四逆散主之。

【学术思想】《素问·举痛论》说："经脉流行不止，环周不休，寒气入经而稽迟，泣而不行，客于脉外则血少，客于脉中则气不通，故卒然而痛"。说明痛经的核心病机是气滞。盖气滞则血瘀，寒侵则气机收引凝涩，热盛则经血受灼，气血运行不畅，湿邪重浊黏滞，阻遏气机血脉，若气血亏虚，则运行乏力，以上诸证因最终均可导致气血运行不畅，不通则痛，故痛经治疗以"通"为主。化瘀滞，畅气血，通则不痛。根据寒热虚实的不同，魏教授采取不同的治法，遇寒则温而通之，遇热则清而通之，虚者补而通之，实者泻而通之，且行气化瘀贯穿痛经治疗的始终。

【诊断思路】妇科病"病在冲任二脉，责之肝、脾、肾三经。"足厥阴肝经循少腹络阴器，肝主藏血，主疏泄，肝的功能失常，如肝郁气滞、气滞血瘀、血虚肝郁、阴虚肝郁、肝郁湿热等，均可造成痛经，故痛经与肝的关系最为密切。经者血也，痛者滞也，治疗痛经重在疏肝行气，理血化瘀。痛经的发生亦与脾肾有关，"任通冲盛，月事以时下"。可见冲任二脉直接关系到月经的潮止与通塞。但冲任的盛通是以肾气充盛为前提。脾为后天之本，化生精气血。脾胃虚弱，化源不足，气血虚弱，经后精血更虚，胞脉失于濡养，"不荣则痛"。临床上，行经时小腹胀痛，伴有胸胁乳房胀痛，经血色暗，多血块，素情绪急躁等，此属肝郁血瘀。魏教授常用四逆散合失笑散合金铃子散加减以疏肝行气，化瘀止痛治疗此型痛经。

【治疗方法】四逆散源于《伤寒论》，此方原治气机不利、阳郁于里不能外达而见的四肢厥冷证，后世医家广泛用于肝郁所致痛证。四逆散由柴胡、白芍、枳实、甘草组成，方中柴胡主升，疏肝解郁、透邪升清，枳实主降，疏理脾气、调中泄浊，两药合用，一升一降，调畅全身气机；白芍养血、柔肝、止痛，甘草益气健脾、缓急和中，两药合用，缓急止痛，一散一敛，疏肝而不伤阴。现代药理研究证实，柴胡、白芍、甘草具有良好的镇痛解痉效果，为四逆散治疗妇科痛证提供了理论依据。失笑散出自《太平惠民和剂局方》，由五灵脂、蒲黄组成，具有活血化瘀、散结止痛之功效。金铃子散源于《素问病机气宜保命集》，主治肝气不舒、气郁化火而致诸痛，方中金铃子疏肝气，泻肝火；延胡索行血中气滞，气中血滞。两药相配，一清气分之热，一行血分之滞，使肝火得清，气机通畅，则诸痛自愈。四逆散合失笑散合金铃子散集行气、活血、止痛为一体，三方合用，共奏疏肝理气、活血化瘀止痛之功。若经行小腹痛，遇寒痛甚，得热则舒，伴经血色暗，经行不畅，此属于寒凝血瘀，魏教授治以温经散寒，化瘀行气止痛，处方为四逆散合金铃子散加吴茱萸、鸡血藤、泽兰、延胡索等辛温活血之品。若经期或经后小腹隐痛，喜按，伴腰骶酸痛，月经量少，此属肾气亏虚，魏教授常以四逆寿胎坤茜汤加减来补肾填精，行气止痛。如痛经伴腹泻、呕吐为脾虚，魏教授则辨用四逆散合金铃子散合健固汤加减以健脾行气，化瘀止痛。运用四逆散合失笑散合金铃子散中药临证加减：偏于气滞加香附、川芎等，既活血祛瘀，又行气解郁；瘀阻痛甚加乳香、没药、三七粉等化瘀止痛；湿热重合蒲贯四妙散清热解毒除湿；偏于寒凝加乌药、桂枝等温经散寒止痛；兼肾虚腰骶酸痛加杜仲、续断补肾强腰止痛；有癥瘕形成加生牡蛎、浙贝母、鳖甲、橘核等软坚散结，化瘀消癥。

【治疗绝技】魏教授秉承"治病必求于本"的思想，针对疾病的根本，结合患者体质、年龄，确立治法。原发性痛经多见于年轻未婚女性，患者多伴有月经周期先后不定，量少，形体消瘦等肾气不充的表现，魏教授治疗此种少女痛经常常在辨证论治的基础上兼顾到肾，注意补肾温阳，喜用续断、菟丝子、巴戟天、山茱萸等滋补肾精、温肾阳之药。对于围绝经期妇女的痛经，多痛经和围绝经期综合征同时治疗，辨证合用归肾丸加减，以达到综合调理的目的。由子宫内膜异位症或子宫腺肌病引起的继发性痛经，魏教授根据多年临床经验提出"瘀毒内停，湿热瘀结，积久成癥"的病机学说，治则上运用二期疗法，即分为经期和非经期治疗。在经期以四逆散合失笑散合金铃子散加减行气止痛，化瘀止血。非经期又根据患者是否有生育要求，再分为2种治疗方案：有生育要求，非经期重点是调卵泡、促妊娠，以使异位病灶缩小甚至消失，减缓患者病痛，一方面解决患者生育诉求，另一方面不失为一种较好的治疗方式；无生育要求，非经期则以蒲翘消瘰丸合失笑散加减解毒化瘀、祛痰除湿、消瘰散结，治病之本。而由盆腔炎性疾病引起的痛经多表现为平素下腹隐痛，经期加重，魏教授认为临床上盆腔炎性疾病无论是急性期，还是后遗症期皆以湿热瘀结型最常见，治疗采用四逆四妙合失笑散加减来清湿祛瘀、通络止痛。

魏教授治疗痛经在治疗方法上，目前仍以内服法为主，但由于用药疗程较长，长期内服破瘀攻伐类药物会引起不同程度的消化道副反应，患者常常难以坚持全疗程用药，以致影响疗效。魏教授主张发挥中医特色，提倡封包外敷、灌肠或肛门给药、穴位贴敷、穴位注射等多种给药途径，以及耳穴、艾灸、按摩、足浴等综合疗法调治痛经。如用小茴香、香附、延胡索、鸡血藤等中药封包加热外敷下腹部，如以王不留行籽按压子宫、卵巢、交感、内分泌等耳穴。

【验案赏析】 张某，女，26 岁。2014 年 10 月 14 日初诊。行人流术后小腹部坠胀疼痛 1 月余。1 个月前患者行人流术，术后下腹疼痛，经输液抗感染治疗后稍缓解，伴下肢隐痛，带下量多，色黄，味臭。现证见：小腹胀痛，伴下肢隐痛，胃痛，无恶心呕吐，无反酸，无口干口苦，情绪暴躁，稍怕冷，纳眠可，小便调，大便干，舌红，苔黄腻，脉弦数。中医诊断：妇人腹痛。证属肝郁气滞，湿热蕴结。治以疏肝解郁，清热利湿止痛。方用四逆四妙金铃子散加减。处方：醋柴胡、当归、生山楂、桔梗、冬瓜仁各 10 g，川牛膝、薏苡仁、白芍、枳实、金铃子、神曲各 15 g，延胡索、丝瓜络、麦芽各 20 g。6 剂，每日 1 剂，水煎分 3 次服。

二诊：服药后腹痛缓解，偶尔隐痛，纳眠可，二便调，下肢仍隐痛，腰酸胀，舌红，苔黄，脉弦。守上方去当归、生山楂、桔梗、冬瓜仁、丝瓜络、麦芽，加姜黄、赤芍、木香、山药各 15 g，继服 6 剂而愈。

【按语】 魏教授认为临床上此类患者行人流术后形成的急性妇科炎性疾病以湿热瘀结型最常见，四诊合参，治疗采用四逆四妙合失笑散加减来清湿祛瘀，通络止痛。

参 考 文 献

[1] 周丽，魏绍斌. 魏绍斌教授治疗妇科痛证经验撷菁 [J]. 国医论坛，2015，30（6）：21 – 22.

[2] 杨清，王莹. 魏绍斌教授应用四逆散加减治疗妇科痛证的经验 [J]. 河北中医，2008（2）：119 – 120.

[3] 曾美玲, 李俐历, 叶美秀. 魏绍斌教授治疗妇科痛证经方药对拾贝 [J]. 黑龙江医学, 2015, 39 (11): 1263－1264.

梁剑波教授运用吴茱萸汤治疗寒凝经络型痛经经验

【经典名方】吴茱萸汤（出自《伤寒论》）

组成：吴茱萸（洗，辛热）一升（9 g），人参（甘温）三两（9 g），生姜（切，辛温）六两（18 g），大枣（掰，甘温）12 枚。

用法：上四味，以水七升，煮取二升，去滓。温服七合，日三服。

原文：食谷欲呕，属阳明也，吴茱萸汤主之。得汤反剧者，属上焦也，吴茱萸汤。

【学术思想】痛经的原因是复杂的，中医学则认为其为气滞血瘀、寒湿凝滞、肝肾虚亏等因素所致。据梁老治疗本症的经验，可知妇女的痛经大多数因寒湿凝滞、气滞血瘀而致。《女科经纶》谓："有经行前脐腹绞痛如刺，寒热交作，此由下焦寒湿之邪搏天冲任。"；而《格致余论》亦谓："来后作痛者，气血俱虚也。"梁老指出："寒凝气滞痛经来。"实为有经验和有见解的总结。

【诊断思路】梁老认为如果从气滞血瘀辨证，其症状系经前或经期小腹胀痛，经量少或经行不畅，经色紫黑有瘀块，瘀块下后则痛减，常伴有两肋、乳房胀痛，舌紫暗，脉涩。如果从寒湿凝滞辨证，其症状为经前或经行小腹冷痛，得热敷则痛减，经血量亦少，痛时绵绵发作，面色苍白，神疲乏力，畏寒便溏，舌边紫暗，脉沉紧。梁老善用吴茱萸汤联合众多经典方剂治疗寒湿阻滞型痛经，吴茱萸汤在伤寒论中列于阳明、少阴、厥阴病三篇之中，有温经散寒、暖肝温胃、降浊散饮之功。

【治疗方法】中医学对于痛经治分虚实。《丹溪心法》提出痛经是由血实、郁滞、瘀血所致，在辨证上以月经将行作痛、经来后作痛分虚实。《妇女规》指出："经行腹痛，证有虚实。实者多痛于未行之前，经通而痛自减；虚者多痛于既行之后，血去而痛未止。大都可揉可按为虚，拒揉拒按为实。"吴茱萸汤治疗寒湿阻滞型痛经，虚实均可加减，主要在痛经兼证恶心呕吐上效果较好。方中吴茱萸味辛苦而性热，既能温胃暖肝驱寒，又能和胃降逆止呕，为君药；生姜温胃散寒，降逆止呕，为臣药；人参益气补脾，为佐药；大枣甘平，合人参益脾气，为使药。理中汤加强温胃化饮之功，温中与降逆并施，寓补益于温降之中，共奏温中补虚、降逆止呕之效。

【治疗绝技】总体来讲，梁老治疗痛经会运用很多经典方剂，如对于气滞血瘀、寒湿凝滞的痛经，常拟方为《傅青主女科》的加味四物汤化裁：熟地黄 30 g，白芍、当归、川芎、白术各 15 g，丹皮、香附、延胡索、柴胡各 10 g，甘草、郁金、栀子各 5 g。清水煎服。上述处方可于经前 3 至 5 天开始服用，每天 1 贴，复渣再煎。连服 3 至 4 周期。傅氏这张处方能执简驭繁，治痛经，颇良验。梁老有诗赞之曰："血瘀湿寒气滞凝，精神体质辨分明。冲任两脉遭邪搏，因素诸般别重轻。栀子柴延胡白术，郁金香附草丹并。合成四物汤加味，痛止经行治必宁。"

下焦湿热经前痛，系属实证。治应以清热除湿、化瘀止痛为主。《古今医鉴》的清热调血汤加味，效果较好。方为：生地黄、白芍、香附各 10 g，丹皮、黄连、延胡索各 6 g，川芎、红花、桃仁、莪术、当归各 5 g，红藤、败酱草各 12 g。清水煎服。原方为"治经水将来，腹中阵阵作痛，乍作乍止，气血俱实"。如湿热下注，便秘，疼痛不已，亦可用《素问病机气宜保命集》的芍药汤：芍药、槟榔、黄芩、黄连各 8 g，大黄、茵陈各 10 g，木香、当归、甘草各 5 g，肉桂 1.5 g。清水煎服。上二方，梁老经常对症施用，效果颇良好，因填《鹧鸪天》词一阕赞之曰："湿热下壅致痛经，治宜润血热须清。芍连丹附红藤地，莪术桃花败酱并。延芍入，配归成。便难痛剧下方灵：木香槟芍芩连桂，归草茵黄服便宁。"

【验案赏析】谢某，女，出生日期：1975 年 10 月，1995 年 10 月 13 日初诊。发病节气：霜降。主诉：经行腹痛 4 年余。现病史：患者 4 年前开始出现经行腹痛，每行经时下腹冷痛，痛时难忍，伴恶心呕吐，呕吐物为清涎，月经量少，色紫暗，且经常出现舌体肿胀，容易咬伤。目前无舌痛，无溃疡，构音尚清，味觉存在，月经周期基本正常，初潮 15 岁，经治无效，遂求治于梁老。诊见：舌胖大，边有齿痕，色紫，苔白，脉沉弦，末次月经1995 年 9 月 29 日，现经期前一周，胃纳一般，大便溏泻，睡眠尚可。体格检查：舌胖大，边有齿痕，色紫苔白，脉沉弦。中医诊断：经行腹痛。证候诊断：寒滞经脉，肝胃不和证。西医诊断：原发性痛经。治法：温经散寒，调肝益胃。处方：吴茱萸汤合理中汤：吴茱萸 8 g，党参 20 g，大枣 15 g，干姜 10 g，白术 15 g，炙甘草 10 g。3 剂。

二诊：1995 年 10 月 23 日，诉上述症状明显改善，舌体仍胖大，边有齿痕，色紫，苔白，脉沉弦。处方：吴茱萸汤合理中汤：吴茱萸 8 g，党参 20 g，大枣 15 g，干姜 10 g，白术 15 g，炙甘草 10 g，黄连 3 g，生姜 3 片。5 剂。

三诊：1995 年 11 月 1 日，月经于 10 月 29 日如期而至，现经期，无痛经，月经色红，量较前增。舌体仍胖大，边有齿痕，色紫苔白脉沉弦。处方：吴茱萸汤合连理汤合封髓丹：吴茱萸 8 g，党参 20 g，大枣 15 g，干姜 10 g，白术 15 g，炙甘草 12 g，黄连 3 g，砂仁 5 g（后下）。

四诊：1995 年 11 月 23 日，舌体明显变小，无干呕，流涎减轻，上方加益智仁 5 剂而愈。

【按语】患者 15 岁初潮，痛经 4 年，冷痛伴舌肿、流涎。寒邪伤厥阴肝经，阴器少腹伤于寒邪，则见胞宫冷痛，阳明中虚，客寒乘之，胃寒气逆，水饮不化，故干呕吐涎沫。寒邪中于颃颡舌系，则见舌头肿胀，梁老选用吴茱萸汤合理中汤加味，灌中央而溉两旁，故治痛经疗效立竿见影。仍见舌体肿胀，继续使用吴茱萸汤合连理汤合封髓丹补土伏火，四诊时舌体明显变小，流涎减少，加益智仁温脾散寒调理 5 剂，诸症全消。

参 考 文 献

[1] 梁恪. 全国名老中医梁剑波治疗不孕不育经验研究 [D]. 广州：广州中医药大学，2019.

段亚亭教授运用温经汤治疗痛经经验

【经典名方】温经汤（出自《金匮要略》）

组成：吴茱萸、麦冬各三两（各 9 g），当归、芍药、川芎、人参、桂枝、阿胶、去心丹皮、生姜、甘草、半夏各二两（各 6 g）。

用法：上十二味，以水一斗，煮取三升，分温三服。现代用法：水煎服，阿胶烊冲。

原文：主治冲任虚寒，瘀血阻滞，症见漏下不止，血色暗而有块，淋漓不畅，或月经超前或延后，或逾期不止，或一月再行，或经停不至，而见少腹里急，腹满，傍晚发热，手心烦热，唇口干燥，舌质暗红，脉细而涩。亦治妇人宫冷，久不受孕。

【学术思想】 段老对于妇科痛经具有自己独到的见解，认为痛经的发生与冲任、胞宫的周期性生理变化密切相关，主要病机在于邪气内伏或精血亏虚，更值经期前后冲任二脉气血的生理变化急骤，导致胞宫气机不畅。痛经主要症状是"痛"，辨痛的虚实是重要环节，但尚需审证求因。其次止痛为标，求因治本段老治疗痛经，首先根据疼痛的时间、部位、性质及程度辨虚实寒热，临证还结合患者的月经期、量、色、质，伴随症状，有无瘀块排出，舌、脉及个人体质和病史进行综合具体分析。

【诊断思路】 段老认为，痛经病机大多数是虚实夹杂，以实为主，而单纯属实或单纯属虚者少见，其中，虚实夹杂尤以阳虚寒凝、胞络不通为主。经行腹痛，究其病机，无论是气滞、寒凝、热结、虚损，最终导致气血运行不畅、瘀血凝滞冲任，病位在子宫、冲任，变化在气血，治疗宜活血化瘀，温散疏通，调理冲任。痛剧时急则治其标，以止痛为先；痛缓时应以治本为主，临证时两者不能截然划分。因此，治疗本病段老倡导求因为主，止痛为辅，治病必求于本，不主张单一应用止痛药。

【治疗方法】 临床实际中，段老认为痛经多数见于青年女性，这类患者一般有小腹受凉史，如冷天袒胸露腹，衣着单薄；过食凉史，如过食冰激凌、生冷瓜果；盆腔炎病史或妇科手术史等，使寒邪客于冲任胞宫，导致气血凝滞不畅，发为痛经。且临床患者多数表现为经期前中期小腹疼痛，甚者向腰骶部放射，经色暗，有血块，同时伴有肢凉、怕冷、喜暖。故在治疗上，段老多采用活血祛瘀、温经止痛之温经汤来治疗。方中当归、川芎、赤芍活血散瘀，养血调经；小茴香、干姜、肉桂散寒通阳，温暖冲任；蒲黄、五灵脂、延胡索、没药活血祛瘀，散结定痛。诸药相配，共成化瘀散结、温阳散寒、调经止痛之功。

【治疗绝技】 段老治痛经，善用蒲黄，强调蒲黄生用，用量不宜过重，用以化瘀祛实。此药专入血分，以清香之气兼行气血，气血顺行则冲任调达，瘀去痛止。处方讲究君臣，用药精炼，喜配对药。常用生蒲黄、五灵脂活血行瘀止痛；木香、小茴香行气止痛；川楝子、延胡索理气止痛；香附、延胡索理气散瘀；丹参、郁金祛瘀止痛；赤芍、丹皮凉血散瘀止痛；香附、乳香、没药理气化瘀；香附、乌药理气调经；乳香、没药行气散血；香附、当归使气血得温，血络畅通，通则不痛。段老强调应在行经前7天开始服药，直至月经来潮，使血块不易形成而使经血畅通，否则效果不显，尚需连续服 3 个月以巩固疗效。

【验案赏析】方某，女，24 岁。2018 年 1 月 5 日初诊，主诉：经行下腹疼痛 10 年。诉 13 岁月经来潮，每次月经经期第一天，少腹冷痛，遇寒加重，得热痛减，月经量较少，伴有黑色血块，血块排出后腹部胀痛有所缓解，纳呆，大便稀，舌质淡，苔白腻，脉沉紧，患者经期性情急躁。已婚已产。检查子宫附件未发现异常。末次月经 2018 年 3 月 8 日。中医诊断：痛经，辨证为寒湿凝滞。予自拟方除湿汤加味，温经散寒除湿、行气止痛。处方：白术 15 g，苍术 15 g，茯苓 15 g，陈皮 10 g，桂枝 15 g，小茴香 10 g，干姜 9 g，艾叶 6 g、郁金 15 g，香附 15 g，当归 10 g，赤芍 10 g，红花 10 g，延胡索 15 g，蒲黄 10 g，五灵脂 10 g。6 剂，以水煎服，每日 1 剂，分 3 次温服。

二诊：患者诉服药后末次月经来潮，腹痛缓解，经血血块较前减少，畏寒怕冷好转，大便正常，舌质红，苔薄，脉细沉。守前方再服 6 剂。

三诊：服药后经期下腹疼痛消失，诸症缓解，原方加补益气血之剂，前后服药 20 剂，后随访，未复发。

【按语】本案属寒湿客于胞宫，气血运行不畅，不通则痛。方中白术、苍术、陈皮、茯苓健脾除湿；郁金、香附行气疏肝止痛；当归、赤芍、红花活血化瘀；延胡索、五灵脂化瘀止痛；桂枝、小茴香、干姜、艾叶温经散寒止痛。

参 考 文 献

［1］邓颖，夏敏，张利梅. 段亚亭老中医治疗痛经的临证经验［C］//第十六次全国中医妇科学术年会论文集. 2016：196 – 198.

［2］王彩霞，夏敏，张丽梅. 国医大师段亚亭教授从湿论治中医妇科疾病的临证思路［J］. 医药前沿，2019，9（7）：228 – 229.

马宏博教授运用温经汤治疗寒凝血瘀型痛经经验

【名医简介】马宏博，女，山东省立医院中医科主任医师。中华中医药学会肺系病分会委员，中华中医药学会乳腺病分会委员，中华中医药学会脾胃病分会委员，中国中医药研究促进会妇产科与辅助生育专业委员会委员，山东省中医药学会脾胃病专业委员会委员。擅长中西医结合治疗妇科疾患如月经失调、围绝经期综合征、痛经、不孕不育、复发性流产、乳腺增生、乳腺炎、流产后宫内残留、胎盘绒毛植入、异位妊娠等及内科杂病诸如脾胃病、呼吸病等，并擅长中医辅助体外受精－胚胎移植。

【经典名方】温经汤（出自《妇人大全良方》）

组成：当归、川芎、芍药、桂心、丹皮、莪术各半两（4.5 g），人参、牛膝、甘草各一两（9 g）。

用法：上咬咀。每服五钱，水一盏，煎至八分，去滓温服。

原文：若经道不通，绕脐寒疝痛彻，其脉沉紧。此由寒气客于血室，血凝不行，结积血为气所冲，新血与故血相搏，所以发痛。譬如天寒地冻，水凝成冰，宜温经汤……

【学术思想】痛经病在冲任，在胞宫。二者气血运行失常或产生气血亏虚都可以引起经期及月经前后的小腹疼痛不舒，即"不通则痛，不荣则痛"。所以，治疗本病的关键在于气血的通畅和充足。导致不通的原因有很多，最常见的有寒凝、血瘀、气滞。

【诊断思路】马教授治疗实证痛经善用辛温之药配合活血化瘀药，《妇人大全良方》的温经汤是其常用基础方。其多年门诊经验发现寒性经临床最为常见。此证的形成因素体虚寒导致胞宫失养，或经期受凉饮冷，或居住环境阴冷潮湿，或淋雨涉水，致使寒邪居于胞宫，日久血瘀而女子胞脉失畅，而导致痛经。治宜温经散寒，活血化瘀，马教授临证常用少腹逐瘀汤与《妇人大全良方》的温经汤加减。药用当归、丹皮、肉桂、川芎、红花、川牛膝、炒桃仁、醋延胡索、艾叶、党参、蒲黄、附子、小茴香、赤芍。

【治疗方法】马教授临床运用温经汤加减治疗痛经，痛甚者可加五灵脂、川楝子；寒重者可去丹皮、赤芍加吴茱萸、乌药、炮姜；瘀血较重可加莪术、没药、丹参等；伴有呕吐者可加紫苏梗、旋覆花、代赭石；腹痛便溏者可去赤芍、丹皮加吴茱萸、砂仁、白扁豆。

【治疗绝技】马教授认为痛经多寒瘀，擅用良方温经汤。在临床上还要见微知著，对症治疗。临床有些患者除却经前及经期小腹胀痛，兼有经前情绪烦躁难以抑制，爱发脾气，甚者乳房胀痛不可触，两胁疼痛等症状，常于经行或经后消失。治之常于温经汤中加入柴胡疏肝散。若兼有身热心悸、汗出潮热等症状，则加栀子、生地黄、丹参、黄柏、玄参、百合等养阴清热药；兼有食欲缺乏常加入焦三仙、鸡内金；伴有恶心呕吐者可加入生姜、柿蒂、半夏、旋覆花等止呕。此外，若经期腹痛兼有带下臭秽、小便涩痛、大便黏腻不爽等湿热症状，经相关检查排除器质性病变后常于温经汤中加入龙胆草、车前子、白花蛇舌草、滑石、萹蓄等药。另外治疗痛经要攻补兼施，虚实兼顾。马教授认为以现如今的生活环境，单纯虚证的患者并不多见，主要以虚实夹杂者为主，针对此类患者需在活血化瘀治其标的同时补益肝肾，调补气血治其本。肾为先天之本，先天禀赋不足或后天房劳多产等多种因素可以使肾气耗损，冲任胞宫失去先天精气的滋养发生下腹隐痛，每于月经后多见。此类患者月经量少，并见头晕健忘、腰膝无力及耳鸣眼花。马教授常用温经汤合失笑散加补益肝肾之药，攻补兼施，补而不滞。若平素畏寒怕冷，酌减莪术、丹皮之药，加入肉桂、淫羊藿、菟丝子、桑寄生以温阳补肾；反之，若有失眠多梦、腰酸腿软、眼干眼涩、口干口苦、手脚心发热等阴虚证，则入沙苑子、女贞子、覆盆子等。若患者素来脾胃虚弱，或因慢性病或大病手术后，气血化源不足以濡养冲任、胞宫而产生痛经，日常表现为经期或月经后的小腹部隐痛，揉按后不适稍减，月经量少色淡，或易延后，面白无华，易于疲倦，纳眠欠佳，舌淡，脉细弱。治之宜补益气血，养血止痛。临证常用温经汤合八珍汤加女贞子、黄芪。若气血亏虚，血行缓慢而致瘀，可加入鸡血藤、益母草等补血活血化瘀药；腹痛甚者可入延胡索、五灵脂。

【验案赏析】 李某，女，16岁，学生。因"持续经行小腹疼痛4年余，加重1年"于2017年10月07日初诊。该患者14岁月经初潮，从初潮即有痛经，既往月经欠规律，月经34～35天一行，常有提前或错后，经期3～5天。月经量少，色红，有血块，经行小腹疼痛较甚，偶有恶心呕吐，第一天尤甚，需服用止痛药。平素畏寒怕冷，冬季手脚冰凉。末次月经2017年10月6日，现为月经第2天。舌质淡红，苔薄白，脉细。辨证属于阳虚寒盛，瘀血内停。治宜温经散寒，活血化瘀。诊断为原发性痛经（寒凝血瘀证）。整方如下：党参15g，当归12g，川芎12g，丹皮12g，肉桂6g，川牛膝15g，炒桃仁10g，醋延胡索20g，艾叶15g，附子6g，盐小茴香12g，赤芍15g，蒲黄15g，红花12g。4剂，每日1剂。

2017年12月8日二诊：服用上方后经行腹痛有所缓解，后因学习繁忙未能坚持治疗，停药后痛经复发。末次月经2017年12月6日，现为月经第3天，月经量较少，经行前2天血块较多，小腹偶有刺痛。舌红，苔薄白，脉缓。考虑上方有效，效不更方，于上方加醋莪术15g，香附12g。3剂，每日 1 剂。

2018 年 1 月 11 日三诊：服用上方后，痛经减轻，末次月经 2018 年 1 月 9 日，现为月经第 3 天，月经量可，偶有暗红血块。自述上次用药后出现腹泻便溏，大便日行 2 次，质稀。遂于上方加陈皮 12 g，醋五灵脂 15 g，吴茱萸 6 g；去赤芍，更改为白芍 12 g。3 剂，日 1 剂。

【按语】针对痛经的治疗，马教授注重辨证论治，而用药上偏于温通。她认为痛经多因瘀而致。寒邪为阴邪，其性凝滞收引。寒邪来犯，阳气受损，经脉气血失于温煦则运行不畅，气滞血瘀，不通则痛。针对寒邪，应用温通之法。寒有实寒与虚寒之别，但是临床上多为虚实夹杂的患者。马教授常以少腹逐瘀汤合良方温经汤加减。若阴寒盛则去赤芍、丹皮；瘀血较甚则加入桃仁、红花等活血化瘀药，并加香附、枳壳等理气药推动血行；针对虚寒证常于其中加入肉桂、艾叶、吴茱萸等温里药，每每获效。

参 考 文 献

[1] 安嘉玮. 中医妇科名家辨证治疗痛经的文献研究及导师临床经验总结 [D]. 济南：山东中医药大学，2018.

第六节　月经前后诸证

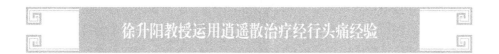

徐升阳教授运用逍遥散治疗经行头痛经验

【名医简介】徐升阳，男，武汉中医院主任医师，现任湖北省中西医结合学会常务理事，妇产科专业委员会副主任委员，武汉中西医结合学会副理事长，湖北省性学会理事，武汉性健康研究会副理事长。擅长治疗不孕不育症、产后病等妇科疾病。

【经典名方】逍遥散（出自《太平惠民和剂局方》）

组成：甘草（微炙赤）半两（15 g），当归（去苗，微炒）、茯苓（去皮，白者）、芍药（白）、白术、柴胡（去苗）各一两（30 g）。

用法：每服二钱，水一大盏，烧生姜一块切破，薄荷少许，同煎至七分，去渣热服，不拘时候。

原文：治血虚劳倦，五心烦热，肢体疼痛，头目昏重，心忪颊赤，口燥咽干，发热盗汗，减食嗜卧，及血热相搏，月水不调，脐腹胀痛，寒热如疟。又疗室女血弱阴虚，荣卫不和，痰嗽潮热，肌体羸瘦，渐成骨蒸。

【学术思想】 头为诸阳之会，精明之府，五脏六腑之气血皆上荣于头，是髓海所居之处，无论外感六淫之邪，或脏腑内伤之变，均能导致头痛。经行时气血下注于冲任而为月经。不论是血虚、肝火、血瘀、痰湿而导致阴血相对不足，均可引起脏腑气血失调，以致清窍失养或脑络阻滞而发为经行头痛。徐老认为，四个病因中尤以肝火导致肝郁阳热上扰及血瘀导致瘀血阻滞脉络最为常见，是经行头痛的主要病机，二者往往相互影响。气郁过久，可导致阳热上扰（气有余便是火），亦能导致血瘀（气滞血亦滞）。若原发病变为血瘀，则因脉道瘀阻而衍生气滞病理。两者临床上颇常并见，故施治中疏肝、平肝、理气、化瘀往往结合运用。

【诊断思路】 临床一般将经行头痛分为血虚、血瘀、肝火、痰湿四个证型。徐老则认为，肝郁阳热上扰及血瘀型经行头痛更为多见。肝郁阳热型头痛：经前或经行头痛，头晕目眩，经行量少色红而黏稠，性急易怒，颜面潮红，口苦目赤，溲黄便秘，苔黄糙，舌红，脉弦。治以平肝潜阳，养血疏肝。血瘀型头痛：多出现于经前或经期，多表现为胀痛或刺痛，痛势较为剧烈，往往伴有经行不畅，色暗有血块，舌有瘀点，脉弦涩。治以活血化瘀，通络止痛。

【治疗方法】 肝气郁结，肾阴不足，气机不畅，不通则痛，故每于经期气滞血行不畅，头痛腹胀。治以养血疏肝，佐以补肾。气机调畅，肝阳平抑，肾阴充足，阴血下注冲任则头痛自解。徐老治疗肝郁型头痛常用逍遥散加减疏肝理气、养血补肾，当归、白芍、生地黄等养血柔肝，柴胡、菊花、川楝子等疏肝理气。另外有些患者体素肝阳偏亢，足厥阴肝经沿两胁系目而上达于顶，肝为藏血之脏，经期阴血下聚，肝气相对有余而上逆，气火上扰清窍而头痛，肝开窍于目，故目赤。治以滋肾养血、凉血清肝。当归、白芍养血柔肝；丹皮、生地黄凉血清热；枸杞子、麦冬、沙参、菟丝子滋肾养阴；柴胡、蔓荆子走少阳，疏散风热，清利头目；菊花清肝明目；牛膝引热下行；泽泻通利，引热外走。诸药共奏清肝热、滋肾阴、凉血热、养血虚之效，以使气血调和，阴平阳秘而头痛自愈。

【治疗绝技】 经行头痛随月经周期而变化，徐老根据这一特点，在月经前后治疗着重点不同，平时随证施治，经期循头痛部位加用引经药。根据头痛部位的不同，选用不同的引经药。如前额连眉棱属阳明，选加葛根、升麻、白芷等；两侧属少阳，选加柴胡、蔓荆子；巅顶属厥阴，选加川芎、吴茱萸；后脑属太阳，选加羌活、藁本等。经治疗，肝郁者可以达到阳气平复，阴血下注，气血调畅而头痛自愈；血瘀者，瘀血得化，则气血通畅，经期胞脉无阻，脑络亦通而痛自止。

【验案赏析】 患者，女，35岁。于1998年3月2日因"经行头痛3年"来诊。现病史：近3年来经行头痛，腹胀，易感冒，13岁月经初潮，5/30天，量中色红，孕4产2，一胎夭折，流产2胎，末次月经1998年2月10日，5天净。现腹痛，纳呆，带下量多色白，舌红，苔白，脉弦。体检及理化检查：B超报告子宫附件正常。中医诊断：经行头痛（肝气不调）。治法：养血疏肝。药用：柴胡10 g，当归10 g，白芍12 g，生地黄12 g，菊花10 g，丹皮10 g，蔓荆子10 g，牛膝10 g，郁金12 g，菟丝子15 g，枸杞子12 g，甘草5 g。7剂，上方煎汁200 mL口服，2次/日。

3月16日二诊：末次月经1998年3月14日，经行头痛减轻，舌红，苔白，脉弦。此为肝气得疏，阴血未复。药用菊花10 g，枸杞子12 g，当归10 g，白芍12 g，丹皮10 g，生地黄12 g，香附10 g，丹参15 g，肉苁蓉15 g，山茱萸12 g，菟丝子15 g，甘草5 g。7剂，水煎服。

5月9日三诊：末次月经1998年5月8日，经行前后头痛减，但目干胀发热，汗出，血量多，色红，挟块，平时头不痛，脉细弦。此次属肾阴虚，肝阳偏亢夹瘀。治以滋肾平肝，化瘀理气。药用女贞子12 g，墨旱莲15 g，当归10 g，白芍12 g，川芎6 g，生地黄12 g，香附10 g，肉苁蓉15 g，菟丝子15 g，菊花10 g，枸杞子12 g，泽泻10 g，川楝子10 g，茜草10 g，甘草5 g。7剂，水煎服。之后2个月经行头痛未再发作。

8月29日四诊：诉已届经前，因近日家事烦扰，感腰痛，胸乳微胀，右侧头胀痛，欲呕，脉细弦数。患者情志不畅而致肝气郁结，治以理气疏肝，药用菊花10 g，蔓荆子10 g，薄荷6 g，当归10 g，白芍10 g，川芎6 g，生地黄12 g，牛膝10 g，柴胡10 g，郁金10 g，丹参15 g，甘草5 g。7剂，水煎服。随访3个月未见复发。

【按语】 按此例为肝气郁结，肾阴不足，气机不畅，不通则痛，故每于经期气滞血行不畅，故头痛腹胀；治以养血疏肝，佐以补肾。气机调畅，肝阳平抑，肾阴充足，阴血下注冲任则头痛自解。徐老治疗肝郁型头痛常用疏肝理气，养血补肾法，当归、白芍、生地黄等养血柔肝，柴胡、菊花、川楝子等疏肝理气。

参 考 文 献

[1] 冯丹，徐琳. 徐老论治经行头痛经验 [J]. 中医临床研究，2013，5（23）：80–81.

凌霞教授运用自拟方治疗肝阳上亢型经行头痛经验

【名医简介】凌霞，女，主任医师，副教授，从事妇产科临床工作 27 年，国家名医杨宗孟教授学术继承人，中华中医药学会妇科分会常务委员，世界中医药学会联合会妇科分会理事，长春市中医学会妇科专科委员会副主任委员，吉林省第一批中医临床优秀人才，国家第三批中医临床优秀人才。擅长治疗妇产科疾病：不孕不育、月经病、无痛人流、上环、取环、先兆流产、生殖器官炎症、卵巢囊肿、子宫切除、宫颈糜烂修复等。有良好的医德和娴熟的医技。

【经典名方】羌活胜湿汤（出自《奇效良方》）

组成：羌活、独活各二钱（6 g），藁本、防风、蔓荆子、川芎各一钱（3 g），炙甘草半钱（1.5 g）。

用法：作一服，水二钟，生姜五片，煎至一钟，食后温服。如身重腰沉沉然，乃经中有湿热也，加黄柏一钱、附子半钱、苍术二钱。

原文：如脊痛项强，腰似折，项似拔，上冲头痛，及足太阳经不行。以羌活胜湿汤主之。

【学术思想】经行头痛是指妇人每逢经期或经行前后，出现以头痛为主要症状的疾病，属于现代医学"经前期综合征"的范畴，为临床常见病。近年由于生活节奏加快，学习、工作压力增大等因素，发病率呈上升趋势，发病年龄不断降低。凌霞教授认为本病多由肝肾阴虚、相火妄动所致。

【诊断思路】凌霞教授认为本病多由肝肾阴虚、相火妄动所致，正如《傅青主女科》所说："经欲行而肝不应，则拂其气而痛生。"发病部位在肝经，足厥阴肝经于于巅，肝藏血，经行时阴血下聚，致肝阴虚阳盛，肾主水，水亏则肝木失养，相火妄动上扰清窍致头痛。故从肝论治，肝肾乙癸同源，当滋水以涵木，治以滋养肝肾，清热止痛。自拟方采用滋补肝肾、清热止痛等药材，使肝肾精血充盛，清窍得养，头痛自愈。

【治疗方法】凌霞教授治疗肝阳上亢型经行头痛，运用自拟方，由羌治胜湿汤启发而来。自拟方治则：滋养肝肾，清热止痛。基本方：女贞子25 g，玄参15 g，麦冬15 g，黄精15 g，黄芩15 g，丹皮15 g，菊花15 g，石决明15 g，川芎10 g，藁本10 g，羌活10 g，川牛膝15 g，合欢皮15 g。

【治疗绝技】临床加减：血虚者加当归、白芍；血瘀者加桃仁、泽兰叶；痰湿者加苍术、香附、陈皮；气虚者加党参、黄芪、白术；失眠者加远志、酸枣仁。因本病发作与月经周期密切相关，结合月经周期疗法，经前期及经期用药应急则治其标，经后期用药多遵循缓则治其本。《景岳全书·妇人规》云："妇人之病不易治也。……此其情之使然也。"故平素应注意预防调摄，调节情志饮食。

【验案赏析】赵某，女，42岁。6月20号初诊，经行头痛2年。末次月经于5月26日来潮，行经6天，量色尚可，血块（＋），痛经（－），于经行第1天往往头胀痛如裂，眼睛胀，烦躁易怒口干，夜眠差，于经行第2天病势渐减，经净即止。平素月经周期正常，量色尚可，夹血块。既往高血压病史2年。于本院查彩超提示：未见异常。舌淡暗，少苔，脉弦滑细。诊断：肝阳上亢之经行头痛。治法：滋养肝肾，清热止痛。方药：女贞子25 g，玄参15 g，麦冬15 g，黄精15 g，黄芩15 g，丹皮15 g，菊花15 g，石决明15 g，川芎10 g，藁本10 g，羌活10 g，川牛膝15 g，合欢皮15 g。清水煎服，药进5剂，每日早晚各1次，每次150 mL。

6月26日二诊：服药后月经于6月25日来潮，量色尚可，头痛、头胀及眼睛胀减轻，烦躁渐安，夜眠改善，舌淡暗少苔，脉弦滑细。方药：6月20日方加熟地黄25 g，栀子10 g。清水煎服，药进7剂，每日早晚各1次，每次150 mL。

7月5日三诊：服上药后，月经周期正常，经行量中，色红，经行头痛诸症未发，舌质偏红，少苔，脉弦细。方药：继用6月20日方。清水煎服，药进7剂，每日早晚各1次，每次150 mL。其后随访3个月，未见复发。

【按语】本方重用女贞子滋肾养阴，疏肝补气；玄参咸寒滋阴降火，麦冬养阴生津，二药配伍则能滋阴增液，大补肾水；黄精具有补气养阴益肾之功；黄芩配丹皮清热养阴，行血泻火；菊花配石决明平肝潜阳，除热明目；川芎养血和血；羌活解表散寒，祛风胜湿，止痛，主要治疗太阳头痛，也就是头后部、颈部痛；藁本祛风散寒，除湿止痛，治疗厥阴头痛，也就是巅顶疼痛；川牛膝具有活血通经，祛风除湿止痛之效；合欢皮具有安神解郁、活血之功，主治心神不安，忧郁不眠。诸药合用重在滋肾而兼治其肝，养血活血，行气止痛，又加轻清之品，使肾水足，肝火降，清窍得养，头痛自愈。此例之经验亦说明其疗效显著。

参 考 文 献

[1] 王莉，凌霞．导师凌霞教授治疗经行头痛经验总结［J］．中国实用医药，2013，8（6）：245－246．

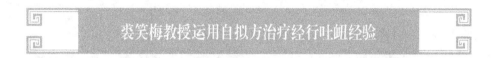

裘笑梅教授运用自拟方治疗经行吐衄经验

【名医简介】裘笑梅，浙江杭州人。历任浙江省中医院妇科主任，医院委员会成员，首批国家级名老中医，国务院津贴获得者，担任浙江省第三至第六届人民代表大会代表，中华全国中医学会浙江分会顾问。1983年她被聘任为浙江省中西医结合学术研究委员会顾问，1992年由国务院授予国家级突出贡献专家的终身成就奖。从事中医临床教学治疗及科研工作60余年，专擅妇科，对经、带、胎、产常见病较有造诣，著有《裘笑梅妇科临床经验选》等。

【经典名方】归经汤（出自《裘笑梅妇科临床经验选》）

组成：瓦楞子30 g，益母草15 g，川牛膝15 g，炙卷柏9 g。

用法：常法煎服。

【学术思想】经行吐衄是一种病势向上的病变，正如《万病回春·调经》中所云："错经妄行于口鼻者，是火载血上，气之乱也。"裘老认为本病的发生多为血热气逆所致，且与行经前后冲气偏盛、胞脉阴血不足密切相关。究其原因不外乎虚实两端，虚者乃因素体阴虚，行经时精血下泄，阴血更虚，虚火上炎，灼肺伤络，血随火逆，而致吐血、衄血；实者多因郁怒伤肝，肝郁化火，火性炎上，致经血不能顺注冲任，且经行时冲气旺盛，冲气夹肝火上逆，灼伤血络，而为吐衄。

【诊断思路】临诊当依症而辨，分清虚实，虚者经行吐血、衄血，量少，色暗红，其症状多出现于行经期的后几天或经行之后，可伴有月经先期而行、经量偏少、头晕耳鸣、口渴咽干、手足心热、舌红绛、苔少、脉细数；实者经行吐血、衄血，量较多，色鲜红，其症状多发生于经前或行经期的第1、2天，可伴月经先期、经行量少、心烦易怒、胁肋胀痛、溲黄便结、舌红、苔黄、脉弦数。

【治疗方法】裴老认为对于本病的治疗应本着"热者清之""逆者平之"的原则，主要掌握"一清二降三止"的法则。"一清"指清热泻火，《素问·至真要大论》云："诸逆冲上，皆属于火。"本病为血热火逆所致，治当清热泻火为先，实热者拟清热凉血、泻火降逆，药用丹皮、山栀、黄芩之类；虚热者当滋阴清热、壮水制火，药用生地黄、沙参、麦冬、知母、地骨皮等。"二降"系指降气以引血下行，气为血之帅，血随气行，气降则血下。本病为气逆上行所致，治当顺气降逆，引血下行，临证可选用瓦楞子、川牛膝。"三止"即凉血止血。病起于经前或行经之初者当清热凉血、祛瘀止血，药用紫珠草、白茅根、茜草、藕节等；病发于行经之末或经后者当益气养阴、清热止血，药用生地黄炭、女贞子、墨旱莲、侧柏叶等。上述三者之中以"清"为关键，否则，里热不清，则血无宁日，焉能自止，此乃正本澄源之治疗法则。据上所述，裴老根据多年临床经验自拟验方归经汤治疗本病获效良好，药用：瓦楞子30 g，益母草15 g，川牛膝15 g，炙卷柏9 g。该方虽药仅4味，但轻重相宜，配伍有度，疗效颇丰。方中瓦楞子味咸质重，有平冲降逆之功，益母草祛瘀生新，配牛膝助瓦楞子引血下行，更加卷柏清热凉血。诸药合用则热清气降，经归常道，而无逆行之患。

【治疗绝技】临证加减：若见经行不畅、小腹疼痛者，加蒲黄、五灵脂、延胡索、川楝子以行气活血，通调月经；若见心烦易怒、两胁胀痛、口苦咽干者，加丹皮、山栀、白茅根、川楝子、郁金以清肝泻火，理气止痛；若见头晕耳鸣、手足心热、潮热汗出者，加生地黄、制玉竹、制女贞子、知母、冬桑叶以滋养阴精，壮水制火。裴老强调，在本病的诊治中要详细检查鼻、咽部及气管、支气管、肺、胃等黏膜有无病变，必要时行活检以辅助诊断，排除恶性肿瘤及炎症所致出血，以免延误病情。此外，本病发生于经期或行经前后，治疗中虽以清热凉血为主，但用药不可过于苦寒，以免寒凝血滞而留瘀。

【验案赏析】徐某，女，44岁。1979年7月24日初诊。患者3个月前适值行经前与人争吵，此后每月经行第1天则鼻流血，色鲜红，月经量少，第2天经量增多而鼻血亦多，伴胸闷、头晕、心烦易怒、寐劣多梦，舌质红，苔薄黄，脉弦数。末次月经1979年7月4日。辨证属肝郁化火，气火上逆。治宜清泄肝经实火，引血下行。方用龙胆泻肝汤合归经汤加减。处方：煅瓦楞子15 g，川牛膝15 g，白茅根15 g，茺蔚子12 g，龙胆草10 g，炙卷柏9 g，焦栀子9 g，炒当归9 g，丹皮9 g，炒赤芍9 g，柴胡4.5 g，炒川芎2.4 g。7剂。常法煎服。

1979年7月31日二诊：经期将届，心烦易怒，夜难入眠，舌质紫，苔薄黄，脉弦。治守前方加减：珍珠母30 g，煅瓦楞子15 g，川牛膝15 g，白茅根15 g，茺蔚子12 g，龙胆草10 g，炙卷柏9 g，焦栀子9 g，炒赤芍9 g，炒当归9 g，藕节9 g。5剂。常法煎服。

1979年8月4日三诊：昨日经量转多，鼻血未现，脉舌如前，原方加减：白茅根30 g，川牛膝15 g，生地黄15 g，龙胆草10 g，焦栀子9 g，炙卷柏9 g，茺蔚子9 g，炒白芍9 g，藕节9 g，丹皮4.5 g，炒当归4.5 g。3剂。常法煎服。服药后经水量多，5日净，鼻血未现，自觉全身舒适，夜能入眠。

【按语】 本案经行吐衄为大怒伤肝，气火上逆，迫血上溢所致。肝司血海，冲脉隶于阳明而附于肝，患者恚怒伤肝，肝郁化火，木火炽盛，又值经前，冲气偏盛，肝火夹冲气上逆，血随气升，而为吐血、衄血。正如朱丹溪所云："血气冲和，万病不生，一有怫郁，诸病生焉。"火盛则血量较多而色鲜红，郁火上扰则心烦易怒，口苦咽干，肝火上扰清窍则头晕、失眠，舌红、苔薄黄、脉弦数皆为肝热内盛之象。故前后数诊，均以龙胆泻肝汤化裁以清泄肝经实火，合验方归经汤使经血下行而不致上逆。三诊之时经血已泻，血海空虚，裘老于方中加入生地黄、白芍补肾养阴，壮水制火，合归经汤以资巩固。

参 考 文 献

[1] 吴燕平. 裘笑梅治疗经行吐衄的经验 [J]. 江苏中医药，2010，42（5）：14-15.

第七节　围绝经期综合征

路志正教授从湿论治围绝经期综合征经验

【名医简介】路志正，1939 年 2 月起从事中医临床工作，为全国老中医药专家学术经验继承工作指导老师，首都国医名师，国家级非物质文化遗产传统医药项目代表性传承人。擅长中医内科、针灸，对妇科、儿科等亦有很深造诣。以调理脾胃治疗胸痹心痛及慢性疑难病症作为长期研究方向。对眩晕、胆结石、风湿性和类风湿性关节炎、萎缩性胃炎、甲亢和甲状腺瘤、白塞综合征、干燥综合征、胸痹、不寐、多寐，以及妇科经带胎产、不孕等疑难病症均有自己的独到见解。

【经典名方】真武汤（出自《伤寒论》）

组成：茯苓三两（9 g），芍药三两（9 g），白术二两（6 g），生姜三两（9 g），炮附子（去皮，破八片）一枚（9 g）。

用法：常法煎服。

原文：太阳病，发汗，汗出不解，其人仍发热，心下悸，头眩，身瞤动，振振欲擗地者，真武汤主之。少阴病，二三日不已，至四五日，腹痛，小便不利，四肢沉重疼痛，自下利者，此为有水气。其人或咳，或小便利，或下利，或呕者，真武汤主之。

【学术思想】路教授认为湿邪与脾胃受损可相互影响，互为因果。湿邪既是病因，又可成为病理产物，一旦停留于体内，不仅阻碍气血运行和津液的输布，同时也不断损耗人体正气；脾胃困损，生化乏源，气化功能低，津液、精血输布运化障碍，于是水不化则蕴湿，引起各种临床见症。对此，路教授强调治疗更年期综合征既要补肾调阳，又要注重健脾，以滋生化之源，预防水湿内生。

【诊断思路】妇女在绝经前后，肾气日渐衰退，精血日趋不足，肾阴阳易失调，导致脏腑功能不调。部分妇女因体质差异，正气不足，易受环境、饮食、情绪等因素的影响，如天暑下逼，或受雾露雨淋，或久居潮湿之地，或暴饮无度，嗜浓茶酒，喜食生冷、肥甘厚味，或易怒抑郁等过度的情绪变化，均可损伤脾阳，致脾失健运，湿邪停聚故易出现湿邪为患。路教授认为，湿邪伤人最广，极易困阻脾阳，因脾居中央，为气血生化之源。更年期妇女年过半百，肾气渐衰是属自然规律。如果脾胃健运，则可化生精血以后天养先天，在预防和治疗更年期综合征方面起着决定性的作用。正如刘河间所云："妇人童幼天癸未行之时，皆属少阴；天癸既行，皆从厥阴论之；天癸既绝，乃属太阴经也。"指出了脾胃功能健运是绝经前后妇女健康的保证。倘若湿邪困阻脾胃，运化失职，水湿泛滥，势必导致精血乏源，肾气更衰，更年期综合征由此而生。

【治疗方法】 路教授运用真武汤，补益脾肾，以温阳化湿法治疗脾肾阳虚夹湿型患者，主要针对更年期妇女素体脾肾阳虚，复受湿邪，或脾湿日久，伤及肾阳，或湿热中阻，过用苦寒，损伤脾肾，湿从寒化而成者。肾阳虚衰，脾阳不振，水湿不化，临床可见肢体沉重，周身倦怠，颜面及下肢浮肿，脘满纳呆，心烦恶心，四肢不温，舌淡，苔白厚，脉沉滑细。治宜补益脾肾，温阳化湿。方用炮附子为君，温肾助阳，以化气行水，兼暖脾土，以温运水湿。白术、茯苓健脾益气，利水渗湿，使水邪从小便而去，共为臣药。生姜宣肺暖胃，既助附子温阳化气以行水，又助白术、茯苓健脾以化湿；白芍酸甘缓急以治腹痛，并能制附子、生姜辛热伤阴之弊，共为佐药。诸药合用，有温阳利水之功。路教授常用药有熟附子、干姜、肉桂、白术、黄芪、薏苡仁、白扁豆、茯苓、木香、陈皮等。

【治疗绝技】 路教授认为湿邪发病的隐袭性是导致临床上治疗效果不佳的重要因素，湿邪发病缓慢，初期症状较轻，不易被患者所重视，一旦引起重视，则病时已久，病变较深，或累及他脏。还有一个因素是湿邪具有重浊性。湿为阴邪，其性重浊，所以湿邪为患多伴肢体沉重、周身倦怠、头重如裹、面目和肢体浮肿、形体肥胖等症。湿性秽浊，湿邪患者临床常见面色晦滞、痰多、带下腥臭、外阴湿痒、大便黏腻不爽、小便混浊、舌苔厚腻、脉滑等。在临床上我们要仔细询问患者病情，斟酌湿邪的存在，治法上有芳香醒脾，燥湿行气法；补益脾肾，温阳化湿法；疏肝理气，燥湿运脾法。

【验案赏析】 李某，女，47岁。2001年5月16日初诊。月经先期、量多1年，伴肢冷，时而烘热汗出，面目、肢体浮肿半年。诊见：形寒肢冷，时而烘热汗出，晨起面目、肢体浮肿，神倦乏力，纳少，便溏，食后腹胀，痰多胸闷，夜尿增多，舌淡，苔白腻，脉濡滑。外院予西药替勃龙治疗半年，烘热汗出症状基本消失，但其余症状未见明显好转。西医诊断为更年期综合征。证属脾肾不足，阳虚湿阻。治宜补益脾肾，温阳化湿。处方：炒白术、党参、茯苓各 15 g，熟附子、泽泻各 12 g，干姜、陈皮各 9 g，薏苡仁 30 g。水煎服，每天 1 剂，共 7 剂。药后精神好转，形寒肢冷、面目浮肿、痰多胸闷等症减轻，但仍有腰酸、夜尿多，纳少便溏，食后腹胀未减，查其舌淡，苔薄白，脉沉细。上方去泽泻、薏苡仁，加金樱子、杜仲各 15 g，连服 18 剂，诸症消失，月经来潮，月经量、色、质均正常。

【按语】患者李某临床症状为形寒肢冷，晨起面目、肢体浮肿，是脾肾阳虚水泛证，因痰多胸闷，结合舌象脉象，兼证夹湿，治疗以真武汤合四君子汤加减，用以调动脾胃之气，补益脾肾，温阳化湿。

参 考 文 献

[1] 王小云，路志正. 路志正教授从湿论治更年期综合征经验介绍 [J]. 新中医，2003
　　(7)：12－13.

[2] 赵瑞华. 路志正脾胃理论在妇科临床中的应用 [J]. 中医杂志，2021，62 (16)：
　　1455－1457.

梅国强教授运用小柴胡汤合二至丸治疗围绝经期综合征经验

【名医简介】梅国强，湖北中医药大学教授，博士研究生导师，全国知名的伤寒学家，全国第三批名老中医学术经验继承人指导老师，全国知名中医，湖北名人网名人。1964 年毕业于湖北中医学院（即现在的湖北中医药大学）六年制中医本科，长期师承洪子云教授，临床擅长以六经辨证为主，结合卫气营血及三焦辨证，灵活运用经方，以经方化裁运用为主，结合时方运用。在心血管、消化系统疾病及其他疑难病证方面有丰富经验。

【经典名方】小柴胡汤（出自《伤寒论》）

组成：柴胡半斤（110 g），黄芩、人参、甘草（炙）、生姜（切）各三两（40 g），大枣（擘）12 枚，半夏（洗）二两十二钱（35 g）。

用法：上七味，以水一斗二升，煮取六升，去滓，再煎，取三升，温服一升，日三服（现代用法：水煎二次，分二次温服）。

原文：1. 伤寒少阳证。往来寒热，胸胁苦满，嘿嘿不欲饮食，心烦喜呕，口苦，咽干，目眩，舌苔薄白，脉弦者。2. 妇人伤寒，热入血室，以及疟疾、黄疸与内伤杂病而见少阳证者。

【学术思想】 梅老认为围绝经期综合征病因病机主要有以下 3 方面：①冲任虚损，阴阳失衡；②足少阳胆腑郁滞，相火妄动；③手少阳三焦不利，痰湿或湿热内蕴。临床辨证时，因其证候繁杂，当抓其主症，参以舌脉，并结合现代医学检查以综合分析。组方用药上，善用柴胡类方以运转枢机，调达上下，宣通内外；常合用二至丸滋阴凉血，防相火伤阴，损及冲任；活用凉血镇肝之品，防相火偏亢，引动肝风；巧用花类药物，以解少阳之郁。如此随症加减，灵活变化，方可适应临床，提高疗效，实现个性化治疗。

【诊断思路】 由于围绝经期综合征是一组涉及多系统失调的综合征，如神经内分泌系统、心血管系统、泌尿生殖系统、骨骼系统等，临床症候表现往往繁复多端，在辨证过程中也有一定难度。梅老认为本病主症为"乍热乍汗"，或伴有"面乍赤""乍寒"等。"乍热乍汗"，即全身突然阵发潮热，并伴随汗出，可见全身汗出，亦有局部汗出者，如头面、胸腹、手心脚心汗出等。在阵发潮热的同时，往往出现面色潮红，即"面乍赤"。此乃少阳枢机不利，胆中所寄相火不能内守，循经上攻所致，是相火冲击之象，而非阴虚发热之象，临证时极易误判为肝肾阴虚。二者区别在于，前者昼夜随时发生，且发作频繁；后者则多见于午后身热，夜半可自行缓解。另外，"乍寒"是指潮热、汗出发作之后，出现全身畏寒怕冷，更有甚者，需添加衣被方可缓解。这种畏寒，切不可误认为是肾阳虚而滥用温补肾阳之品，此症是相火暂时蛰伏之象，随后会继续阵发潮热汗出，一日之内，发作数次，患者往往苦不堪言。因此，临证审察时，需结合其他兼证才能做出正确判断，如头痛、目赤、目胀、心烦、口苦、胸胁不舒、烦躁易怒等典型的少阳证。另外，部分患者会伴有月经不调，由于此时期调经已不再是治疗的主要目的，这本是人走向衰老的必经过程，如果没有出现崩漏这种严重的月经紊乱，可不予以强行干预，使其顺利平稳渡过，直至其自然停经即可。

梅老在临证时十分注重舌诊，舌是联络脏腑内外的重要官窍，许多外在假象需靠舌诊给出判断。围绝经期妇人可见多种舌象，主要有以下几类：①舌淡红，苔薄白：此为正常舌象，若无明显症状，可不予药物干预，保持心情舒畅，饮食、睡眠有节即可；若症状较轻，可酌情用药以和解枢机，清泄相火；②舌淡红，苔白而略厚、白厚、白腻：此为痰湿内停舌象，需结合理气化痰之法；③舌质鲜红、红绛，苔白厚、白而略厚、白腻或舌质淡红、红绛，苔黄而略厚、黄厚、黄腻：此为湿热内蕴舌象，需合用清热化痰之法；④舌淡红，苔薄白而干或舌鲜红、红绛，苔少或见剥脱：此为阴伤舌象，需结合养阴清热之法。围绝经期妇人若未兼心系疾患，其脉象多无明显改变，但常见脉象大致有以下几类：①脉缓：此脉并非迟缓松弛无力，而是指脉象和缓均匀，跳动有力，多见于正常人或症状较轻的患者；②脉弦、弦缓：多见于少阳枢机不利，肝胆气郁，情志不遂或内有痰饮、水湿内停者；③脉数、弦数：多见于肝胆气郁，胆郁化火或湿热内蕴者；④脉细、沉细、弦细：多见于冲任虚损，阴血不足者。

【治疗方法】梅老善用柴胡类方以运转枢机，调达上下，宣通内外。柴胡类方是以小柴胡汤为主加减化裁的一系列方剂，常去掉人参、大枣、生姜，而保留柴胡、黄芩、半夏、甘草。其一，现代人普遍生活条件较好，真正虚损之人并不多，过用甘温补益之品反而有助湿生满之弊，加重气机壅塞；其二，围绝经期女性常出现胆郁火旺、相火妄动等，而人参、大枣、生姜易助热化火，故弃之不用。张锡纯在《医学衷中参西录·第四期》中谈及柴胡"禀少阳生发之气，……肝气不舒畅者，此能舒之；胆火甚炽盛者，此能散之"。而黄芩"善入肝胆清热，……其气郁而作热者，皆能宣通之。……凡热之伏藏于经络，散漫于腠理者，皆能消除之"。因此，柴胡、黄芩配伍既可调达肝胆之气郁，又可清泄肝胆之郁热，是运转枢机的主药，配伍半夏又有一定的燥湿化痰和胃之功，可协同三焦，通利水湿。若少阳枢机不利，相火偏亢，阴血受损严重，则宜用柴胡四物汤加减化裁；若相火偏亢，痰湿、湿热泛滥，则宜用柴胡温胆汤加减化裁；若胆火内郁，上扰心神，神明不安，则宜用柴胡加龙骨牡蛎汤加减化裁；若痰热内蕴兼有心系症状，则宜用柴胡陷胸汤加减化裁；若湿热下注，兼有泌尿系症状，则宜用柴胡四土汤加减化裁等。常加用二至丸以滋阴凉血，防相火伤阴，损及冲任。二至丸由女贞子、墨旱莲两味药物组成，前者冬至采收，后者夏至采收，故以冬夏二至为名。《医方集解·卷上》言其为"足少阴药也。女贞甘平，少阴之精，……益肝补肾；旱莲甘寒，汁黑入肾补精，故能益下而荣上，强阴而黑发也"。二药合用，具有补益肝肾、滋阴凉血之效，后世常用于肝肾阴虚，虚火上炎所致的骨蒸潮热、盗汗等。梅老在方中加用二至丸，并不是针对单纯的肝肾阴虚发热证。前文已谈及"乍热乍汗"是相火妄动，向上冲击之象。火热之邪最易灼伤阴血，而围绝经期的女性本已天癸渐竭，阴气渐少，若再被相火灼伤阴血，冲任虚损更甚，势必加重其阴阳失衡。因此，合用二至丸，一则可凉血清热，以除血分之热；二则兼有一定的补益肝肾之功，有助于维持患者低水平的阴阳平衡。

【治疗绝技】梅老治疗围绝经期综合征活用凉血镇肝之品，防相火偏亢，引动肝风。围绝经期的女性中，出现头晕、头痛、目胀、面赤、心慌、心悸等症之人不在少数，亦有部分患者会合并高血压、冠心病等。《成方切用·卷六》言："厥阴风木与少阳相火同居，火发必风生。"若少阳枢机不利，相火妄动，引动肝风，导致肝风上扰，出现上述诸症时，则需灵活运用凉血、镇肝、息风之品。梅老常在方中加用丹参、丹皮、赤芍等以增凉血活血之功；或用煅龙骨、煅牡蛎、代赭石、钩藤、茺蔚子等以增镇肝息风之力，特别是伴有血压偏高之人，钩藤、茺蔚子是梅老常用的经验配伍，有一定的协同降压功效。以上这些药物的灵活选择需具体情况具体分析，切不可生搬硬套。

梅老巧用花类药物，以解少阳之郁。花类药物是取花的花蕾，在其含苞待放时即采摘，与肝气的升发之性十分相似，因此花类药物多具有疏肝理气解郁之效，对于少阳枢机不利，肝胆气郁，具有一定的辅助作用。若围绝经期女性伴有面部黄褐斑、色斑等皮肤疾患，则常合用玫瑰花、月季花、绿萼梅等以疏肝解郁，行气和血；若伴有胸闷郁结、失眠健忘等，则加用合欢花以解郁安神，理气活络；若伴有目赤、目胀等，则用白菊花、野菊花等以疏风清热，平肝明目；若伴胸胁刺痛、心腹疼痛等，则用红花以活血通经，化瘀止痛；若伴恶心、嗳气等，则用旋覆花、厚朴花等以理气和胃，降逆止呕等。

【验案赏析】王某，女，49岁。2010年7月23日初诊。主诉：乍热乍汗半年。刻下症见：乍热乍汗、面乍赤，持续10分钟方可缓解，一日发作数次，汗出多，咽干、口干、目干，腰腹疼痛，夜尿频数，纳可，苔白厚，脉缓。诊断：绝经前后诸证。治法：和解枢机，清热化痰，理气通络。处方：柴胡10 g，黄芩10 g，法半夏10 g，陈皮10 g，茯苓30 g，枳实20 g，石菖蒲10 g，远志10 g，郁金10 g，丝瓜络10 g，荷叶10 g，藿香10 g，佩兰10 g，土茯苓50 g，乌药10 g，当归10 g，川芎10 g。7剂，每日1剂，水煎服。

2010年8月6日二诊：乍热乍汗、面乍赤减轻，持续3分钟可自行缓解，口渴欲饮，偶有心悸、胸闷、气短、头晕，夜梦多，纳可，苔白略厚，脉弦缓。处方：守上方加墨旱莲50 g，女贞子10 g，酸枣仁50 g。7剂，每日1剂，水煎服。

2010年8月20日三诊：乍热乍汗、面乍赤减轻，发作次数减少，汗出多，口干，夜间易醒，醒后乍汗，偶有胸闷、气短，纳少，大便调，夜尿2次，苔薄白，质红，脉弦缓。处方：柴胡10 g，黄芩10 g，法半夏10 g，生地黄10 g，当归10 g，川芎10 g，白芍10 g，墨旱莲50 g，女贞子10 g，浮小麦30 g，丝瓜络10 g，青蒿15 g，制鳖甲10 g，煅龙骨、煅牡蛎各20 g，土茯苓50 g，枳实25 g，莱菔子10 g。7剂，每日1剂，水煎服。后续调理数月，诸症消失，遂未来诊。

【按语】本案患者乍热乍汗、面乍赤乃少阳枢机不利，相火妄动所致；咽干、口干、目干为少阳相火循经上扰之征；湿热阻于三焦，水道不利，膀胱气化失职，则见夜尿频数；舌苔白厚，亦为湿热内蕴之佐证。治宜和解枢机，清热化痰，理气通络，用柴胡温胆汤加减化裁。由于此时正值长夏之季，故加荷叶、丝瓜络这类时令药材以清解暑热，利水渗湿，化痰通络；并用藿香、佩兰这类芳香之品以化湿辟秽，醒脾和中；因其夜尿频数，又兼腰腹疼痛，故用土茯苓、乌药以清利下焦湿热，兼以理气止痛。二诊诸症减轻，但乍热乍汗、面乍赤症状仍在，故加用二至丸并重用墨旱莲以增凉血清热、滋阴补血之效；因其夜寐不安，故加酸枣仁以补益肝血，清热除烦，宁心安神。三诊，患者舌苔由白厚转为薄白，为湿热已去之象，若仍守原方则有化燥伤阴之弊，故更方为柴胡四物汤加减化裁，以增凉血滋阴清热之效。虑其汗出较多，且兼有夜间乍汗，故用甘凉之浮小麦以敛阴止汗，养心除烦。此外，加入青蒿、鳖甲，取青蒿鳖甲汤之意。《温病条辨》言其有"先入后出之妙"，既用鳖甲滋阴退热，入络搜邪；又用青蒿清热透络，并引伏于阴分之热邪向外透达而出。加用煅龙骨、煅牡蛎则意在潜降肝阳，镇心安神，兼以收涩止汗。本案3次来诊虽证候相似，但病机却并不完全相同，需仔细审察，方可做出判断，梅老在两次更方过程中也充分展现了"效不更方""效亦更方"的思辨特点，体现了中医辨证之精妙。

参 考 文 献

[1] 柳琳，刘松林，张智华.梅国强教授辨治围绝经期综合征经验探析 [J].中国中医基础医学杂志：2022，05（16）.

[2] 徐竹梅.梅国强拓展仲景方治疗妇科病经验 [J].湖北中医杂志，2010，32（11）：

24 – 25.

[3] 张智华. 梅国强运用柴胡类方治疗妇科疾病经验 [J]. 中医药临床杂志，2014，26（2）：135 – 136.

陶莉莉教授运用加减益经汤治疗肾虚肝郁型卵巢早衰经验

【名医简介】 陶莉莉，女，毕业于中山医科大学，现任广州中医药大学第一附属医院妇科主任医师。擅长不孕不育、多囊卵巢综合征、复发性流产、月经失调、妇科良性肿瘤等疾病的治疗及中医药辅助试管。广东省优生优育协会女性生殖健康专业委员会委员，广东省人口和计划生育科技专家委员会委员，广东省中西医结合学会妇产科专业委员会常务委员。

【经典名方】 益经汤（出自《傅青主女科》）

组成：熟地黄30 g（九蒸），白术30 g（土炒），山药15 g（炒），当归15 g（酒洗），白芍9 g（酒炒），生酸枣仁9 g（捣碎），丹皮6 g，沙参9 g，柴胡3 g，杜仲3 g（炒黑），人参6 g。

用法：水煎服。

原文：滋防养血，疏肝解郁。治妇女心、肝、脾经气郁，年未七七，经水先断者。

【学术思想】 陶教授潜心研究卵巢早衰诊治40余载，是罗氏妇科流派中开展相关研究最深入、全面的一位医家，在卵巢早衰病因的认识上有创新性发现。开展中医病机和药物疗效的研究，形成一系列诊疗方案。创新性提出"围早衰期"的概念。临证注重中医理论指导临床，辨证论治，重治气血精，治疗人性化，注重改善患者生活质量。

【诊断思路】 治疗卵巢早衰的思路和方法可归纳为：补肾健脾、疏肝活血、中西结合调摄情志、维持治疗。在继承罗氏妇科流派前人治疗相似病的基础上结合自己的临床经验创制加减益经汤。

【治疗方法】 陶教授运用加减益经汤治疗肾虚肝郁型卵巢早衰患者临床加减：肾阳虚明显者加淫羊藿15 g、巴戟天15 g，肾阴虚明显者加枸杞子15 g、女贞子15 g，肝郁血瘀明显者加郁金15 g、丹皮15 g，脾虚明显者加山药15 g、白术15 g，血虚明显者加制首乌15 g、黄精15 g。中药煎煮方法：选用砂锅，中药先浸泡 30 分钟，第 1 煎加水没过饮片两横指（2 cm），武火煮开后文火煮 60 分钟，第 2 煎加水没过饮片即可，武火煮开后文火煮 30 分钟，将 2 次煎出的药汁兑匀，早晚八点各服一半。

【治疗绝技】 加减益经汤由益经汤原方去白术、山药、生酸枣仁、丹皮，加丹参、菟丝子，易人参为党参组成。其配伍合理、简洁，肾、脾、肝三脏同调，具有补肾疏肝、健脾活血之功，兼顾清养心肺，全方重在培本，轻疏泄，补而不腻，疏不耗正，遣方用药静中寓动，补中有散，"妙在补以通之，散以开之耳"。加减益经汤可明显改善肾虚肝郁型卵巢早衰患者的临床症状，提高妊娠率，值得临床推广应用。

【验案赏析】 陈某，女，35 岁，已婚。2014 年 10 月 11 日初诊。主诉：人流后未避孕但未孕 4 年。现病史：2010 年人流后出现月经推后，经量逐渐减少，近 1 年来月经两三个月一行，常常需要药物催经治疗，3 天干净，量少。末次月经 2014 年 8 月 1 日，4 天干净，量少，色黑，少量血块。平素带下量少，阴道干涩，腰膝酸冷，纳眠尚可，二便调，舌淡红，苔白稍厚，脉弦涩。多次 B 超监测示无优势卵泡发育，无盆腔手术病史；丈夫精液常规检查正常；妇科检查：外阴、阴道发育正常，分泌物量少，宫颈轻度炎症，子宫平位，大小正常，活动度尚可，双侧附件未见异常；辅助检查：尿妊娠试验阴性；经阴道 B 超检查：卵巢体积偏小，0.1 ~ 0.2 cm 卵泡 2 个，无优势卵泡发育；FSH 50.76 IU/L，LH 32.42 IU/L，E_2 40.22 pmol/L；子宫、输卵管造影显示子宫、输卵管正常通畅；自身免疫抗体监测未发现异常。诊断：继发性不孕、卵巢早衰。辨证：脾肾亏虚夹瘀证。治疗：健脾益肾，补益精血，行气活血化瘀。处方：淫羊藿 15 g，菟丝子 20 g，枸杞子 15 g，巴戟天 15 g，紫河车 15 g，丹参 15 g，香附 10 g，柴胡 10 g，熟地黄 15 g，怀牛膝 15 g，玉竹 15 g，党参 30 g。共 10 剂，每日 1 剂，水煎服。中成药：滋肾育胎丸，益肾活血丸。嘱咐患者劳逸结合，注意加强锻炼，可慢跑、跳绳或做八段锦等锻炼，早睡早起，保持心情舒畅，多吃富含营养的食物。

二诊：2014 年 10 月 25 日，患者月经尚未来潮，无其他不适，纳可，眠差易醒，二便调，舌淡，苔薄白，脉弦细。治疗：健脾益肾，补益精血，补养心神。处方：菟丝子 20 g，熟地黄 15 g，丹参 15 g，女贞子 15 g，枸杞子 15 g，续断 15 g，夜交藤 15 g，酸枣仁 15 g，柴胡 10 g，鹿角霜 15 g，党参 20 g，玉竹 15 g。共 10 剂，每日 1 剂，水煎服。中成药：滋肾育胎丸，甜梦胶囊，乌鸡白凤丸。嘱咐患者减少工作量，保持心情愉悦，加大运动量。

三诊：2014 年 11 月 8 日。停经 3 月余，末次月经 2014 年 8 月 1 日。纳佳，眠可，二便调，诉腰膝酸软感有所改善，阴道干涩症状缓解，月经尚未来潮，舌淡，苔薄白，脉细。治疗：健脾益肾，补益精血。处方：菟丝子 20 g，淫羊藿 20 g，紫河车 15 g，女贞子 15 g，黄芪 30 g，陈皮 10 g，党参 30 g，续断 15 g，杜仲 20 g，当归 10 g，川芎 5 g，怀牛膝 20 g。共 10 剂，每日 1 剂，水煎服。中成药：滋肾育胎丸，益肾活血丸。

【按语】卵巢早衰病因病机往往错综复杂，冲任虚衰，胞宫失养，病变日久，则累及多个脏腑，导致脾肾亏虚、肝郁血虚，妇科名医张玉珍教授创制的肝肾脾同调的滋癸益经汤在治疗卵巢早衰方面屡建奇功。该方组方体现了肾为先天之本，脾为生化之源、后天之本，肝肾精血互化，方中各药协同，共奏肝肾同调、脾肾先后天互养、肺肾同治的功效，方中药物寒温共用。治疗过程中还注重对患者情志的调理，嘱咐患者注意饮食起居，保持舒畅心情及规律的睡眠、饮食，加强锻炼促进周身血液循环，有利于内分泌功能的恢复，这也是中医学"天人相应、天人合一"理论在临床实践中的运用。

参 考 文 献

[1] 李丽美，陶莉莉，和秀魁．加减益经汤改善卵巢功能减退肾虚肝郁证患者临床症状与妊娠率 [J]．实用医学杂志，2018，34（2）：312－315．

[2] 陈惠华．岭南中医妇科医家诊治卵巢早衰病证文献资料及学术经验整理研究 [D]．广州：广州中医药大学，2017．

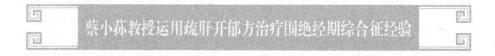

蔡小荪教授运用疏肝开郁方治疗围绝经期综合征经验

【名医简介】蔡小荪任上海市第一人民医院中医妇科主任医师，中华中医药学会妇科分会主任委员，上海市中医药学会第一届理事会顾问，上海中医药大学暨上海市中医药研究院专家委员会名誉委员，上海市高级卫生技术职称评审委员会专业评议组成员，上海食疗研究会理事，上海中医药结合研究会委员。曾任上海广慈医院、仁济医院、国际妇婴保健院中医顾问，上海首届中医药国际学术会议妇儿科专题会议中方主席，上海中医药杂志编委等职，是上海蔡氏女科第七代传人。1991 年定为全国首批名老中医。1997 年定为上海市名中医，是全国第一届、第二届老中医学术经验继承班指导老师。

【经典名方】

1. 逍遥散（出自《太平惠民和剂局方》）

组成：甘草（微炙赤）半两（15 g），当归（去苗，微炒）、茯苓（去皮，白者）、芍药（白）、白术、柴胡（去苗）各一两（30 g）。

用法：每服二钱，水一大盏，烧生姜一块切破，薄荷少许，同煎至七分，去渣热服，不拘时候。

原文：治血虚劳倦，五心烦热，肢体疼痛，头目昏重，心忪颊赤，口燥咽干，发热盗汗，减食嗜卧，及血热相搏，月水不调，脐腹胀痛，寒热如疟。又疗室女血弱阴虚，荣卫不和，痰嗽潮热，肌体羸瘦，渐成骨蒸。

2. 甘麦大枣汤（出自《金匮要略》）

组成：甘草三两（9 g），小麦一升（250 g），大枣 10 枚。

用法：水煎服。

原文：妇人脏躁，喜悲伤欲哭，象如神灵所作，数欠伸，甘麦大枣汤主之。

【学术思想】 蔡老遵循先贤指导思想，认为肾气衰弱是围绝经期综合征的主要发病基础，其中以肾阴不足更为多见。女子年近七七，肾气由充渐衰，天癸由盛转竭，精血日趋衰少，肾阴逐渐亏虚，如遇素体阴虚者，或因七情内伤，或因劳累过度，或受不良刺激，更易暗耗阴血，营阴亏虚，阴虚阳亢，虚热内生，则临床多见潮热盗汗、心烦易怒、口干口渴、月经淋漓、夜不安寐等表现。

【诊断思路】 本病表现虽纷繁多变，然究其内因，蔡老提出当以肾气不足为本，而多现心火、肝火之象，属于本虚标实之证。肝属木，与肾同源，于围绝经期，肾气渐衰，逢内外因干扰，水不涵木，则肝气郁结，胸闷喜叹，情绪异常。气郁可化火伤阴，加之肾水亏虚，肝阴不足，肝火内盛，故多见经水非时暴下不止或淋漓不净，或头部胀痛，面色潮红，口干口苦。同时，蔡老亦认为此期的不良情绪还与心神有关。肾水不足，无以济心，心火上炎，暗耗心阴，因此，部分患者可出现心悸心慌，而心电图等检查未见异常。此外，有些患者阳亢症状并不明显，常感胸闷如室，神疲乏力，肢体困重，此亦与脾虚相关，脾虚水湿不运，聚湿成痰，肝失疏泄，痰阻气滞，加重病情。

【治疗方法】 蔡老治疗围绝经期综合征经验丰富，故自拟经验方并取名疏肝开郁方，其药物组成：炒当归10 g，炒白术10 g，云苓12 g，柴胡5 g，白芍10 g，广郁金10 g，淮小麦30 g，青皮、陈皮各4.5 g，金铃子10 g，生甘草3 g。功效：疏肝理气，缓急开郁。本方由逍遥散与甘麦大枣汤化裁而成。方中当归养血调经，白术健脾以抑肝，茯苓和中、补脾宁心，柴胡平肝解郁，佐白芍以柔肝养阴，广郁金利气解郁，金铃子疏肝理气止痛胀，青皮疏肝止痛、破气散结、消乳肿，陈皮理气治痰，淮小麦补心、除热、止烦，配生甘草以甘能缓急并和缓泻火。

【治疗绝技】 蔡老用药一贯以"精、简、验"著称，每方基本为10～12味药物，但疗效颇佳。对于肾阴虚为主证的患者，蔡老多用六味地黄丸加减，方中以熟地黄为君，合山茱萸、山药共补肾肝脾三阴，泽泻、丹皮、茯苓为佐，泻肾肝之火，除脾胃之湿，共奏补肾滋阴泻火之功；对于情绪激动，无法自持，烦躁易怒，或心情低落，悲伤欲哭者，乃属心营亏虚，肝阴不足，则予甘麦大枣汤合逍遥散加减。蔡老认为，围绝经期综合征在情志方面类似脏躁一证，其本质仍是虚证，甘麦大枣汤为治疗脏躁的主方，能养心安神，和中缓急。全方中3药均有甘味，甘能缓急，故对于有精神恍惚、情绪异常的患者，尤需应用，其中淮小麦必用30 g方能见效。如遇气畅不舒、胸闷不爽者，常加用郁金、全瓜蒌以疏肝解郁，宽胸理气；如遇汗出如注、燥热明显，口干欲饮者，常选加五味子、煅牡蛎、浮小麦、碧桃干、糯稻根收敛固涩止汗；对于焦虑，易于激动，多梦易惊，甚或情绪不能自控者，可加用龙齿、生牡蛎、九节菖蒲、珍珠母以重镇安神；如有舌质淡暗，苔白腻，脉细滑属脾虚痰阻者，可加陈皮、制半夏、胆南星、石菖蒲。

【验案赏析】 患者，女，47岁。2010年5月24日初诊。心悸胸闷、烘热汗出半年。患者14岁月经初潮，目前月经尚规则，30～35天一行，4～5天经净，末次月经2010年5月13日，量少，色暗红，无血块，无痛经。孕1产1。患者近半年来无明显诱因出现明显心悸胸闷，烘热汗出，影响工作和生活，曾于心内科就诊，查心电图、Holter、冠脉CTA均未见异常，遂于妇科查血FSH 35 μmol/L，妇检及阴道B超未见明显异常，考虑为围绝经期综合征。现症见：烘热汗出，胸闷心悸，心烦口渴，急躁易怒，夜寐不安，纳食不香，脘腹胀满，二便尚调。舌苔薄质红，脉略弦数。治拟补肾宁心，平肝缓急。方药组成：茯苓 10 g，茯神 10 g，柏子仁 10 g，广郁金 10 g，磁石 10 g，龙齿 12 g，淮小麦 30 g，肉苁蓉 10 g，柴胡 5 g，白芍 10 g，泽泻10 g，知母 10 g，丹皮 10 g，地骨皮 10 g。7 剂，1 剂/日，水煎 300 mL 分 2次温服。

二诊：2010 年 5 月 31 日药后诸症较减，舌边红，脉细弦。治以前方加减。方药组成：茯苓 10 g，茯神 10 g，磁石 30 g，远志 4.5 g，广郁金 10 g，砂仁 3 g，泽泻 10 g，知母 10 g，柴胡 5 g，白芍 10 g，青皮、陈皮各 5 g，牡丹皮 10 g，淮小麦 30 g。7 剂，1 剂/日，水煎 300 mL 分 2 次温服。

三诊：2010 年 6 月 7 日烘热汗出明显好转，胸闷心悸减轻，夜寐安，纳食转佳。再拟巩固，续服药善后，并嘱其适当参加体育锻炼，保持心情舒畅。经此法调治 3 个月，诸症均愈，未再发作。

【按语】本案患者年近七七，肾气始衰，冲任渐虚，阴血不足，肝失所养，肝气不疏，气郁化火，故见情绪不佳，心烦易怒；阴虚内热，迫津外泄，则烘热汗出，不能自已；肾水亏虚，水火不济，心失所养，心火亢盛，故心悸胸闷；肝旺乘脾，脾气亏虚，则纳食不香。临诊时，蔡老拟补肾宁心、平肝缓急为总法，全方用肉苁蓉补肾益精，淮小麦、柏子仁、茯神养心助眠，知母、泽泻滋阴泻火，柴胡、白芍平肝缓急，广郁金疏肝解郁，磁石、龙齿重镇安神，丹皮、地骨皮清虚热，茯苓健脾，亦加强补肾之功。全方合用，调治数月而获疗效。

参 考 文 献

[1] 瞿晓竹. 蔡小荪治疗更年期综合征的思路 [J]. 上海中医药杂志，1996（7）：
14 – 15.

[2] 金毓莉，许华云，张婷婷. 蔡小荪辨治绝经综合征经验 [J]. 河南中医，2015，35
（5）：948 – 950.

[3] 许华云，张颖，洪晔. 蔡小荪教授治疗围绝经期综合征经验撷萃 [J]. 中医药导报，
2016，22（2）：51 – 52.

陈益昀教授运用更年益肾养肝汤
治疗围绝经期综合征经验

【名医简介】陈益昀，男，中共党员。主任医师，保定市自然科学学科带头人，保定市首批名中医，从事医疗工作50余年，临床经验丰富，被评为第二、三、四批全国老中医药专家学术经验继承工作指导老师，被"十五"国家科技攻关计划——"名老中医学术思想、经验传承研究"课题组推荐为"研究人"，保定市医学会医疗事故鉴定专家库成员，河北省首届十二大名中医。

【经典名方】知柏地黄丸（出自《医宗金鉴》）

组成：熟地黄八钱（24 g），山茱萸四钱（12 g），干山药四钱（12 g），泽泻三钱（9 g），茯苓（去皮）三钱（9 g），丹皮三钱（9 g），知母八钱（24 g），黄柏八钱（24 g）。

用法：常法煎服。

原文：主治阴虚火盛，下焦湿热等证。症见面色潮红，两额发赤，精神空虚，食欲不佳，呼吸气促，语音细弱，夜间发热，盗汗失眠，耳鸣腰痛，头晕眼花，大便秘结。自从产后不久，忽然小便闭塞不通，小腹中胀满疼痛。唇色焦红，舌绛无苔，脉沉细数。

【学术思想】中医认为本病以肾虚为本。肾为先天之本，肝肾同源，肾阴不足，则水不能涵养肝木，肝失所养，致肝阳上亢，肝肾阴虚而调畅情志失职，故本病患者以阴虚内热者偏多。

【诊断思路】陈教授认为心肾水火相济，肾精不足，可导致心肾不交，而火扰心神；脾和肾为先天和后天之本，脾与肾相互依赖，脾赖肾阳以温煦，阴损及阳，肾虚阳衰，火不暖土，脾失健运之功，精微物质不能输布。故多个脏器同病是更年期综合征的一大特点，所波及的脏器主要是肾、心、肝和脾，故治疗以补肾健脾为主，佐以养肝、宁心、安神，而达到补泻共济、阴阳互治的目的。陈教授治疗更年期综合征重视整体观念，辨证必求其本；善用熟方经方，临证灵活变通；用药轻灵平淡，药力纯正专一；重视气机升降，临证每获良效；因势利导，给邪出路。

【治疗方法】陈教授自拟更年益肾养肝汤方治疗更年期综合征，本方由知柏地黄丸化裁而来，方中枸杞子、首乌、山茱萸、菟丝子滋肾养肝，使水能滋木；白菊花、龙骨、牡蛎滋阴平肝潜阳；太子参、五味子养心阴；合欢皮、钩藤平肝宁心安神；山药补脾益肾，补后天以养先天；淫羊藿补肾壮阳，二者配伍，起到先后天同补之效，达到"阳中求阴"之目的。诸药合用共奏补肾养肝、宁心安神之功，使阴阳平衡，如是则肾充、肝平、心宁，诸症自愈。现代医学研究证明，枸杞子具有增强免疫功能、降血脂、抗氧化、延缓衰老的作用；熟地黄可调节机体的免疫功能，抗脂类氧化，延缓衰老；淫羊藿具有雌激素样作用，能提高性腺细胞对性激素的反应；钩藤具有抗心律失常、镇静降压的作用。菟丝子能兴奋子宫，具有雌激素样活性；桑葚调节免疫，具有安神益智功能。枸杞子、淫羊藿、菟丝子、山药、黄芪均有明显的促性腺激素作用，有激素样作用，能增强小鼠垂体前叶、卵巢、子宫的作用，提高卵巢对性腺激素的反应性和卵巢中激素受体的含量，尤其是黄芪具有明显的促性腺激素作用。女贞子、续断可提高性欲，改善阴道干涩环境。

【治疗绝技】陈教授根据多年临床经验选方用药，自拟更年益肾养肝汤治疗更年期综合征，药用何首乌 15 g，女贞子 15 g，枸杞子 15 g，熟地黄 15 g，墨旱莲 15 g，太子参 20 g，淫羊藿 15 g，知母 12 g，五味子 10 g，白菊花 15 g，生龙骨 20 g，煅牡蛎 20 g，山药 15 g。临床用药加减：肾阳虚者去熟地黄、知母，加菟丝子 20 g、仙茅 10 g；卵巢早衰或黄体不足者加肉桂 5 g、制附子 10 g（先煎）；头痛眩晕较重者去淫羊藿、熟地黄，加天麻 10 g、石决明 30 g、钩藤 15 g；心慌失眠较重者去熟地黄、知母，加炒酸枣仁 30 g、夜交藤 20 g、远志 10 g；汗出过多者去知母，加浮小麦 30 g；面浮肢体肿者去知母、熟地黄，加茯苓皮 20 g；腰腿酸痛者去知母，加续断 15 g；精神抑郁或易怒较重者去知母、熟地黄，加郁金 15 g、佛手 10 g；心烦易哭者去知母、淫羊藿、墨旱莲，加甘草 10 g、浮小麦 30 g、百合 15 g；食欲欠佳者去熟地黄、知母、女贞子、何首乌，加焦山楂、焦麦芽、焦神曲各 15 g，广砂仁 6 g。

【验案赏析】患者，女，49 岁。2005 年 2 月 24 日初诊。患者绝经 1 年，因烘热汗出、心慌失眠而来院就医。患者自诉 14 岁初潮，经量中等，色红，血块（－），痛经（－）。婚育史：23 岁结婚，孕 2 产 1。刻诊：烘热汗出，尤以上半身较重，心慌失眠，烦躁易怒，腰腿酸痛，食欲缺乏，二便尚可，舌质红，苔薄微黄，脉细数。诊为更年期综合征，为肾精亏虚，天癸不能滋养心肝所致。治宜滋肾健脾，宁心安神。方用自拟更年益肾养肝汤加减：炒酸枣仁30 g，合欢皮15 g，浮小麦30 g，枸杞子15 g，女贞子15 g，墨旱莲15 g，续断15 g，淫羊藿15 g，郁金12 g，莲子心5 g，焦山楂、焦麦芽、焦神曲各10 g，丹皮10 g。日1剂，水煎2次，早晚分服。

3月10日二诊：患者自诉服药14剂，后烘热汗出明显好转，夜寐安和，食欲较好，但感头痛眩晕较重，故仍以上方去炒酸枣仁、莲子心、焦神曲、焦麦芽、焦山楂，加石决明30 g、天麻10 g。日1剂，水煎2次，早晚分服。

4月30日三诊：患者自诉服药14剂后头痛眩晕明显好转，有时感轻微烘热汗出，但仍觉情绪不稳。故仍以前方加减以巩固疗效，药用何首乌15 g，女贞子15 g，浮小麦20 g，百合10 g，菟丝子15 g，淫羊藿12 g，天麻10 g，郁金10 g，甘草6 g。14剂，日1剂，水煎2次，早晚分服。1个月后复查，其烘热汗出等症均消失，夜寐安和，食欲增加，二便调顺，3个月后未复发。

【按语】患者病属肝肾阴虚之证，予陈教授经验方更年益肾养肝汤加减。因患者心慌失眠，佐酸枣仁、合欢皮、浮小麦宁心安神；二诊头痛眩晕，因肝阳上亢，佐天麻平抑肝阳；三诊情绪不佳，予百合、郁金宁心。诸药合用共奏补肾养肝、宁心安神之功，使阴阳平衡，如是则肾充、肝平、心宁，诸症自愈。

参 考 文 献

[1] 贾淑霞，张军旗，陈颖. 陈益昀治疗更年期综合征经验［J］. 山东中医杂志，2007（11）：783 – 785.

张红教授运用九味核心方治疗围绝经期综合征经验

【名医简介】张红，女，主任医师，擅长治疗不孕症、先兆流产、胚胎停育、月经失调、痛经、子宫内膜异位症、盆腔炎、绝经前后诸证等疾病及辅助生殖前中医调理等。为国家中医药中级职称通考的命审题专家，吉林省教育厅学科后备带头人，国家中医药管理局第二批优秀临床人才。多年从事中医妇科的临床、科研与教学工作。在临床实践中不断加强对中医药妇产科理论的学习和现代研究进展的追踪，在临床上对月经不调、痛经、盆腔炎、子宫内膜异位、围绝经期综合征等病证有较高的临床疗效，积淀了丰富的临床经验，并在妇科理论方面提出了一定的新见解。

【经典名方】寿胎丸（来源《医学衷中参西录》）

组成：菟丝子（炒熟）四两（120 g），桑寄生二两（60 g），续断二两（60 g），真阿胶二两（60 g）。

用法：上药将前三味轧细，水化阿胶和为丸，一分重（千足一分）。每服二十丸，开水送下，日再服。

原文：寿胎丸治滑胎。菟丝子（炒熟）四两，桑寄生二两，续断二两，真阿胶二两。上药将前三味轧细，水化阿胶和为丸，一分重（千足一分）。每服二十丸，开水送下日再服。气虚者加人参二两，大气陷者加生黄芪三两，食少者加炒白术二两，凉者加炒补骨脂二两，热者加生地二两。

【学术思想】中医是宏观医学，中医的理论精髓简言之，凝练于一"道"字之中。何为"道"，即自然界万事万物发生、发展、变化的规律，如地气上为云，天气下为雨。中医将人体看作一个小自然，治疗疾病即调理这个小自然的生态环境。人体五脏六腑分别具有五行属性，五脏功能密切相关；精气神互为基础；气机升降出入互为协调。这些共同保证了这个小自然生态环境的正常。张教授临床多年，在实践中悟出中医治疗疾病的智慧在于明了五脏、气机、精气神之间的关系，治疗其根源。绝经前后诸证病本在于肾，临床最多见虚火上扰于心的病变之标，或以"患者最苦"为急而治标，或以"病机之本"为要而治本，不离心肾，因此，明了心肾之间的关系，谨调病机，才能达到事半功倍的效果。

【诊断思路】心属火，心藏神；肾属水，肾藏精；肾阴阳平和，肾水在命门之火的作用下温升，化为风木，继续温升化为心火，即"炼精化气，炼气化神"的过程，肾阴滋养心阴，肾阳温助心阳，在此过程中，阳长阴消，因而心为火脏，譬如自然界之太阳。由此可见，心之阴阳来源于肾之阴阳，心阴不足，其根本在于肾阴亏虚；心阳不足，其根源在于命门火衰；心神的充沛在于肾藏精功能正常。因此，心病的根源在肾。治疗绝经前后肝肾阴虚，虚火上扰引起的心神及血管症状，症状轻者，从心治疗；症状比较重的，就要究其根源，从肾治疗。张教授常用女贞子和墨旱莲组成的二至丸滋补肾阴，时用熟地黄、桑葚加强效果。

【治疗方法】 张教授临床中观察到绝经前后诸证患者最多见、最痛苦的表现是血管舒缩、烘热汗出及虚烦心悸、失眠多梦等症状，这完全契合了虚火扰动心神及血管的病机。基于此，张红教授临床治疗中常以"患者最苦"为急，优先解决心神及血管舒缩症状，治疗上侧重清热敛汗、宁心安神。九味核心方，药物组成为桑叶、浮小麦、首乌藤、远志、酸枣仁、五味子、合欢花、丹皮、益母草。桑叶、浮小麦收敛止汗；首乌藤、远志、酸枣仁养血安神；五味子既敛肺止汗，又宁心安神；合欢花解郁安神；丹皮善清透阴分伏热，治疗无汗骨蒸。诸药共奏清热敛汗、宁心安神之功。

患者最痛苦的症状有所缓解，张教授认为此时当转变治疗重点——以治本为主，治标为辅。病机为肝肾阴虚，虚火上扰者，治疗当在九味核心方基础之上配伍滋养肝肾、滋阴降火之品，常用药物女贞子、墨旱莲、山茱萸、桑葚、夏枯草等；病机为脾肾阳虚，虚阳上越者，治疗当在九味核心方基础之上配伍温阳健脾之品，如肉桂及方药组合：茯神—巴戟天—淫羊藿—石菖蒲；病久出现肾阴阳互损，肾气亏虚的，治疗当在九味核心方基础之上配伍补肾益气之品，方药组合：续断—桑叶—菟丝子—浮小麦—丹参—桑寄生。

张教授临证治疗本病，主要针对肝肾阴虚，虚火上扰与脾肾阳虚，虚阳上越的病机，兼以疏肝理气、活血化瘀、化痰祛湿。症见气滞者，常用香附、柴胡、延胡索疏肝理气；症见血瘀者，常用益母草、泽兰、王不留行、川牛膝活血调经，丹参活血化瘀，茜草、海螵蛸活血化瘀止血；症见痰湿者，常用白术、苍术、茯苓、石菖蒲祛痰化湿健脾。此外张教授临证中时时不忘中央坤土。土气对应的是湿气，所以中焦脾胃病，大多伴有湿气壅滞。张教授常用白术、苍术、茯苓、石菖蒲化湿健脾。

【治疗绝技】 张教授认为补肾的秘诀在于敛心神。肾为水脏，内寄命门之火，即真火。正如阴阳鱼太极图所示，阴中藏阳，阳中藏阴，肾中真阳为肾水之根，心中心阴为心火之根，因此，补肾不是单纯用滋补肾阴或壮阳药物，而是在真阴真阳中求来的，正如张介宾在《景岳全书》中曾言："善补阳者，必于阴中求阳，则阳得阴助而生化无穷。"所以，补肾需要以阴精为物质基础，肾阳虚弱的，配伍一定程度的温肾阳药物，使得少火生气。万不可不察阴精之不足而概投温助肾阳之剂，以防壮火食气。中医有一个说法是"补肾填精"，张教授认为肾精主要不是填进去的，虽然女贞子、墨旱莲、桑葚、枸杞子等药物具有滋阴补肾功效，但是这是外在供给物质，可以理解为暂时性的救济，要想真正让肾阴精充足，还得靠自身化生，即恢复五脏阴阳气血、精气神之间的转化，正如"授之以鱼不如授之以渔"。肾精主要是人体的神气敛藏而化成的，心气之阴阳在肺金的敛降作用下，化为肾气之阴阳，即"敛神还气、敛气还精"的过程，此过程阴长阳消，故肾为"水"脏。心火亢盛，心神飘散，肺金敛降失常，故肾精肾气不足。因此，补肾的秘诀在于敛心神。肺气敛降是心神下潜的关键，张教授治疗脾肾阳虚，虚阳上越者，常用百合清心润肺、五味子敛降肺气，肉桂引火归元，诸药共奏敛降肺气、下潜心神、滋助肾精之功。肾藏精，这是有形的物质，肾阴肾阳是无形的功能，肾阳不足者，在肾精充足的基础上，用一些壮阳的药物，才能将温煦与气化的肾阳功能激发出来。张教授临床常用巴戟天、淫羊藿等补助肾阳。肾主藏精，肾为封藏之本，张教授认为补肾根本在于补其"用"。中药里有许多寄生植物，如桑寄生、肉苁蓉、菟丝子等，因其善于汲取宿主植物的营养为自己所用，收藏能力极强，而具有很好的补肾作用。张教授常在敛神还气、敛气还精的基础上配伍桑寄生、菟丝子以增强肾的收藏能力从而更好地补肾。

【验案赏析】患者，女，48岁。2019年12月27日初诊。主诉：月经紊乱2年，烘热汗出1年。月经史：患者14岁初潮，近2年来月经5/（21～60）天，或先期或后期，以月经后期为多，量少，色淡，时伴血块，无痛经。末次月经2019年11月19日，量少，5日干净，已育2女1男，无4胎计划。刻下症：烘热汗出＞10次/日，夜间尤甚。夜寐欠佳（难入睡、多梦），腰膝疼痛，头晕，耳鸣，手足心热。辅助检查：2018年9月29日（北京某医院）女性激素：FSH 12.03 mIU/mL，LH 4.25 mIU/mL，E_2 140 pg/mL；盆腔超声检查：子宫内膜厚约0.3 cm，多发肌瘤，最大1.8 cm×2.1 cm，双附件未见异常；甲状腺功能检查：TSH 0.8 μIU/mL。今日尿妊娠试验：阴性。舌质暗红，苔少，舌下络脉明显迂曲，脉沉细数。西医诊断：围绝经期综合征。中医诊断：绝经前后诸证属肝肾不足。治当补益肝肾，滋阴清热敛汗。医嘱：①使用避孕工具；②在经期2～4天查女性激素六项。方药：桑叶35 g，浮小麦35 g，丹皮10 g，女贞子15 g，墨旱莲15 g，肉桂10 g，五味子30 g，青蒿10 g，地骨皮10 g，益母草15 g。7剂，日1剂，水煎服，早晚分服。

2020年1月3日二诊：末次月经2019年11月19日。刻下症：烘热汗出减轻（7～9次/日），夜寐轻微转佳，头晕减轻，但仍耳鸣。辅助检查：2019年12月27日（北京某医院）女性激素：FSH 78.45 mIU/mL，LH

41.37 mIU/mL，E_2 < 20 pg/mL。舌质淡红，苔少，脉沉细数。方药：在前方基础上加丹参 15 g，煅珍珠母 20 g，生龙骨 25 g，生牡蛎 25 g，茯神 15 g，石菖蒲 15 g。7 剂，日 1 剂，水煎服，早晚分服。

2020 年 1 月 10 日三诊：末次月经 2019 年 11 月 19 日。刻下症：烘热汗出减轻，夜寐转佳（入睡好转），头晕明显减轻，仍耳鸣，无心烦，大便干。舌质淡红，苔少，微腻，脉沉细。方药：桑叶 35 g，浮小麦 35 g，防风 15 g，五味子 25 g，首乌藤 15 g，制远志 15 g，生地黄 10 g，丹参 15 g，酒苁蓉 15 g，丹皮 10 g，生白术 30 g，威灵仙 10 g，女贞子 15 g，墨旱莲 25 g，肉桂 10 g，益母草 15 g。14 剂，日 1 剂，水煎服，早晚分服。

由于疫情影响，患者未继续就诊，服上述 14 剂药后诸证好转，时有反复，患者于 2020 年 7 月初自行前往当地社区医院抄前方 21 剂，服汤药治疗。

2020 年 9 月 4 日四诊：月经已规律来潮 2 个月，前次月经 2020 年 7 月 21 日，末次月经 2020 年 8 月 20 日，量少，5 日净。刻下症：夜寐已转佳（入睡好转、多梦减轻），烘热汗出明显减轻，现烘热汗出 1~3 次/日。头晕消失，仍耳鸣，心烦，二便正常。舌质淡红，苔白而腻，脉沉细。辅助检查：2020 年 8 月 30 日（北京某医院）女性激素：FSH 24.74 mIU/mL，LH 30.1 mIU/mL，E_2 37.8 pg/mL。医嘱：①避孕；②复查女性激素。方药：石菖蒲 15 g，茯神 15 g，合欢花 10 g，女贞子 15 g，墨旱莲 25 g，酒苁蓉 15 g，熟地黄 10 g，柴胡 10 g，桑寄生 20 g，续断 20 g，王不留行 15 g，夏枯草 15 g，茺蔚子 10 g，川牛膝 10 g，肉桂 5 g，桑叶 30 g。9 剂，日 1 剂，水煎服，早晚分服。

2020 年 9 月 14 日五诊：前次月经 2020 年 8 月 20 日，末次月经 2020 年 9 月 13 日，经量正常（较前增多），色红，伴有少量血块，心烦减轻，仍感耳鸣，二便正常。辅助检查：2020 年 9 月 7 日（北京某医院）TCT：正常。舌质淡红，苔少，脉沉弦。方药：以上方为底方，减去酒苁蓉、桑寄生、续断、王不留行、茺蔚子、川牛膝，添加丹皮 10 g，丹参 15 g，川芎 5 g，蚕沙 10 g，鬼箭羽 10 g，益母草 5 g。7 剂，日 1 剂，水煎服，早晚分服。

【按语】此病例中医诊断为绝经前后诸证，症见烘热汗出，夜间尤甚，夜寐欠佳，腰膝疼痛，头晕，耳鸣，手足心热，辨证为肝肾不足证，当补益肝肾，滋阴敛汗。患者最痛苦的症状是烘热汗出，夜间汗出尤甚又加重睡眠困难，因此张红教授以"患者最苦"为急，着重治疗潮热汗出症状，药用桑叶、浮小麦敛降止汗；五味子酸收止汗，还能敛心神下潜至肾而宁心安神；地骨皮、丹皮、青蒿退虚热，透阴分伏热，疗骨蒸，丹皮还兼活血化瘀；病机为肝肾不足，故用女贞子、墨旱莲滋补肝肾；肉桂温助肾阳而引虚火归元；患者舌下络脉迂曲，为血瘀之象，故用丹皮、益母草活血调经。诸药共奏补益肝肾、清虚热敛汗之功。二诊时，患者烘热汗出减轻，夜寐轻微转佳，因此在前方基础上加煅珍珠母、生龙骨、生牡蛎镇惊安神；茯神宁心安神；患者耳鸣，故用石菖蒲化痰开窍；丹参补血活血，增强益母草之功。三诊时患者烘热汗出已明显减轻，夜寐好转，此时火气上逆的病机已见好转，故在二诊基础上去煅珍珠母、生龙骨、生牡蛎等重镇安神药，加用首乌藤、制远志养心安神药，以防重镇太过；虚热减轻，故去地骨皮、青蒿；患者大便干，考虑为精血不足，故加酒苁蓉、生地黄、生白术助通便。四诊时，患者已在疫情防控期间自行服前方汤药，出现月经规律来潮2个月，除耳鸣外其余诸证均明显好转，且由2020年8月30日女性激素结果与之前结果对比可知，患者卵巢功能逐渐好转，此时张教授认为应以"病机之本"为要，注重肾脏功能，遂以女贞子、墨旱莲、熟地黄滋阴补肾；酒苁蓉温肾阳、益精血；桑寄生、续断补助肾气；同时不忘调经，王不留行、川牛膝、茺蔚子活血调经。五诊时，患者正是经期第2天，经期以活血调经以利于化瘀排浊为原则，故去众补肾之品，加丹皮、丹参、川芎、蚕沙、鬼箭羽、益母草化瘀排浊。张教授治疗绝经前后诸证属肝肾不足者，最初症见烘热汗出、心悸、失眠症状者，治疗以"患者最苦"为急，注重解决心神及血管舒缩症状，药用桑叶、浮小麦、五味子、地骨皮、丹皮、青蒿清虚热、敛汗；首乌藤、制远志、茯神安神助眠；稍兼治本，药用女贞子、墨旱莲滋补肝肾；待患者最痛苦的症状解决后，应以"病机之本"为要，着重调理肝肾之不足，药用女贞子、墨旱莲、熟地黄滋阴补肾；酒苁蓉温肾阳、益精血；桑寄生、续断补助肾气；同时不忘调经，经期药用丹皮、丹参、川芎、蚕沙、鬼箭羽、益母草化瘀排浊以利新血化生；经前药用王不留行、川牛膝、益母草、泽兰活血调经。

参 考 文 献

[1] 高利. 基于中医传承辅助平台对张红教授治疗绝经前后诸证的组方规律研究［D］. 北京：北京中医药大学，2021.

魏绍斌教授运用归肾丸治疗围绝经期综合征经验

【经典名方】归肾丸（出自《景岳全书》）

组成：熟地黄八两（24 g），山药四两（12 g），山茱萸（肉）四两（12 g），茯苓四两（12 g），当归三两（9 g），枸杞子四两（12 g），杜仲（盐水炒）四两（12 g），菟丝子（制）四两（12 g）。

用法：炼蜜同熟地黄膏为丸，桐子大，每服百余丸，饥时或滚水或淡盐汤送下。

原文：肾水真阴不足，精衰血少，腰痠脚软，形容憔悴，遗泄阳衰。

【学术思想】中医学认为肾为先天之本，主藏精，肾中精气是机体生命活动之本，肾气的盛衰主宰着各脏腑阴阳的平衡及天癸的至与竭。故《素问·金匮真言论》说："夫精者，生之本也。"故妇女绝经前后，肾气渐衰，天癸将竭，冲任脉虚，精亏血少，则肾阴更显不足。精气不足，调节阴阳相对平衡的功能失常，出现肾阴亏损，阳失潜藏或肾阳虚少，经脉失于温煦等肾中阴阳偏盛偏衰的现象。由此可见，肾虚是本病的基本病理，调节肾阴阳平衡是根本之法。魏教授认为肾虚虽为本病致病之本，因肝肾同源，故本病的发生亦与肝的功能失调密切相关，而肝的功能失调根本原因是肝血不足。

【诊断思路】魏教授认为肝藏血、主疏泄、体阴而用阳，女子以肝为先天，由于经、孕、产、乳等数伤于血而致肝血不足，使肝失所养而致肝阴亏虚，肝阴不足，冲任脉虚，脏腑功能紊乱，而出现经断前后诸症；又乙癸同源，肝藏血，肾藏精，精血互生，肝血不足影响及肾，形成肝肾阴虚诸症。另外，水生木，肝肾为子母关系，故肝肾之间关系密切，息息相通，相互制约。肝血不足，引起肾阴亏虚，肾阴不能濡养肝脏，致阴虚肝阳上亢或肝火上炎，称为水不涵木；同时，肝血虚而阴不足，不能制约肝阳，肝阳上亢，肝火妄动而下劫肾阴，遂可致肾阴不足，称为子盗母气。可见，肝血不足最终导致肾精亏损，精不化气，进一步加重肾虚，导致本病发生。

【治疗方法】魏教授认为治疗围绝经期综合征应以滋肾益肝、养血填精为主要治法。归肾丸出自《景岳全书》，由左归丸和右归丸化裁而来。具有滋肾益肝、养血填精的功效。原方是治疗肝肾虚损所致闭经的代表方剂，魏教授根据辨证论治的原则扩大了归肾丸的主治范围，用于治疗围绝经期综合征，取得了满意的疗效。方中熟地黄滋肾阴益精髓；山药、枸杞子、山茱萸滋肾益肝，助熟地黄滋肾补肝填精之力；菟丝子、杜仲补肝肾强筋骨；山药健胃补脾；茯苓健脾渗湿；枸杞子、菟丝子益精明目。去温燥之当归以防动血燥血，体现了"凡阳虚多寒者，宜补以甘温，而清润之品非所宜；阴虚多热者，宜补以甘凉，而辛燥之类不可用"的经典学说。另辅以丹参活血化瘀、清心除烦；生龙骨、生牡蛎育阴潜阳、镇惊安神，与杜仲合用加强止盗汗之效；炙鳖甲滋阴潜阳、清热除蒸、通利血脉；浮小麦益气止汗除蒸，地骨皮滋阴降火凉血，二者合用共助熟地黄滋阴敛汗之功。诸药合用，适用于围绝经期综合征肝肾阴虚、精亏血少之证。

【治疗绝技】 魏教授用药精良，在原方基础上加凉血安神、潜阳除蒸止汗诸药，不仅固本而且治标。方中茯苓、山药为脾肾双补之药，魏教授认为补肾固然重要，但健脾胃必不可少，只有脾胃健运，则谷安精生，化源不竭，气血充盈，方可代偿肾气之先天不足，使已虚之肾精得后天精微的充分滋养，达到新的阴阳平衡。菟丝子、山茱萸、枸杞子为阴阳双补之药，根据阴阳互根原则，于滋阴时配合适当补阳药，正如《景岳全书》中说："此阴阳相济之妙也，故善补阳者，必于阴中求阳，则阳得阴助而生化无穷；善补阴者，必于阳中求阴，则阴得阳升而源泉不竭。"同时佐以丹参活血化瘀之品，一方面达到了凉血安神的功效；另一方面使补药补而不滞、滋而不腻，有利于诸药的运行，以达病所，最大限度地发挥药效。根据不同的伴随症状，随症加减。月经量少、便秘者加肉苁蓉、制首乌补肾养血填精，润燥通便；腰痛甚者加续断以补肝肾，强筋骨；胸胁胀满烦躁者加郁金行气解郁，凉血安神；失眠多梦、心烦易怒者辅以百合、合欢皮养阴除烦，清心安神；皮肤蚁行感明显者加制首乌、白蒺藜以养血祛风止痒；夜尿频数者加覆盆子以固精缩尿；口干口苦兼便秘甚者辅以麦冬、熟地黄改为生地黄、玄参等养阴生津，清心除烦；小腹胀满者予广木香或制香附理气行滞。

【验案赏析】 左某，女，41岁，未婚，G6P0＋6。因潮热盗汗半年，停经70余天，于2009年2月17日初诊。患者近半年无明显原因出现潮热、盗汗、烦躁，未予重视。就诊时停经70余天，烘热，盗汗，烦躁，全身酸软无力，神疲，纳眠差，二便调，舌暗红，苔薄白，脉弦细。患者既往月经13岁初潮，周期27～35天，经期4～5天，量中，色红，无血块，无痛经。末次月经2008年12月7日，4天净，量中，色质正常。平素白带量中，色不黄，无异味。2009 年 2 月 12 日外院 B 超示子宫前后径 3.1 cm×2.8 cm，内膜厚 0.3 cm，子宫肌瘤（1.3 cm×0.9 cm）。2009 年 2 月 12 日外院性激素：FSH 44.8 IU/L，LH 27.9 IU/L。中医诊断：①经断前后诸症（肝肾阴虚，精亏血少）；②癥瘕。西医诊断：①围绝经期综合征；②子宫肌瘤。治则：滋肾益肝，养血填精。予归肾丸加减：熟地黄 12 g，怀山药 15 g，山茱萸 10 g，当归 12 g，枸杞子 10 g，杜仲 15 g，菟丝子 20 g，茯苓 12 g，炙鳖甲 20 g（先煎），覆盆子 20 g，白芍 20 g，制香附 12 g，浮小麦 20 g，合欢皮 15 g。6 剂，水煎服，日 1 剂。

二诊：患者现停经 80 天，服药后诸症较前好转，无烘热、盗汗，觉腰酸软，牙齿松动，白带量多，色白，纳眠可，二便调，舌暗红，苔白，脉细。守前方去合欢皮，加川牛膝 15 g、怀牛膝 10 g。6 剂，水煎服，日 1 剂。

三诊：症见白带量少，烘热，盗汗，夜尿频多，腰酸软，舌淡红，苔白腻，脉细。守上方去制香附，加益智仁 12 g。6 剂，水煎服，日 1 剂。

四诊：患者月经于 2009 年 3 月 16 日来潮，5 天净。量中，色暗红，无血块，经前腰痛，白带量增多，色黄，无异味。现无烘热、盗汗，偶觉双手肿胀不适，舌红染苔，脉细。守上方加桑枝 15 g、鸡血藤 18 g。6 剂，水煎服，日 1 剂。

【按语】本例患者年近六七，肾气渐衰，月经推后渐至停闭，伴见烘热、盗汗、烦躁、腰酸软、牙齿松动等肝肾阴虚见证。性激素测定 FSH 明显升高，提示卵巢功能减退，治当滋肾益肝、养血填精以推迟和延缓卵巢功能衰竭的进程。予归肾丸加减，调治 1 个月，月经来潮 1 次。诸症缓解，烘热汗出症状消失，但仍需继续调治。在治疗过程中还应重视心理治疗、情志疏导，给其营造轻松环境，使患者平稳度过围绝经期。

参 考 文 献

[1] 石玲，要永卿. 魏绍斌运用归肾丸治疗围绝经期综合征经验 [J]. 江西中医药，2011，42（2）：15-16.

徐升阳教授运用桂枝汤治疗痛经及围绝经期综合征经验

【经典名方】桂枝汤（出自《伤寒论》）

组成：桂枝（去皮）三两（9 g），芍药三两（9 g），甘草（炙）二两（6 g），生姜（切）三两（9 g），大枣（擘）12 枚。

用法：上五味，㕮咀三味，以水七升，微火煮取三升，去滓，适寒温，服一升。服已须臾，啜热稀粥一升余，以助药力，温覆令一时许，遍身折折微似有汗者益佳，不可令如水淋漓，病必不除。若一服汗出病差，停后服，不必尽剂。若不汗，更服依前法，又不汗，后服小促其间，半日许令三服尽。若病重者，一日一夜服，周时观之，服一剂尽，病证犹在者，更作服。若不汗出，乃服至二三剂，禁生冷、黏滑、肉面、五辛、酒酪、臭恶等物。

原文：太阳中风，阳浮而阴弱，阳浮者，热自发；阴弱者，汗自出，啬啬恶寒，淅淅恶风，翕翕发热，鼻鸣干呕者，桂枝汤主之。

【学术思想】徐老认为六经能运行营卫气血，调节营卫气血在表里内外的出入和分布。所以六经病实质上也是六经调节营卫气血表里出入的失常，进而导致脏腑气血津液功能紊乱所产生的病证。运用六经辨证治疗妇科疾病可取。

【诊断思路】人体各脏腑皆有阴阳，营与卫则是敷布于体表之阴阳二气。营行脉中，卫行脉外，营主内守，卫主固外，两相和谐，构成人体的表层屏障，一旦营卫不和则生病。据《伤寒论》的论述，营卫不和大体有两类：一为风邪袭表致卫阳浮盛于外，即以论中条为代表的"阳浮而阴弱"的太阳中风证；二为不受风邪影响，而是营卫自病，如以条为代表的"卫气不共营气和谐"之征。卫气相对虚弱则感邪，汗出必伤营，卫阳又易随汗散，故不论何种营卫不和证，营卫二气皆有一定程度的虚损。卫是阳气所生，营乃阴血所化，阴阳平衡则营卫调。

【治疗方法】徐老在运用桂枝汤治疗妇科疾病方面，妇科桂枝汤证中白芍用量常大于桂枝。用桂枝汤只使体表营卫和谐，"治病必求于本"，调补全身阴阳善后则是治本之法。经期桂枝汤证，以桂枝汤合四物汤加减。孕期桂枝汤证，以桂枝汤合橘皮竹茹汤加减。产后桂枝汤证，以桂枝汤合生化汤加减。更年期桂枝汤证，营虚者，常加四物汤养血和营；卫虚者，加玉屏风散扶气固卫；肾阴不足者，配六味地黄丸；阴虚火旺者，加知柏地黄丸。

【治疗绝技】徐老认为妇科桂枝汤证有其特殊规律。首先，病机方面，"妇女以血为本"，经行前后，气血入胞，体内气血处于变动之时，体表营卫二气可因一时性的偏胜而不和；早孕期间，血聚养胎，体内气血阴阳重新分布，亦可导致体表营卫相对减弱或不和；产时最易耗血伤气，哺乳期气血化为乳汁，均能导致气血相对不足而影响营卫的充实；绝经期肾气渐衰，或损于阴，或损于阳，均能反应于体表，出现营卫不和。可见妇女这些特有的生理过程，均易导致阴阳失调而出现营卫不和证。其次，症候方面，徐老认为自汗出、乍寒乍热、恶风中出现任何两症，即可诊为妇科桂枝汤证。

【验案赏析1】李某，女，26岁。2009年4月5日初诊。经期腹痛加剧1年余，经行呕逆，恶风，汗出。患者诉15岁初潮以来，经行腹痛。1年前经期感寒致痛经加剧，尔后每于经行第1日即感腹痛、欲吐、身冷、恶风、汗出，间或鼻塞低热，经血色暗、量少、挟块。末次月经2009年8月3日，8日和9日两日腹痛汗出，恶风鼻塞。来诊时脉细舌暗。诊断为痛经，经行感冒。辨证为寒滞胞脉，营卫不和。治法：温经化瘀，调和营卫。处方：白芍12 g，桂枝8 g，大枣5枚，炙甘草5 g，姜3片，当归10 g，半夏10 g，牛膝10 g，香附10 g，延胡索10 g，川芎10 g，吴茱萸8 g。

4月8日二诊：今日月经来潮，恶风、呕逆、汗出未作，虽腹痛形寒，但程度轻。处方：上方去半夏、牛膝，加红花12 g，丹参8 g。

4月14日三诊：经水4天净，量略增，块少，色转红。以温肾暖胞养血为法，处方：当归10 g，白芍15 g，川芎6 g，熟地黄12 g，香附10 g，补骨脂10 g，淫羊藿15 g，菟丝子15 g，丹参15 g，艾叶3 g，炙甘草5 g。

5月7日四诊：5月7日月经来潮，诸症未作。给当归养血膏4瓶，半年后随访，经期感冒愈后未发，偶感轻度腹痛。

【按语】患者经期腹痛，身冷，恶风，汗出，经血色暗、量少、挟块，诊为痛经，经行感冒。辨证为寒滞胞脉，营卫不和。治用桂枝汤合四物汤加减温经化瘀，调和营卫。

【验案赏析2】蒋某，女，38岁。2009年2月19日初诊。月经稀发已2年，近期心烦、阴干、日潮热数次。末次月经去年11月，再上次月经去年9月。近期心烦，阴道干涩，上午阵阵燥热，大汗出，汗过又冷，1天发作10次之多，午后也有时发作，夜间尚能入睡，不燥热，但醒时微热有一阵汗，二便尚调，面色萎黄，脉细弦数，舌暗红，内分泌检查示 FSH 偏高，LH 偏高，E_2 偏低，P 偏低，诊断：经断前后诸证。辨证：肾虚营卫失调。治法：滋肾清热，调和营卫。处方：桂枝汤合知柏地黄汤加减：桂枝 6 g，白芍 15 g，大枣 6 枚，炙甘草 5 g，知母、黄柏、丹皮、泽泻各 10 g，生地黄 12 g，山茱萸、龟板、牡蛎各 15 g。

2 月 24 日二诊：进 7 剂后汗显减，但仍感心烦，阴干，纳可，寐宁，脉细数，舌红，上方加紫河车 10 g，7 剂。

3 月 3 日三诊：药后诸症显减，一天微热微汗 5～6 次，心情较往舒畅，但阴道仍觉干燥，脉细数，舌边红，面色亦转红润。营卫渐调，但真阴恢复尚待时日，继以滋肾养血调理为治。处方：左归丸合四物汤加减：当归、丹皮、香附、紫河车、牛膝各 10 g，生地黄 12 g，白芍、山茱萸、枸杞子、菟丝子、丹参、鹿角胶、龟胶各 10 g，甘草 5 g。调整治疗 1 月余，诸症改善，心情较前舒畅，显效。

【按语】绝经期肾气渐衰，首先是阴液的衰减，本案早期月经稀发，雌激素下降，垂体促性腺激素上升，诊断为经断前后诸证。患者阴虚生火、肝脉失养而烦躁阴干，营阴不足、营卫失调而阵热汗出，故取桂枝汤和其表、知柏地黄汤滋肾清热而收效。"汗为心之液"，"心主血，其华在面"，敛汗即保津，津足则血足，滋养而调达，故心情舒畅；血荣于面，故面色由萎黄转为红润；肝得阴血然阴精未全恢复，继以滋肾养血调之。

参 考 文 献

[1] 胡春花. 徐升阳妇科桂枝汤证的临床经验研究 [D]. 武汉：湖北中医药大学，2010.

第二章　带下病

【经典名方】红藤败酱散（出自南京中医药大学附属医院院内经验方）

组成：红藤 30 g，败酱草 30 g，薏苡仁 15 g，丹皮 10 g，三棱 10 g，莪术 10 g，乳香、没药各 10 g，当归 10 g，赤芍 10 g，广木香 6 g，延胡索 12 g。

用法：常法煎服，每日 1 剂，水煎分 2 次服。

【学术思想】盆腔炎的三大主症为急性腹痛、高热、脓性黄带量多。盆腔炎未经及时治疗或治疗不当，易反复发作，迁延日久，可发展为慢性盆腔炎。后者虽然腹痛、发热的症状不显著，但因炎症未能得到有效控制，可引起盆腔广泛粘连、不孕、慢性腹痛等问题。夏老认为，中医药可以改善机体的内在环境，除了有杀菌、抑菌的作用外，还可祛除体内湿热、湿浊、瘀浊等菌体依赖生长的内环境，从而达到治疗目的。

【诊断思路】急性盆腔炎一般属于热毒证，故以清热解毒为治则。夏老强调，盆腔炎的治疗需要综合调理，调整机体内在抗病能力，非独以清热解毒、利湿化瘀治之。急性期以下焦血热论治，治以清热解毒、化瘀止痛。夏老还认为急性盆腔炎阶段以温热病为转变之要，盆腔炎在急性期以高热、下腹痛、带下量多、色黄、脓样异味为突出表现，属下焦湿热证，兼有瘀血证。临床发现，引起盆腔炎的细菌主要有两类，第一类是球菌，特别是金黄色葡萄球菌，感染后具有发病快、易化脓的特点，因其下腹部疼痛，有异常分泌物，病位在下焦，且发病急，变化快，属于中医温病范畴，以卫气营血辨治为主。

【治疗方法】红藤败酱草加减，以红藤 30 g，败酱草 30 g，薏苡仁 15 g，丹皮 10 g，三棱 10 g，莪术 10 g，乳香、没药各 10 g，当归 10 g，赤芍 10 g，广木香 6 g，延胡索 12 g。每日 1 剂，水煎分两次服。急性盆腔炎早期在气分、卫分时，湿热为主可予大剂量红藤败酱散合生薏苡仁、当归、赤芍、白芍治疗可得良效。败酱草本身治疗化脓性疾病效果良好，而红藤清利湿热、消退炎症效果较好，同时还需加当归、赤芍、白芍等药。若湿热偏重，当仿《伤寒论》泻心汤辛苦通降之法。热毒壅盛、湿浊瘀滞加蒲公英 30 g、生大黄 10 g；久病体虚加党参 15 g，黄芪 12 g，白术 10 g，并结合调周治疗。必要时要采用西医抗生素联合治疗。

【治疗绝技】急性盆腔炎治疗还可以加用中药保留灌肠方法，灌肠方药组成：红藤、败酱草各 30 g，蒲公英、紫花地丁、三棱、莪术各 15 g 等。将上药浓煎 100～120 mL，温热后（38～40 ℃）直肠点滴，选用一次性导尿管接静脉输液皮条，经肛门插入直肠约 8 cm，直肠点滴，滴速维持在 130 滴/分，保留 2 小时以上。每日 1 次，经期停用。灌肠液在肠道内保留时间的长短直接影响治疗效果。研究表明，灌肠液在肠道内存留 2 小时才能达到治疗效果，6 小时以上效果最好。因此，保留灌肠应尽可能地延长药液在结肠内的保留时间，可最大限度地提高药物的生物利用度。

夏老认为急性盆腔炎的感染来源主要有三类：第一类是球菌，特别是金黄色葡萄球菌，感染后具有发病快、易化脓的特点，因其下腹部疼痛，有异常分泌物，病位在下焦，且发病急，变化快，还存在局部瘀血，故联合化瘀止痛之法，治疗上常选用五味消毒饮或银翘红藤煎合活络效灵丹加减。若热入心包者，可用牛黄清心丸合活络效灵丹清心开窍、化瘀止痛。第二类是杆菌，特别是大肠杆菌，临床表现以湿热证型为主。急性盆腔炎可从卫分、气分迅速发展到营分、血分。第三类为结核分枝杆菌，可导致盆腔炎，较难治，其瘀血程度更重，盆腔结缔组织纤维化增生，非单用活络效灵丹所能奏效，当联合滋阴之法，以柔克刚，方能治愈。此外急性盆腔炎疮疡化脓的疼痛都和心有很大的关系，需要调心安神定痛。另外，盆腔炎病位毕竟在下焦，多与肝肾相关，故还需兼顾肝肾的调治，肝肾恢复之后，盆腔炎症状才能改善。

【验案赏析】赵某，女，45 岁。1984 年 1 月 7 日入院。患者于昨晨 5 时左右外出，涉水受凉，上午 8 时许自感不适，发热恶寒，下腹部疼痛，腹泻 2 次。后去厂医务室治疗，给予四环素口服，无效。今上午起，发热，体温 38.5 ℃，腹痛加剧，大便 3 次、黄臭，阴道排液增多、色黄质稠，伴头痛汗出,出声不扬,口苦喜饮,舌红,苔黄腻,脉象弦数。月经史及其他史:15 岁月经初潮(5~7)/(30~35)天,经量中等,无销经史,末次月经 35 天前来潮。1S 岁结婚,生育史:3-0-0-3,绝育已 20 年。诊断:急性盆腔炎。

患者于 1 月 7 日入院后,第一天首次给药,予以红藤败酱散加减,以清肠化湿、理气祛瘀。处方:红藤、败酱草各 30 g,虎杖、蒲公英各 15 g,黄连 3 g,广木香 5 g,泽泻 10 g,茵陈 15 g,炙乳香、炙没药各 5 g。4 剂,每日 2 剂,水煎分 4 次服。

1 月 10 日,服上药后体温 38.5 ℃,腹痛不减,带下黄稠,见少量经血来潮,舌苔厚腻色黄,脉弦数。拟原方去败酱草、蒲公英,加丹皮、赤芍各 10 g,益母草 15 g。6 剂,每日 2 剂,煎分 4 次服。

1 月 13 日,体温 37.8 ℃,经行量多,用纸一刀多,色紫夹块,腹痛泄泻减轻,肺气失宜,发声不利,苔薄黄腻,脉弦数。拟进清热化瘀剂,酌加宣肺之品。处方:红藤 30 g,黄连 3 g,黄芩 10 g,广木香 5 g,薏苡仁 15 g,泽泻、丹皮、赤芍、益母草各 10 g,桔梗 3 g,桑白皮 10 g。4 剂,每日 1 剂。

1 月 17 日,体温 36.8 ℃,经净已 1 天,腹痛大减,泄泻已止,带下减少,其色淡黄,发声如常,苔薄黄,脉细弦。血百分。白细胞 9200,中性粒细胞 72。宜守清化之法,巩固前效。处方:红藤、败酱草各 30 g,黄芩 10 g,广木香 5 g,川楝子 10 g,薏苡仁 15 g,泽泻、赤芍各 10 g。5 剂,每日 1 剂。

参 考 文 献

[1] 谈勇,夏桂成,陈婕. 国医大师夏桂成论治盆腔炎的特点探析 [J]. 南京中医药大学学报,2017,33 (6):545-546.

[2] 钱菁. 夏桂成教授辨治盆腔炎的经验与特色 [J]. 南京中医药大学学报,2005,21 (3):182-183.

[3] 冯家阳. "急性盆腔炎"案例讨论实录 [J]. 江苏中医杂志,1985 (6):8-9.

[4] 张昱,任青玲. 夏桂成治疗慢性盆腔炎性包块经验撷菁 [J]. 辽宁中医杂志,2006,33 (3):268-269.

张良英教授运用消炎1号方、消炎2号方治疗盆腔炎经验

【经典名方】二妙散（出自《丹溪心法》）

组成：炒黄柏、米泔浸炒苍术各3g。

用法：共为细末，每次3～9g吞服，每日2次。

原文：用于湿热下注所致的下肢痿软无力，或足膝红肿热痛，或湿热带下，或下部湿疮、小便短黄、舌苔黄腻等症，有清热燥湿之功。

【学术思想】张教授根据多年的临床工作经验，发现慢性盆腔炎及盆腔术后粘连或节育手术后盆腔痛以湿热瘀结为多，她认为妇女在经期或产后若调摄失当，或手术后损伤冲任及胞宫、胞络，此时湿热、邪毒最易乘虚而入，蕴积胞宫、胞脉，迁延日久，影响气血运行，便与气血相结而致瘀，最终湿热夹瘀阻滞冲任，"不通则痛"发为盆腔痛。故治疗应紧紧围绕"湿、热、瘀"，以清热利湿，活血祛瘀为主。而此类患者除下腹疼痛外常常兼见带下量多的症状，故治疗此类盆腔痛的经验是内外兼治，增强疗效。

【诊断思路】盆腔炎属中医带下病。带下属阴液，生理作用为润泽胞宫、阴道、外阴，能防御外邪入侵。当带下量明显增多或减少，色、质、气味异常，或伴有下腹疼痛，以致影响身体，是属病态。带下过多是妇科常见病、多发病，尤以育龄妇女为多见。《傅青主女科·带下》认为："带下俱是湿证。"《医学心悟·带下》所言"大抵此症不外脾虚有湿。脾气壮旺，则饮食之精华生气血而不生带，脾气虚弱，则五味之实秀生带而不生气血"论述带下与湿邪、脾的关系。湿邪是导致带下过多的主要原因。张教授根据自己多年的临床经验也认同此观点，带下以湿为主，不离脾、肾、肝。湿性趋下，易袭阴位，湿浊之邪内侵阴器、胞宫，伤及任带二脉，使任脉不固，带脉失约则为带下病。病之根源是"湿"，湿邪致病有内、外之分。内湿主要责之于脾、肾、肝三脏功能失调，脾虚失运，水湿内生；肾阳虚衰，气化失常，水湿内停；肝郁侮脾，肝火挟湿下注。外湿多因久居湿地，或涉水淋雨，或不洁性交等，以致感受湿热毒邪。

【治疗方法】治疗湿热癖结型的"消炎号"系列，具有燥湿清热，化瘀止痛之功效，药物组成：炒黄柏、连翘、车前子、薏苡仁、茯苓、苍术、丹

参、茵陈、红藤、萆薢、丹皮、枳壳、甘草。炒黄柏既能清热解毒，又能清热燥湿，为君药；车前子甘寒滑利，利水并能清热，桃仁、茵陈健脾利水渗湿，苍术燥湿健脾，共为臣药，其中苍术与黄柏组成二妙散，配萆薢清热利湿；丹参活血止痛，丹皮、连翘、红藤清热解毒，为佐药；甘草调和诸药，为使药。诸药合用，则清除湿热之邪，癥化痛止。临床辨治时，若脾虚生湿，伴见面色㿠白或萎黄，四肢倦怠，舌淡胖，脉细缓者，减连翘、红藤、丹皮，加炒白术、怀山药、党参、柴胡以健脾益气，升阳除湿；若肾阳虚水湿内停，伴有带下量多，绵绵不断，质清稀如水，腰酸，畏寒肢冷，舌质淡，苔白滑，脉沉迟者，减苦参、茵陈、连翘、丹皮，加肉苁蓉、菟丝子、肉桂、桑螵蛸以温肾固涩止带；若伴头晕耳鸣、五心烦热、腰酸腿软等阴虚症状者，加熟地黄、山药、山茱萸以滋阴益精涩带；若热毒内蕴，见带下黄绿如脓，质黏腻，臭秽难闻，舌红，苔黄或黄腻，脉滑数，加蒲公英、紫花地丁、败酱草以清热解毒，除湿止带。

【治疗绝技】张教授自拟验方消炎 1 号内服以清热利湿，化瘀止痛；消炎 2 号外洗以清热利湿止带。此类患者多症见下腹灼热疼痛或隐隐作痛，反复发作，或伴腰骶胀痛；带下量多黄稠，有臭气，小便短黄；舌质红或边有瘀斑，苔黄腻，脉弦滑数。内服方用消炎 1 号，处方：炒黄柏、车前子、茯苓、薏苡仁、苍术、丹参、莪术、丹皮、炒黄连、枳壳、甘草。方中炒黄柏具有清热解毒与清热燥湿的双重作用，为君药；车前子甘寒滑利，利水并能清热，茯苓、薏苡仁健脾利水渗湿，苍术燥湿健脾，丹参、莪术活血化瘀，共为臣药，其中苍术与黄柏组成二妙散，是清热利湿之基础方；丹皮、炒黄连清热解毒，枳壳行气以利于行血，共为佐药；甘草调和诸药，为使药。诸药合用，则热邪清，湿邪去，瘀血化，腹痛止，全方共奏清热除湿、化瘀止痛之效。患者若热毒重，加连翘、败酱草、紫花地丁以加强清热解毒之力；若湿重，加猪苓、泽泻以加强利水除湿之功；若气滞明显，加台乌、炒柴胡；若腹痛明显，加延胡索；若瘀血重，加生蒲黄、五灵脂。本方偏于苦寒，长期服用易伤脾胃，因此张教授强调：①中病即止，不可长期服用；②宜与调理脾胃之法交替运用；③服药时间宜选择在饭后 1 小时，不宜空腹服用。

配合消炎 2 号外洗，处方：地肤子、蛇床子、苦参、黄柏、白鲜皮、土茯苓，以清热利湿止带。若白带中查到滴虫、霉菌及其他特异性或非特异性病原体，可加花椒杀虫止痒。将以上中药加水煎煮 30 分钟取汁约 1000 mL，患者蹲于药液上方趁热先熏外阴,待水温适宜时坐浴 10～15 分钟,最后用药液清洗外阴。研究发现,中药坐浴能改善盆腔局部的血液循环,促进新陈代谢,增加吞噬细胞的吞噬作用,加速炎症产物和细菌毒素的消除和组织修复过程,增强局部组织营养,提高组织再生能力,起到清热解毒、除湿通淋、化瘀止痛、加速炎症吸收等综合作用。

【验案赏析】李某,女,40 岁,2009 年 2 月 8 日初诊。患者主诉为下腹疼痛反复发作 5 个月,加重 6 天。患者 5 个月前月经干净后即同房,出现下腹疼痛,伴带下量多、质稠、有异味,外阴痒,白带常规检出霉菌,阴道塞制霉菌素阴道泡腾片后阴痒减轻,带下量减少,下腹痛缓解,未再继续治疗。之后下腹痛反复发作,遇劳或经净时或同房后加重,近 6 天劳累后下腹痛再次发作并加重。现症见:下腹疼痛,痛连腰骶、带下量多、色黄、质稠有异味,阴痒,纳眠可,尿黄,大便干,舌红,苔黄腻,脉弦滑数。妇科检查:宫体活动度稍差、压痛。右附件增厚压痛,左附件可触及一包块(3 cm×3 cm),压痛、活动度差。B 超提示左附件混合性包块(3.2 cm×2.8 cm)。白带常规:清洁度Ⅲ度,未检出滴虫、霉菌。诊断为慢性盆腔炎急性发作(湿热瘀结证);左附件包块(炎性可能)。治以清热除湿,化瘀消癥止痛。方药:①消炎 1 号加味内服,方药:炒黄柏 12 g,车前子 12 g(布包煎),茯苓 12 g,薏苡仁 12 g,苍术 10 g,丹皮 10 g,炒黄连 8 g,丹参 10 g,莪术 10 g,枳壳 10 g,紫花地丁 10 g,连翘 10 g,没药 8 g,浙贝母 12 g,夏枯草 12 g,甘草 5 g。4 剂,水煎,每剂服 2 天,每天服 2 次。②消炎 2 号外洗,方药:地肤子 20 g,蛇床子 20 g,苦参 15 g,黄柏 15 g,白鲜皮 15 g,荆芥 15 g,土茯苓 20 g,冰片 2 g(酒泡化)。3 剂,煎水,先熏后坐浴,最后冲洗。

患者服完上方复诊诉下腹痛明显减轻,感神疲乏力,带下量减,色淡黄,已无阴痒,舌红,苔薄黄腻,脉濡数。守上方加党参 15 g,怀山药 15 g以益气健脾扶正。9 剂,嘱现在服 3 剂,下月月经干净后再服 3 剂,之后月经干净后再服 3 剂。患者已无下腹痛,带下正常,精神好转,纳眠可,二便调。复查 B 超:子宫及双附件无异常。此时拟六君子汤加味,方药:党参 15 g,白术 10 g,茯苓 15 g,陈皮 10 g,法半夏 12 g,怀山药 15 g,合乌 10 g,丹参 12 g,甘草 5 g。2 剂。健脾理气以善后调理。

【按语】慢性盆腔炎引起的盆腔疼痛是由于湿热瘀血互结,冲任阻滞,"不通则痛",失治日久渐积成癥瘕,故治疗以清热利湿、活血祛瘀、理气消癥为主，内服张教授验方消炎 1 号加浙贝母、夏枯草、枳壳。诸药合用，则热邪清，湿邪去，癥瘕消。配合消炎 2 号以加强清热除湿之功，提高疗效，缩短疗程。由于消炎 1 号偏于苦寒，长期服用易伤脾胃，损伤正气，因此张教授在祛邪的同时兼顾扶正，故在二诊方中加党参、怀山药益气健脾扶正。病愈后选六君子汤调理脾胃以善其后。

<h2 style="text-align:center">参 考 文 献</h2>

［1］卜德艳，姜丽娟，赵文方. 张良英教授治疗盆腔疼痛症经验［J］. 云南中医中药杂志，2012，33（5）：1－3.

［2］赵文方. 张良英教授学术思想总结和治疗子宫肌瘤临床研究［D］. 昆明：云南中医学院，2011.

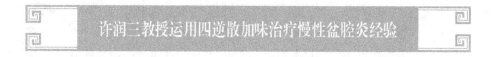

<h1 style="text-align:center">许润三教授运用四逆散加味治疗慢性盆腔炎经验</h1>

【名医简介】许润三，我国著名中医妇科专家，国医大师，首都国医名师，中日友好医院中医妇科主任医师，兼任中国中医科学院学部委员，中日友好医院中西医结合中心指导专家。从医 60 余载，临床经验丰富，擅长诊疗不孕症、子宫内膜异位症等妇科常见病和疑难杂病。

【经典名方】四逆散（出自《伤寒论》）

组成：甘草（炙）、枳实（破，水渍，炙干）、柴胡、芍药各十分（6 g）。

用法：上四味，捣筛，白饮和服方寸匕，日三服。现代用法：水煎服。

原文：少阴病，四逆，其人或咳，或悸，或小便不利，或腹中痛，或泄利下重者，四逆散主之。

【学术思想】在临床实践中，许教授主张衷中参西，西为中用，力求辨证与辨病相结合，治疗讲究个性与共性结合。许教授治疗妇科疾病的理论源于《黄帝内经》《难经》《本草经》《伤寒杂病论》《温病条辨》等经典名著。力求在临床中用药"少而精，稳准狠"；在学习中医时，要"多读书，多临床"。

【诊断思路】输卵管不通畅由急性盆腔炎治疗不彻底，热毒与湿热之邪内蕴，或经期、产后胞脉空虚，湿热之邪乘虚而入引起。湿热之邪内蕴阻遏气机，以致气滞血瘀，冲任受阻而形成本病。若瘀血内阻胞脉，则致输卵管不通引起不孕。该病主要症状为下腹痛或少腹隐痛、性交痛，部分患者有低热或白带增多。中医临床症状多为气滞血瘀证，症状为下腹胀痛，腰骶酸痛，情志抑郁，善叹息，易烦躁，两胁胀痛，经前乳房胀痛，月经不畅、有血块、色暗，舌质暗红或有瘀点，苔薄白，脉弦细。

许教授认为从临床症状及体征来看，输卵管不通引起不孕已由急性期的热毒壅盛和湿热蕴结型，转为瘀血阻滞型。所以慢性盆腔炎已不是真正意义上的"炎"症，而属于"瘀"与"结"。瘀血的形成又以气滞为主要原因。从女性生理上讲，无论月经、孕产、哺乳，均有损于血，以致气分偏盛；多数女性又易受到工作、生活及家庭等各方面压力的影响，情志郁结。"气为血之帅"，肝郁气滞、血运不畅，而致血瘀，所以在治疗中非常重视理气药的运用。

【治疗方法】许教授在治疗妇科疾病方法上独树一帜，别出新意，运用内服四逆散加味（通络煎）加中药保留灌肠。中医内服外用综合治疗效果更佳，因为从解剖学角度来讲，直肠为子宫的邻近器官，直肠静脉丛壁薄、数目多，使盆腔脏器的静脉系统像一个水网相连的沼泽，而且子宫和直肠之间的静脉丛相互吻合。中药保留灌肠的药物可以通过静脉丛渗入盆腔微环境，促进盆腔血液循环状态，改善组织营养，降低毛细血管的通透性，减少炎症渗出，从而有助于炎症吸收、粘连松解和癥瘕消散，达到治疗效果。许教授认为，中药保留灌肠在治疗女性输卵管阻塞性不孕方面具有优势，根据多年临床经验，创立了通络灌肠方。药物组成：莪术 20 g，细辛 3 g，透骨草 30 g，赤芍 30 g，蒲公英 30 g。将药物水煎 2 次，浓缩至 100 mL，每晚灌肠 1 次。若患者保留灌肠时间少于 4 小时，许老师建议原方中加入收敛涩肠之诃子 10 g、五倍子 10 g 和温阳止泻之补骨脂 10 g。

【治疗绝技】许教授剖析四逆散组方实际上包含有枳实芍药散和芍药甘草汤两个方剂。前者在《金匮要略》里是用于治疗"产后腹痛，烦满不得卧"之证，说明古人早已应用枳实芍药散治疗妇人腹痛。现代药理研究证明：枳实有显著的收缩子宫的作用；芍药有解痉镇痛、消炎、扩张血管的作用，对于气滞血瘀所引起的妇人腹痛，二药合用有较好的功效。芍药甘草汤出于《伤寒论》，用治外感病误用汗法造成脚挛急一证，分析其功效发现该方有柔肝舒筋、缓急止痛、敛津液、养阴血之功。现代药理证明：甘草有松弛平滑肌痉挛、抗炎解毒的作用；柴胡一药，现代药理证明具有解热镇静抗炎、改善肝功能的作用。

许教授在《伤寒论》四逆散的基础上加川芎 10 g，当归 10 g，桃仁 10 g，红花 10 g，丹参 30 g，延胡索 10 g，路路通 10 g。用以理气活血，消炎清热，解痉止痛。方中柴胡疏肝解郁，通调气机；枳实下气破结，与柴胡合用升降调气；甘草健脾益气；赤芍、川芎、当归、桃仁、红花、丹参活血养血、祛瘀止痛；延胡索活血行气止痛；路路通化瘀通络。全方疏肝理气，活血化瘀止痛。在此基础上可配合丹参、三七粉加大活血化瘀力度。对炎症明显者，加龙葵、蒲公英清热解毒，活血散结；输卵管不通者需配合活血通络之品，如穿山甲、路路通、皂角刺、桂枝等；输卵管梗阻者可加蜈蚣 5 条、水蛭 3 g（冲服）、穿山甲 10 g 以活血化瘀通络。

【验案赏析】患者，女，28 岁。2018 年 10 月 18 日初诊。主诉：未避孕未孕 1 年。现病史：结婚 2 年，婚后夫妇未避孕 1 年未孕。刻下症：末次月经 2018 年 10 月 10 日，平素情绪欠佳，乏力明显，伴有腰酸，纳可，多梦，二便调，舌淡红，苔薄白，脉弦细。既往史：无盆腔炎、结核、阑尾炎病史，无手术史，无药物过敏史。月经、生育史：12 岁月经初潮，月经规律，27 天一行，经量中，有少量血块，无经行腹痛，伴有经前乳房胀痛；行人工流产术 1 次，宫外孕 1 次（2017 年 3 月右侧输卵管异位妊娠，于腹腔镜下行右侧输卵管切除术）。男方精液常规检查无异常（A 级精子 37%）。辅助检查：①基础体温双相；②规律性监测卵泡三个周期，均提示有优势卵泡（直径 > 18 mm）排出。③2018 年 8 月 24 日子宫输卵管碘油造影：右侧输卵管不通，左侧输卵管通而不畅，形态迂曲，20 分钟后显示盆腔弥散欠佳。西医诊断：继发不孕（输卵管阻塞性不孕）；中医诊断：不孕（气滞血瘀证）。治法：理气活血，化瘀通络。以通络煎加味，处方：北柴胡 10 g，枳实 12 g，赤芍 15 g，甘草 10 g，路路通 10 g，穿山甲 9 g，丹参 30 g，水蛭 10 g，三七粉 3 g（冲服），黄芪 30 g，土鳖虫 10 g，蜈蚣 5 条，桂枝 30 g，威灵仙 15 g，莪术 30 g，远志 6 g。21 剂，每日 1 剂，水煎分早晚 2 次温服，经期停服。同时辅以中药灌肠，予通络灌肠方加诃子 10 g。21 剂，每日 1 剂，睡前保留灌肠 5 ~ 7 小时，经期停用。嘱用药期间工具避孕。

2018 年 11 月 23 日二诊：服药后诉腰酸、腰腹部有牵扯感，大便偏稀。舌淡、边有齿痕，苔薄白，脉弦细。在上方通络煎加味基础上加补益肝肾之菟丝子 50 g、桑寄生 30 g，健脾益气之麸炒白术 30 g。21 剂，每日 1 剂，用法同前。中药灌肠处方同前，睡前保留灌肠 5 ~ 7 小时，经期停用。

2018 年 12 月 28 日三诊：患者诉服药期间腰酸、乏力等症状消失，无特殊不适，纳眠可，二便调。故继服二诊处方 2 个周期（21 天为一个周期）。同时继续予中药灌肠，处方同前。

2019 年 3 月 2 日四诊：患者目前服用通络煎、通络灌肠方灌肠各 105 剂（完成周期治疗）。现有生育诉求，末次月经 2019 年 2 月 26 日，现为月经周期第 6 天，规律监测卵泡（月经周期第 12 天起监测），改用调冲方补益肝肾以辅助卵泡生长，处方：北柴胡 10 g，紫河车 10 g，山茱萸 10 g，山药 20 g，熟地黄 20 g，红花 3 g，鹿茸片 3 g，当归 20 g，香附 6 g，益母草 20 g。21 剂，每日 1 剂，分早晚两次温服。

2019 年 3 月 25 日五诊：末次月经 2019 年 3 月 24 日，周期 26 天，今为月经周期第 2 天。患者未诉特殊不适，故继续服用调冲方 14 剂，同时监测卵泡，待有优势卵泡（平均直径 > 18 mm）后指导同房。

2019 年 4 月 28 日六诊：月经未来潮，尿人绒毛膜促性腺激素（hCG）阳性，提示早孕。

2019 年 5 月 10 日七诊：盆腔彩超示子宫增大，宫内可见妊娠囊 3.5 cm × 1.6 cm，胎芽 1.0 cm，并可见胎心搏动。患者一般情况可，转入产科建档。2010 年 6 月电话随访，顺产一健康男婴。

【按语】患者为育龄期女性，排卵及男方精液无异常，结合输卵管造影结果（2018 年 8 月 24 日），考虑其不孕与输卵管阻塞相关，故诊断为输卵管阻塞性不孕。患者生育要求强烈，久不受孕而情志不畅，结合舌脉，辨证为气滞血瘀证，选用通络煎为主方治疗，同时辅以通络灌肠外治法进行局部治疗。二诊患者诉腰酸、乏力，考虑患者体瘦，单用化瘀通络之品导致耗气较多，而出现乏力、腰酸等脾肾两亏症状，故在原方基础上加用菟丝子、桑寄生以补肾益精，麸炒白术以健脾祛湿。三诊患者一般情况可，许教授推崇效不更方的思路，故继续用二诊处方治疗 2 个周期。许教授认为，输卵管阻塞性不孕的基本疗程是规律性口服 90 剂通络煎加味和灌肠 90 剂通络灌肠方。该患者遵医嘱内服通络煎、外用通络灌肠方治疗 5 个周期，完成周期治疗。停药 2 个月后顺利妊娠。

参 考 文 献

[1] 辛茜庭. 许润三教授辨病辨证相结合治疗慢性盆腔炎的经验 [J]. 中国临床医生，2006，34（1）：55 – 56.

［2］许润三，经燕，赵红．四逆散在妇科疾病治疗中的运用［J］.中国医刊，1999，34
（12）：39.

［3］许琳，刘弘，许润三．许润三运用化瘀通络法治疗输卵管阻塞性不孕经验［J］.中
医杂志，2020，61（18）：1591－1593.

张志远教授运用内服易黄汤联合外用自拟止痒洗剂阴蚀汤治疗湿热型盆腔炎经验

【经典名方】易黄汤（出自《傅青主女科》）

组成：山药（炒）一两（30 g），芡实（炒）一两（30 g），黄柏（盐水炒）二钱（3 g），车前子（酒炒）一钱（3 g），白果10枚。

用法：水煎服。

原文：妇人有带下而色黄者，宛如黄茶浓汁，其气腥秽，所谓黄带是也。夫黄带乃任脉之湿热也。……惟有热邪存于下焦之间，则津液不能化精，而反化湿也。……法宜补任脉之虚，而清肾火之炎，则庶几矣！……此不特治黄带方也，凡有带病者，均可治之，而治带黄者，功更奇也。盖山药、芡实专补任脉之虚，又能利水，加白果引入任脉之宫，更为便捷，所以奏功之速也。至于用黄柏，清肾中之火也。肾与任脉相通以相济，解肾中之火，即解任脉之热矣。

【学术思想】盆腔炎是临床比较常见的疾病之一，主要是指女性盆腔内生殖器官、子宫周围的结缔组织及盆腔腹膜的炎症。急性盆腔炎的中医发病机制为湿热邪毒侵袭，冲任、胞宫脉络受阻，导致营卫失调，气血凝滞，临床表现为高热不退、腹痛剧烈等症状。张老据《伤寒论·辨太阳病脉证并治中第六》中"太阳病不解，热结膀胱，其人如狂，血自下，下者愈"立法，泻火与逐瘀并用，因势利导，祛除下焦瘀血，使患者得以痊愈。

【诊断思路】受诸家影响，张老在其手稿中指出，带下过多的病因病机以脾虚、肾虚、湿热为主。脾虚与患者常食生冷、活动过度有关，脾喜燥而恶湿，脾气损伤，不能运化、调节水液代谢，湿邪流于下焦，伤及任带二脉，造成分泌物增多而致带下；肾虚或因房劳多产，或因长期自渎、带下，或因年老体衰，肾阳亏损，失去"封藏"与"固摄"能力，任带失约，致阴液滑脱而下；湿热或因素体有湿，或因行经产后，胞宫空虚，生活用具不

洁，湿热内犯，或因手术损伤，风热秽浊之邪乘虚内侵，与湿相结，湿热产物沿阴道下行，形成带下现象。

【治疗方法】湿热型带下病临床主症：黄带黏稠，气秽味臭，混浊似泔水，或似腐奶，夹有血液，淋漓不断，下腹部坠痛，阴部灼热瘙痒，口苦，尿赤，舌红脉数。治法及方药：治疗可分为内外二法。内服法一是依据"渗湿于热下"，用《傅青主女科》易黄汤加蕺芽、茵陈、功劳叶，重在补涩，辅以清利，使肾得复，热清湿祛，带下自愈；二是根据"治湿不利小便非其治也""非淡不渗，非辛不通"，投予《产科发蒙》八仙饮加墓头回，利水通便，使热从下焦而出，以清利湿热为主，佐以解毒，并常以芹菜根煎水服配合治疗。

【治疗绝技】张老认为，带下过多的辨证以带下量、色、质、气味的异常为主，但带下病并非单独发病，而是常在月经、妊娠、产后各时期与他病一起发作，临证需结合全身症状、舌象、脉象进行综合分析。治疗则提倡内外同治。内治以除湿为主，脾虚宜健脾、升提，肾虚宜温阳、收涩，湿热宜清利。张老认为治疗带下病时配合外治法效果更佳。湿热型带下病外治法参考"妇人阴痒，多属虫蚀所为"，自拟止痒洗剂阴蚀汤（苦参、蛇床子、百部、浮萍、葎草、地肤子、鹤虱、狼毒、川椒、徐长卿、硼砂、威灵仙、黄芩、夜交藤、菝葜），着重解除局部症状，杀虫止痒，清热解毒。药物随症加减，如手足心发热，喜凉，加《千金方》三物黄芩汤；如阴痒较重，配合服用中成药龙胆泻肝丸；如兼有经水不利、量过少，用萹蓄、瞿麦、木通、车前子。

【验案赏析】刘某，26岁，2014年7月12日首诊。主诉：阴道瘙痒15天。月经周期、经量均可。阴道有黄色带下流出，污浊腥臭，夹有血性物，时发痒感，经期加重，心慌气短，尿少便溏，舌红苔黄，脉滑数。方药：内服方：蒲公英30 g，银花15 g，败酱草15 g，薏苡仁30 g，白果15 g，泽泻10 g，芡实子30 g，海金沙10 g，黄柏10 g，苍术10 g，鸡冠花10 g。每日1剂，水煎分3次服，连饮15天。外用方：苦参30 g，蛇床子30 g，川椒30 g，土槿皮30 g，五倍子30 g，硼砂30 g，夜交藤30 g，雄黄10 g，没食子20 g。煎汤外洗，每日2次，1剂可连洗3天，再换新药。

7月29日二诊：用药后带下减少，瘙痒减轻，嘱其继用上方10天，经期停药，仅用外洗，并注意月经时是否仍有症状。尔后痊愈。

【按语】此患者为湿热下注致病，张老治疗以清化湿热为主，兼以解毒。内服方取自《金匮要略》薏苡附子败酱散，并据症加减，湿热色黄加黄连、黄柏、海金沙；有血性物加小蓟、三七、鸡冠花；量多频下不止，需通利水道加泽泻；味臭甚恶，加银花、蒲公英；杀虫止痒，补肾除湿，加苍术、白果、芡实子。原方中附子虽能温里止痛，但其性为热，未避免资邪，故不再使用。全方共奏清热解毒，渗化利水，祛湿止痒之功。

参 考 文 献

［1］李崧．国医大师张志远妇科学术思想及临证经验研究［D］．济南：山东中医药大学，2019．

［2］李崧，刘桂荣．国医大师张志远妇科验案四则［J］．中华中医药杂志，2018，33（7）：2880-2882．

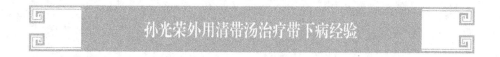

孙光荣外用清带汤治疗带下病经验

【经典名方】清带汤（自拟方）

组成：蛇床子、炙百部、白花蛇舌草、蒲公英、金银花、生薏苡仁、煅龙骨、煅牡蛎、芡实仁、白鲜皮、地肤子、紫苏叶、生甘草。

用法：水煎坐浴，每日1剂，早晚各1次。

【学术思想】孙老认为，女子生理性"带下"属于人体之"精"的范畴，为肾脾之精所化，"带下"对女子的重要性犹如"生殖之精"对男子的重要性。带下病病位主要在前阴、胞宫，任脉损伤、带脉失约是带下病的核心机制。带下病的发生与湿、毒、热和脏腑失调关系密切，其治疗以清热解毒、利湿止带和调理脾肾、补元摄带为主。带下病日久可加用固涩敛带之药以治其标。

【诊断思路】孙老认为，带下病的发生与湿、毒、热和脏腑失调关系密切，但其主要病因多离不开湿邪，正如《傅青主女科》所说："夫带下俱是湿症。"湿有内外之别。外湿指外感之湿邪，如经期涉水淋雨，

感受寒湿，或产后胞脉空虚，摄生不洁，湿毒邪气乘虚内侵胞宫，以致任脉损伤，带脉失约，引起带下病。内湿的产生与脏腑气血功能失调有密切

的关系：肝郁克脾或脾胃虚弱，脾虚则运化失职，水湿内停，下注任带，或肝经湿热下注任带；肾阳不足，气化失常，水湿内停，又关门不固，致精液下滑；素体阴虚，感受湿热之邪，伤及任带，导致带下病的发生。带下病病位主要在前阴、胞宫。任脉损伤、带脉失约是带下病的核心机制。

【治疗方法】外用方清带汤主要药物包括蛇床子、炙百部、白花蛇舌草、蒲公英、金银花、生薏苡仁、煅龙骨、煅牡蛎、芡实仁、白鲜皮、地肤子、紫苏叶、生甘草。方中三联药组"蛇床子、炙百部、白花蛇舌草"解毒杀虫止痒，为君药组；三联药组"蒲公英、金银花、生薏苡仁"清热解毒利湿，药对"白鲜皮、地肤子"祛风止痒，两组药共为臣药组。

【治疗绝技】孙老认为，白带本属人体生理现象，白带增多无论何种原因所致，都是病理现象，日久则可导致人体虚证丛生。虽然从目前文献报道来看，临床中治疗带下病的外用药以清热解毒为主，且有一定疗效，但孙老认为带下病的外治不能只顾针对症状而一味使用清热解毒止痒的药物，一味使用这种方法效果不能持久，容易反复。诊治中还要兼顾到"带下"本属人体生理现象这一情况，适当加用固涩敛带的药物。基于此，孙老独具匠心，在外洗方中加入了三联药组"煅龙骨、煅牡蛎、芡实仁"以固涩止带，为佐药组。方中紫苏叶芳香辟秽，可消除带下增多所致之腥味，生甘草可调和诸药。孙氏清带汤全方融清、利、敛为一体，相辅相成，相得益彰，全面兼顾了带下病的生理病理特点。孙氏清带汤用于带下病的外治治疗，尤以湿热下注证效果最为明显，临床上滴虫性阴道炎、外阴阴道假丝酵母菌病（既往称为念珠菌性阴道炎）、细菌性阴道病、幼女阴道炎、宫颈炎等均可应用，对于盆腔炎、肿瘤等引起的白带增多也可配合使用，以减轻局部症状。临床使用中，带下夹血丝者可加白茅根；局部瘙痒严重者可加蝉蜕、白蒺藜等一味或两味；带下日久量多者可再增入木槿皮增强敛涩之力；白带腥味较重者可以鱼腥草替换紫苏叶，或二者同用；因相关肿瘤引起白带增多者可加入山慈菇、半枝莲、菝葜根等以增清热解毒软坚散结之力。

【验案赏析】患者，女，41 岁。2012 年 5 月 16 日就诊。主诉：白带增多 1 年余。诊见：脉细而虚，舌淡有齿痕，苔少，白带量多、清稀如水样、无腥味、无血丝，伴见面色萎黄，纳呆，失眠，胃脘隐痛、喜温喜按，小便灼热而无力，尿急而余沥不尽。既往史：糜烂性胃炎、十二指肠炎病史 2 年。中医诊断：带下病，胃痛病。辨证脾胃虚寒，湿邪下注证。治则治法：健脾温胃，利湿止带。口服方：太子参 15 g，生黄芪 10 g，紫丹参 7 g，海螵蛸 15 g，砂仁 4 g，橘络 7 g，荜澄茄 4 g，姜半夏 7 g，蒲公英 15 g，鸡内金 6 g，百部根 10 g，延胡索 10 g，茯神 12 g，炒酸枣仁 12 g，车前子 10 g。7 剂，水煎服，每日 1 剂，早晚各 1 次。坐浴方：蛇床子 15 g，百部 15 g，白花蛇舌草 10 g，蒲公英 10 g，金银花 10 g，鱼腥草 10 g，苦参 10 g，土茯苓 12 g，地肤子 12 g，白鲜皮 12 g，萆薢 12 g，紫苏叶 12 g，芡实 15 g，生薏苡仁 15 g，煅龙骨、煅牡蛎各 15 g。7 剂，水煎，坐浴，每日 1 剂，早晚各 1 次。上方内服、外用各 7 剂后，白带增多及小便灼热感均消失，胃痛明显缓解。由于白带基本消失，嘱停用坐浴药，以内服药专治胃痛。

【按语】 孙老认为带下病的发生与湿、毒、热和脏腑功能失调关系密切，故治疗离不开清热解毒、利湿止带。清热解毒、利湿止带之内服方剂多选孙光荣分清泌浊饮加减。孙光荣分清泌浊饮为孙老自拟的治疗带下病的内服基本方，全方益气活血、利湿清热，由 3 组"三联药组"组成，即党参、黄芪、丹参，萆薢、车前子、蒲公英和生薏苡仁、芡实仁、生甘草。

参 考 文 献

[1] 薛武更. 国医大师孙光荣运用"三联药组"治疗带下病经验撷菁［J］. 湖南中医杂志，2017，33（3）：19 – 21.
[2] 薛武更，孙光荣. 国医大师孙光荣治疗带下病［J］. 吉林中医药，2017，37（1）：25 – 28.

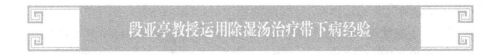

段亚亭教授运用除湿汤治疗带下病经验

【经典名方】 四君子汤（出自《太平惠民和剂局方》）

组成：人参（去芦）、甘草（炙）、茯苓（去皮）、白术各等分。

用法：每服二钱，水一盏，煎至七分，通口服，不拘时，入盐少许，白汤点亦得。

原文：治荣卫气虚，脏腑怯弱，心腹胀满，全不思食，肠鸣泄泻，呕哕吐逆，大宜服之。常服温和脾胃，进益饮食，辟寒邪瘴雾气。

【学术思想】 中医妇科带下病是常见的炎症性疾病，段老认为重庆地区患者患带下病的核心病机为湿邪盘踞盆腔，常兼夹寒、湿、热、瘀等邪，胶结缠绵，反复难愈。故治疗以除湿为大法，在此基础上灵活予以健脾、温经、清热、活血等法以提高疗效。

【诊断思路】中医带下病为慢性疾病，多由盆腔炎失治误治而来。段老认为本病病程长，病情缠绵难愈，易反复发作等，结合川渝地域、饮食结构等地方特点，从三因制宜理论，指出盆腔炎性疾病后遗症的核心病机为湿邪为患，盘踞盆腔。其因病日久，素体正气已虚，外邪留恋不去，湿邪自内而生，停聚盘踞于盆腔，易兼夹寒、湿、热、瘀等邪，胶结难解，病情缠绵反复。若患者嗜食生冷，衫薄贪凉致使体内阳气不足，寒邪侵袭机体与湿相结而成寒湿之邪，寒邪收引湿邪凝滞，则小腹冷痛，喜温喜按，遇热痛减，带下增多，质地清稀，舌淡红，苔薄白或白腻，脉沉弦；若患者嗜食辛辣，易胃热炽盛，或患者情绪急躁，肝经火热，热邪与湿邪相结成湿热之邪，或湿邪化热而成湿热之邪，湿热邪气下注盆腔则小腹有灼热不适感，带下色黄有异味，小便色黄，部分患者可见小便灼热，甚至可有刺痛，舌色红，苔黄或黄腻，脉滑而数；若湿与瘀结，则小腹隐痛绵绵，或有刺痛，月经紊乱，经色偏暗，夹有血块，舌色暗可见瘀斑瘀点，脉来不流利现涩象；若久治不愈而见虚象，则少腹部绵延作痛，精神萎靡，少气懒言，疲倦身懒，舌色淡，苔薄白或少，脉沉弱。

【治疗方法】虽盆腔处下焦，脾胃属中焦，但湿邪不除根源在脾失健运，脾喜燥恶湿，若脾气健旺，则能运化水湿，湿除而病愈，因此段老提出以除湿为大法，并拟定了除湿汤。药物组成：藿香15 g，佩兰15 g，石菖蒲10 g，厚朴15 g，炒苍术15 g，炒白术15 g，生薏苡仁30 g，党参30 g，茯苓15 g，车前子10 g，甘草5 g。其中藿香、佩兰芳香化湿；石菖蒲豁痰除湿；苍术、白术健脾除湿；厚朴行气化湿；生薏苡仁、车前子清热除湿，并且防湿邪化热；四君子汤补气健脾、助脾运湿。全方共奏除湿、健脾、益气之功。因此，立药味平和的除湿汤为治疗此病的基本方。

【治疗绝技】带下类疾病是妇科临床中难治的常见疾病。段老通过因病、因地、因人综合分析，提出了湿邪盘踞盆腔是重庆地区带下类疾病患者的核心病机。病程日久，素体正气已虚，外邪留恋不去，湿邪自内而生，停聚盘踞于盆腔，易兼夹寒、湿、热、瘀等邪，胶结难解，病情缠绵反复，难以速愈。故在治疗中主抓除湿之法，并根据兼夹之不同，灵活选方治疗：脾虚湿盛者，用除湿汤健脾除湿，以杜生湿之源；寒湿困阻者，用温经汤合少腹逐瘀汤温经除湿，以散寒湿之困；湿热胶结者，用当归贝母苦参丸、薏苡附子败酱散、四妙散清热除湿，以解湿热之结；湿瘀互阻者，用当归芍药散活血除湿，以祛湿瘀之邪；久病正虚者，用四君子汤合左归丸或右归丸加减益气除湿，以补肝肾之虚。段老从湿论治带下类疾病后遗症理法方药的体系较为完备，主要针对重庆湿热较重地区的患者。

【验案赏析】罗某，女，29岁，于2018年6月26日初诊。1年前泡温泉后出现带下增多、色黄、呈豆渣样、有异味，伴外阴瘙痒。1个月前症状复发加重，带下量多、色黄、呈豆腐渣样、有异味，外阴瘙痒难忍，纳可，眠可，大便秘结，小便色黄。未婚，有性生活史。平素月经正常，末次月经2018年6月1日。舌红，苔黄腻，脉滑数。查外阴：大小阴唇皮肤粗糙，质地变硬，色素减退。阴道通畅，阴道内见大量黄色豆渣样分泌物，宫颈光滑。白带常规检查：清洁度Ⅲ度，霉菌阳性。诊断为带下病，黄带。辨证为湿热下注证。治以清热利湿止带。方用佩兰汤加减：佩兰15 g，藿香15 g，黄芩10 g，黄连6 g，通草、泽泻、车前子各15 g，黄柏10 g，白鲜皮、苦参、白术、茯苓各10 g。7剂，每日1剂，水煎服。忌生冷刺激性食物，保持外阴清洁，节房事。

二诊：白带量较前减少、色微黄，外阴瘙痒缓解，纳眠可，大便偏干、1日1次，舌质红，苔薄黄，脉细。前方加麦冬15 g，续服7剂。

三诊：白带趋于正常，外阴瘙痒基本缓解，复查白带清洁度Ⅱ度，霉菌阴性。前方去黄连，加山药、白果仁各15 g，续服7剂。

四诊：白带基本正常，诸症均好转，前方续服7剂。随访半年，带下正常。

【按语】段老根据《金匮要略》湿病的理论，结合后世医家治疗湿病的经验，提出湿热型带下病常因感受湿邪，或久居阴湿之地，或涉不净之水，或饮食不洁，致湿邪承胞脉空虚而入，湿滞体内日久化热，伤及任带，以致任脉不固，带脉失约。重庆乃湿热重浊之地，外加患者涉温泉不净之水，以致感受湿邪，流注下焦，反复迁延不愈而化热。故治以芳香化浊、除湿止带，并清泻热毒。方用佩兰汤加减。方中佩兰、藿香芳香化浊除湿、和中，白术、茯苓健脾除湿，黄芩、黄连、黄柏清三焦热，白鲜皮、地肤子、蛇床子去湿止痒，通草、泽泻、车前子利水渗湿。治病必求于本，三、四诊时予以健脾补肾之药以固本，病得以痊愈。

参 考 文 献

[1] 王彩霞，覃月琴，廖佳敏. 段亚亭应用佩兰汤治疗带下病经验 [J]. 实用中医药杂志，2019，35（11）：1406-1407.

朱南孙教授运用银甲丸联合二至丸治疗慢性盆腔炎经验

【经典名方】银甲丸（出自《王渭川妇科经验选》）

组成：金银花15 g，连翘15 g，升麻10 g，红藤15 g，蒲公英15 g，鳖甲（先煎）24 g，紫花地丁15 g，蒲黄（包煎）10 g，椿皮5 g，大青叶12 g，茵陈12 g，琥珀（研末冲服）2 g，桔梗9 g。

用法：水煎服。一般以5~7天为一疗程，一天服一剂，一剂分2次服用，早晚各1次。

原文：湿热蕴结下焦之黄白带、赤白带、盆腔炎、子宫内膜炎、尿道炎、宫颈糜烂等妇科下焦慢性炎症等。

【学术思想】朱教授主张从"湿热蕴阻冲任，肝肾不足"立论，采用"先清后补，分阶段治疗"的方法治疗慢性盆腔炎，邪未去以"清热疏化，通利冲任"为主，邪既清则以"清养肝肾，益气扶正"为主，分阶段治疗，疗效显著。

【诊断思路】朱教授认为，本病病机当属"湿热蕴阻，冲任气滞，肝肾不足"，其中"肝肾不足"为本，"湿热蕴阻"为标。本病多由房室不慎，或宫内手术，或经期产后（包括人流、小产等），血室正开，胞宫胞脉空虚，湿热之邪，乘虚内侵，蕴结胞宫胞脉，损伤冲任而发病。湿性黏滞，迁延难愈，或久治未愈，湿热阻滞气机，与冲任气血搏结而成瘀，湿热瘀互结，轻则阻滞气机，故可见腹痛、腹胀等症；重则瘀结成癥，阻滞络道，可见腹部包块、积水等症；本病经久不愈，脏腑气血失调，精血暗耗，"五脏之伤，穷必及肾"，肝肾同源，一损俱损，故常伴有肝肾不足之象，可出现腰酸、月经失调、乏力倦怠、体弱等症。本病临床见证虚实错杂，因果交织，肝肾不足，御邪无力，外邪易于乘虚入侵，导致慢性盆腔炎反复发作；湿热蕴阻冲任气滞，充养不足，又可加重肝肾精血损耗，两者形成恶性循环，使病情迁延难愈。

【治疗方法】 朱教授认为治疗慢性盆腔炎当先以"清热疏化，通利冲任"之法治疗，临床常选用银甲丸加减。蒲公英、红藤、紫花地丁、败酱草等清利湿热，丹参、丹皮、赤芍等凉血活血散瘀，柴胡、延胡索、川楝子、制香附等理气通滞。如此则湿热得清，冲任气机条畅，邪去则正自安。湿热既清，冲任通畅，又当适时调补冲任，补益肝肾，一则鼓动正气，祛邪外出；二则防止客邪再次乘虚内侵。其次在临床上朱教授常用二至丸加减。除用枸杞子、桑葚、女贞子、补骨脂、桑寄生、续断、制狗脊、杜仲等药清养肝肾之外，尚配伍黄芩、柴胡、郁金、香附、川楝子等以清肝疏肝，疏通络道；以党参、黄芪、南沙参、炒白术等益气扶正，以此肝肾同治，扶正祛邪，而达到祛邪不伤正、扶正不留邪之效，从而避免慢性炎症的复发和迁延不愈。

【治疗绝技】 朱教授认为，虽然本病临床上虚实并见，但仍以"湿热蕴结，冲任气滞"为主要矛盾，对邪客冲任者，治疗"贵在通利"，祛邪为要，故主张攻补兼施，先清后补，祛邪为要。朱教授认为，"邪客冲任，湿热蕴阻"是引起慢性盆腔炎的主要病因，并贯穿始终，客邪不去，正气难复，故在治疗之初不主张过早地应用补益之品，否则湿热未清，补其虚则实更壅，不仅正气难复，反而加重冲任气血瘀滞，气滞则湿停，导致湿邪留恋，闭门留寇。慢性盆腔炎是发生在盆腔生殖器及其周围组织的慢性炎症，常可导致生殖、内分泌、免疫功能的失调，这与中医"肾主生殖"的功能密切相关，肾者"男子以藏经，女子以系胞"，肾中精气虚弱，局部防御功能下降，每月经事来潮，易致外邪不断内侵，而导致疾病复发，因此补益肝肾是预防病情反复或迁延难愈的关键。对于虚损者，治贵在盛，"治肝必及肾，益肾须疏肝"，肝肾同源。

攻补寻机，分阶段治疗。本病由正气不足而致客邪外侵，又因病程迁延，而最终损及肝肾，正虚邪恋而致病程迁延难愈，治疗上朱教授主张"先清后补"，攻补兼施，但攻补的时机把握是临证的关键。清之过久，则恐伤阳气；补之过早，又恐壅遏气机，反致实者更实，虚者更虚。临床上腹痛、腹胀、带下多色黄、低热、舌红苔薄腻、脉数等，常常被认为是湿热未清的临床见证，此时常以"清热疏化，通利冲任"之法治之，待诸症均减，腹痛消失，而以月经失调、腰酸、乏力、舌淡暗、脉沉细等为主时，再行调补之法。但湿热之邪，实难尽清，故临证可根据病情，或攻补兼施，或攻补交替，总以"以平为期"为原则。

【验案赏析】 赵某，女，32 岁。2013 年 11 月 9 日初诊。主诉：左侧少腹反复疼痛半年余。月经初潮年龄 13 岁，经期 8 天，周期 30 天，量中，痛经（－）。生育史：1－0－3－1。患者于 2013 年 2 月行人流清宫术后，出现反复性下腹疼痛，左侧为主，时作时止，无发热，无腰酸，带下不多，经中期亦有腹痛，有性交痛，未诊治。末次月经 2013 年 11 月 4 日，量中；前次月经 2013 年 10 月 6 日，量中。现主症：左下腹痛，无腰酸，带下不多，性交痛，纳可，寐欠安多梦，便调，舌淡暗，苔薄腻，脉沉细。证属湿热蕴阻，冲任气滞。治以清热利湿，疏利冲任。处方：当归 20 g，丹参 30 g，丹皮 15 g，生地黄 15 g，赤芍 15 g，川芎 6 g，蒲公英 20 g，地丁草 15 g，徐长卿 12 g，延胡索 6 g，乌药 9 g。共 12 剂。服药后患者排卵期腹痛未作，性交痛减轻，腰酸明显，余无不适，舌脉如前，仍属余邪未清，治宗原法，稍加桑枝 12 g、桑寄生 12 g、续断 12 g 等清养肝肾。服药 14 剂后复诊，患者月经如期，经期经后略有小腹胀痛，腰酸好转，纳差，食后脘腹胀闷，便调，舌淡红、苔薄腻，脉细弦迟。治以清热健脾化湿。处方：当归 20 g，丹参 20 g，柴胡、延胡索各 6 g，茯苓皮 9 g，焦楂曲各 9 g，鸡内金 12 g，广木香 6 g，川楝子 12 g，王不留行 15 g。服药后脘腹胀闷已除，故治疗仍以清热利湿、疏利冲任为主。

经治疗半年后，患者除经期有轻微腹痛外，无其他不适，于月经中期 B 超监测：内膜 11 mm，有优势卵泡 21 mm × 20 mm × 19 mm，舌暗苔薄，脉细弦。治以滋补肝肾，填精益髓。处方：当归 12 g，丹参 20 g，生熟地黄各 9 g，女贞子 12 g，菟丝子 12 g，覆盆子 12 g，桑寄生 12 g，怀山药 12 g，山茱萸 12 g，地丁草 15 g。再次复诊，患者月经尚准，量偏少，经前乳胀，平时双少腹抽掣痛，经中期检查未见优势卵泡，舌暗边尖红，脉细弦迟。仍治以清热疏化，利气通络。方药：当归 20 g，丹参 30 g，丹皮 15 g，赤芍 15 g，蒲公英 30 g，红藤 30 g，柴胡、延胡索各 6 g，香附 12 g，川楝子 12 g，徐长卿 12 g，石见穿 15 g，路路通 15 g，婆罗子 15 g。共 14 剂。服药后腹痛缓解，腰酸，神疲乏力，夜寐梦扰，大便稀薄，舌淡暗略有齿印、苔薄，脉细弦迟。治以健脾和胃补肾，调理冲任。处方：党参 15 g，焦白术 9 g，茯苓、茯神各 12 g，淮小麦 30 g，炙甘草 6 g，山药 12 g，补骨脂 12 g，菟丝子 12 g，续断 12 g，杜仲 12 g，狗脊 12 g，威灵仙 12 g，淫羊藿 12 g。共 14 剂，再次复诊时妊娠。

【按语】本例患者的治疗主要分为两个阶段，第一阶段以清热疏化、通利冲任为主，共治疗半年左右，二诊、三诊时患者出现腰酸、食后腹胀等兼症，故稍加续断、桑寄生、焦楂曲、鸡内金等治疗兼症，但总以清热疏化为主。第二阶段患者腹痛、腹胀等症已除，而以腰酸、神疲乏力等虚象为主，故改用滋补肝肾之法以固本，但因湿热之余邪难清，易于经后反复，故攻补交替施用，如此调理2个周期而获孕。

参 考 文 献

[1] 潘芳，陈静，王春艳. 朱南孙教授治疗慢性盆腔炎经验 [J]. 四川中医，2016，34 (11)：9-11.

[2] 陈瑞银，胡国华，余思云. 朱南孙教授治疗慢性盆腔炎 [J]. 吉林中医药，2013，33 (9)：881-883.

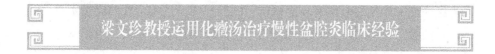

梁文珍教授运用化癥汤治疗慢性盆腔炎临床经验

【经典名方】

1. 血府逐瘀汤（出自《医林改错》）

组成：桃仁四钱（12 g），红花三钱（9 g），当归三钱（9 g），生地黄三钱（9 g），川芎一钱半（4.5 g），赤芍二钱（6 g），牛膝三钱（9 g），桔梗一钱半（4.5 g），柴胡一钱（3 g），枳壳二钱（6 g），甘草一钱（3 g）。

用法：水煎服。

原文：活血祛瘀，行气止痛。治上焦瘀血，头痛胸痛，胸闷呃逆，失眠不寐，心悸怔忡，瘀血发热，舌质暗红，边有瘀斑或瘀点，唇暗或两目暗黑，脉涩或弦紧；妇人血瘀经闭不行，痛经，肌肤甲错，日晡潮热；脱疽、白疕、云雾移睛、青盲等目疾。（现用于高血压、精神分裂症、脑震荡后遗症、慢性粒细胞性白血病、血栓性静脉炎、色素沉着、性功能低下、更年期综合征、顽固性头痛、顽固性低热、眼底出血等属瘀血内阻、日久不愈者。）

2. 抵当汤（出自《伤寒论》）

组成：水蛭30个（熬），虻虫30枚（熬，去翅足），桃仁20个（去皮尖），大黄3两（酒浸）。

用法：上四味为末，以水五升，煮取三升，去滓，温服一升。

原文：妇人经水不利下，抵当汤主之。

【学术思想】梁教授认为慢性盆腔炎的病因病机复杂，历代医家认为本病的发生多与寒、湿、瘀、热、虚等因素有关；其病机为邪客冲任、带脉、胞脉、胞宫，以致气滞血瘀、湿热蕴结、寒湿凝滞等；病位在肝、脾、肾，病性为虚实夹杂。虚、瘀是本病的病理核心。

【诊断思路】因为慢性盆腔炎的病程长，迁延反复难愈，久病气血伤耗，邪毒留滞经脉，正邪相争，扰乱气血，损伤胞宫、胞脉、胞络、冲任督带诸奇脉，从而使任脉失固，带脉失约，瘀邪阻滞冲任，气血运行不畅，导致瘀血结聚其中，阻滞不通，不通则痛，久之，气血运行不畅，则胞宫、胞脉、胞络、冲任失于濡养，即不荣则痛。梁教授学生在总结梁教授治疗慢性盆腔炎的经验时，发现主证中以实证为主，其中陈瘀宿滞证最多见，其次为湿热瘀阻证和瘀血阻滞证，虚证以肾虚血瘀证和气虚血瘀证较多见，其他证型出现次数较少。

【治疗方法】梁教授治疗慢性盆腔炎使用自拟经验方化癥汤的次数最多，其次依次为自拟经验方通络汤、养精通络汤、通络导痰汤、解毒汤等。梁教授治疗慢性盆腔炎的组方思想如下。

（1）性味：从核心方九种药物的性味上分析，八种药物味辛，六种药物味苦，五种药物味温，一种药物味寒，可见组方立足辛散温行苦泄，慢性盆腔炎以寒实体质为主。

（2）归经：从核心方九种药物的归经上分析，八种药物归肝经，五种药物归脾经，两种药物归肾经，其中反映出了梁教授对妇科病（慢性盆腔炎）病机特点的认识：脏腑功能紊乱虽是妇科疾病产生的重要因素，然与慢性盆腔炎关系最为密切的是肝、脾、肾三脏。梁教授认为："脏腑之中，肾为根本，肝为躯干，脾为枝叶。"

（3）立法：以破血逐瘀、通经止痛为主，丹皮、皂角刺、透骨草、水蛭、三棱等均破血通经，消瘀散结之力强烈；配伍陈皮、延胡索理气行气之药，以防气滞血瘀；同时组方中运用陈皮燥湿化痰和中，以除痰湿瘀阻，整个组方同时化瘀同时兼顾了气滞、痰湿，体现了梁教授治疗慢性盆腔炎"气血之中，气多郁滞，血多瘀阻，常挟痰浊"的辨证思想。

君臣佐使关系：该病多因宿瘀内结，癥瘕积聚，非攻坚破积、搜剔猛烈之品不可为也。本核心方以丹皮、水蛭为君，丹皮清热凉血，散瘀消痈；水蛭入血性缓，善以攻坚破积，此两药联用以攻积久之瘀滞，消宿久之痈坚。透骨草、王不留行为臣药，辛散苦泄，平缓入血，行血通络，破血通经，辅君通隧行血。急性子、三棱活血化瘀，加强活血之力。陈皮为使，理气和中，燥湿化痰，顾护中州，为防攻坚之过伤脾胃而功亏一篑。诸药辛散温行，苦泄寒清平缓中和，虽力专攻伐，但也有和中凉散之味，宿积而正气未衰者均可服用，临证可遵"衰其大半而止"之训，每月服用15～20剂，连服3～6个月，并无明显伤正之弊。

【治疗绝技】 梁教授在治疗慢性盆腔炎时，经常运用五组药对，考虑主要取其相须相使为用。

丹皮与水蛭：水蛭咸软、苦泄、平缓，入血，归肝经，破血通经，逐瘀散结之力强。《神农本草经》载："主逐恶血、瘀血、月闭，破血逐瘀、无子，利水道。"丹皮苦辛、微寒，活血凉血，兼入肾经，入血分，下行力速，可通血脉中瘀热壅滞。二者皆苦，入肝经，均入血分而寒凉苦降，清热凉血，破血逐瘀，两者相须为用使得破血之力更强。

透骨草与陈皮：透骨草辛温，归肝经，味辛能散、能行、能润，性温能走能散，入血分祛风除湿，活血通络，散瘀止痛；陈皮辛苦温，归脾肺经，入气分，理气健脾，燥湿化痰。二者相使配对，辛散温行，透骨草入血分，陈皮入气分，气行则血行，透骨草得陈皮使得湿去瘀除，气血调和，血脉通畅。

皂角刺与王不留行：皂角刺辛散温通，归肺、大肠经，性锐力利，直达病所，具有消肿排脓、解毒活血、祛风杀虫之功；王不留行苦泄入血，功专通利，有行血调经、通脉催生之功。《本草纲目》云："王不留行能走血分，乃阳明冲任之药。"两药相须，通利经脉，活血行瘀，祛风止痛，常用于气滞血瘀、经脉阻滞型慢性盆腔炎。

皂角刺与延胡索：延胡索辛苦温，归心肝脾经，功擅活血行气，为止痛之良药。《本草纲目》载其"能行血中气滞、气中血滞，故专治一身上下诸痛"。皂角刺辛散温通，性锐力利，直达病所，具有消肿排脓、解毒活血之功。两者辛温相须为用，使得瘀除肿消痛无。

雷公藤与急性子：雷公藤苦辛寒，归肝肾经，有大毒，有祛风湿、活血通络之功，苦寒清热之力强，消肿止痛功效显著。急性子辛苦温，归脾肝经，散瘀消肿，破血软坚消积。雷公藤苦寒之力强且有大毒，急性子辛润温行，两药相使，则雷公藤活血通络、消肿散结之功彰显，且减其苦寒伤正、有毒之性，以防久服而克伐正气。

【验案赏析】李某，女，25岁，家务，已婚。患者于2013年1月7日因"白带断续3月余"就诊，经期6天，周期30～33天，末次月经2013年12月26日，量正常，色红，夹血块，现经12天，白带量多、色黄、质黏稠。生育史：0－0－0－0，未避孕3个月，平素纳可，舌暗红，苔薄黄，脉滑数。外阴已婚式，阴道畅，宫颈光滑，宫体前位，正常大小，质中，活动，压痛（－）；附件：双侧增厚，质韧，压痛（±）。西医诊断：慢性附件炎。中医诊断：带下。证属湿热瘀阻，以活血通络，化瘀泄浊为法，予自拟方化癥汤加减：三棱10g，丹皮10g，皂角刺15g，陈皮10g，清半夏5g，玄胡10g，莪术10g，王不留行10g，土鳖虫10g，蒲黄10g，水蛭4g，透骨草15g，急性子10g，刘寄奴10g，茵陈蒿10g，薏苡仁10g，雷公藤6g。10剂水煎服。嘱禁食滋补、酸涩辛辣食物，经期避免剧烈运动及增加腹压运动。

二诊：2013年1月23日，末次月经2012年12月26日，量、色、质正常，无腹痛，白带量减少，色黄，质黏稠。纳可，舌脉同前。现经34天，测尿hCG（－）。原方减掉蒲黄，继服15剂。

三诊：2013年2月6日，末次月经2013年1月27日，量正常，色红，腹痛，夹少许血块，现经10天。白带量明显减少，白带色黄，质正常。平素纳可，舌脉同前。妇科检查：外阴已婚式；阴道畅，白色糊状；宫颈光滑，宫颈口充血明显；宫体右前位，正常大小，质中，活动，压痛（－）；附件（－）。患者诸证明显好转，继守前方，15剂水煎服，巩固疗效。

【按语】本病属中医"带下"范畴，据患者症状体征分析经期6天，周期30～33天，末次月经2013年12月26日，量正常，色红，夹血块，现经12天，白带量多、色黄、质黏稠，结合舌脉辨为湿热瘀阻证，当以活血通络、化瘀泄浊为法。药用三棱破血行气，消积止痛；蒲黄、延胡索、刘寄奴行血消瘀，理气止痛；陈皮、清半夏燥湿化痰；水蛭、土鳖虫破血通经；丹皮清热凉血活血；皂角刺、王不留行活血通络；薏苡仁、茵陈蒿利湿泄浊，全方逐瘀散结以治本，利湿泄浊以治标，癥消瘀散气行血畅，诸症自平。二诊诸症减轻，效不更方，原方服用1个月后，三诊经量、色正常，白带正常，妇科检查附件区正常。嘱禁食滋补、酸涩辛辣食物，经期避免剧烈运动及增加腹压运动。

参 考 文 献

[1] 杨卫灵 . 梁文珍教授治疗慢性盆腔炎临床经验的数据挖掘 [D]. 合肥：安徽中医药大学，2014.

韩延华教授运用韩氏妇炎汤口服加妇炎灵 3 号灌肠治疗盆腔炎经验

【名医简介】韩延华，黑龙江中医药大学教授、博士研究生导师；黑龙江中医药大学附属第一医院名医工作室主任；全国著名中医学家、中医妇科名家韩百灵教授的学术继承人，全国第五批名老中医药专家指导老师，教育部重点专科学术带头人，国家中医流派传承工作室"龙江韩氏妇科流派"项目负责人。发扬了韩百灵教授的"肝肾学说"，对女性生殖内分泌疾病有其独特建树，提出"肝主冲任"的理论，擅长治疗不孕症、复发性流产、子宫内膜异位症、多囊卵巢综合征、盆腔炎性疾病后遗症等。

【经典名方】韩氏妇炎汤，妇炎灵 3 号（韩延华教授自拟方）

1. 韩氏妇炎汤组成：三棱 15 g，莪术 15 g，川楝子 10 g，鱼腥草 20 g，土茯苓 15 g，怀牛膝 15 g，丹参 15 g，连翘 15 g，白芍 15 g，香附 15 g，延胡索 15 g，桂枝 10 g，甘草 10 g。

用法：常法煎服。

2. 妇炎灵 3 号组成：败酱草 20 g，黄柏 20 g，赤芍 15 g，当归 20 g，川芎 10 g，三棱 15 g，莪术 15 g，皂角刺 15 g，鸡血藤 20 g，丹参 30 g，穿山甲 5 g（先煎），浙贝母 15 g，延胡索 30 g。

用法：将药物浓煎，每剂煎取约 100 mL 药液，晾至 37 ℃左右，每晚睡前排空二便后，侧卧位屈膝，将涂有润滑油的灌肠软管轻插入肛门 15 ～ 20 cm，缓慢滴注灌肠液，保留至少 30 分钟，时间越长越好，经期停用。

【学术思想】妇人以血为本，以气为用，古人云："气行则血行，气滞则血凝。"韩教授认为盆腔炎性疾病的病位在肝，关键病机为气滞血瘀。韩教授在临证时针对本病的病因病机，治以疏肝解郁、活血化瘀，兼顾清热化湿、补益气血、补肾健脾，自拟"韩氏妇炎汤"，注重随症加减，病证结合，标本兼治，临床效果颇佳。

【诊断思路】女子以肝为先天，肝藏血，主疏泄，喜条达而恶抑郁。《济阴纲目·卷六》论："女性多气多郁，气多则为火，郁多则血滞，故经脉不行，诸病交作，生育之道遂阻矣。"肝失疏泄，导致气机郁滞，瘀血阻络，水湿内停，日久化热；肝克脾土，脾运化水湿功能障碍导致水湿内停；脾胃为后天之本，气血生化之源，脾虚则气血生化乏源，气血虚弱，因虚致瘀；宫腔操作损伤胞宫导致瘀血阻滞；瘀血、水湿日久化热，形成湿热瘀血互结，阻滞冲任、胞宫，导致腹痛、带下量多、癥瘕、不孕等。《景岳全书》曰："瘀血留滞作症，惟妇人有之。其证则或由经期，或由产后，……或易怒伤肝，气滞而血留，或忧思伤脾，气虚而血滞。总由血动之时，余血未净，而一有所逆，则留滞日积而渐以成癥矣。"急性期未及时治疗，湿热瘀血日久耗伤气血，伤及肾阳，而致虚实夹杂。使气血虚弱，肾阳不足，胞脉失于温煦，阴寒内盛，出现小腹冷痛、腰冷痛、倦怠乏力等症。

【治疗方法】韩教授根据盆腔炎性疾病的病因病机及其对现代医学的认识，总结出基础方加减而用，拟方韩氏妇炎汤，方中三棱为血中之气药，长于破血中之气，功偏破血通经，莪术为气中之血药，长于破气中之血，功偏破血消积，两药配伍共为君药，"专走肝家，破积聚恶血"，共奏活血祛瘀、行气消积止痛之功，消散瘀血气结。现代研究表明，活血化瘀药还能够改善局部组织的微循环，促进炎性渗出物的吸收，起到抗炎、镇痛的作用；土茯苓、鱼腥草、连翘清热解毒而除湿；川楝子清肝经郁热，行气止痛；香附辛味甚烈，香气颇浓，皆以气用事，故专治气结为病；延胡索理气止痛，活血化瘀，专治一身上下诸痛；川楝子、香附、延胡索三药合用疏肝理气止痛；丹参活血养血，"一味丹参饮，功同四物汤"，攻邪不忘扶正；牛膝通经活血，补益肝肾，引药下行，可更好地发挥药效；丹参、怀牛膝合用，既能补血活血，又能补益肝肾；白芍养血敛阴，柔肝止痛，使祛瘀而不伤阴血；桂枝温经散寒，防诸药过于寒凉损伤正气，避免产生格拒；甘草调和诸药。

随症加减：子宫内膜炎导致的子宫内膜厚，不易剥脱，经血淋漓不尽者，加炒蒲黄、五灵脂、三七粉、茜草、枳壳等逐瘀止血，蜕子宫内膜；带下量多色黄者加黄柏、芡实、白头翁、败酱草等清热利湿止带；合并子宫肌瘤、卵巢囊肿者加浙贝母、夏枯草、橘核、荔枝核等消癥散结；合并输卵管积脓、输卵管不通而不孕者加皂角刺、水蛭通经止痛。另外，腰痛者加狗脊、杜仲、骨碎补等补肝肾强筋骨；失眠者加夜交藤、酸枣仁、合欢花、珍珠母等解郁安神；小腹冷痛者加肉桂、紫石英暖胞止痛；腹胀者加乌药、胃胀者加莱菔子理气止痛；乳房胀痛者加王不留行、通草、皂角刺、夏枯草通络止痛；脾虚倦怠乏力者加党参、炒白术、黄芪等补中益气；腰冷痛如坐水舟者合用甘姜苓术汤温脾胜湿，寒甚者加附片、肉桂、巴戟天等，既可温经散寒，又有助于炎症的消散。

【治疗绝技】因直肠与盆腔器官相邻，且黏膜壁薄，采用直肠给药，直达病所，通过直肠黏膜吸收直接改善盆腔的血液循环从而发挥药效。同时大肠与肺相表里，肺朝百脉，从而将药物随气血运行分布到全身，发挥整体调理作用。常用直肠给药为妇炎灵3号。本方以清热解毒、活血化瘀药物为主，可酌加温热之品，如桂枝、肉桂等，取其温热行散之功，促进炎性物质的吸收，配合口服药使用。盆腔炎性疾病是妇科常见病，急性期若不及时彻底治疗，则转为慢性盆腔炎。龙江韩氏妇科在治疗盆腔炎性疾病方面具有一定的优势，使用韩氏妇炎汤口服加妇炎灵3号灌肠，行气活血、清热祛湿，并注重顾护人体正气，重视补肾健脾，使气血生化有源，气血调和，疾病向愈。

【验案赏析】患者，女，31岁。2019年9月10日初诊。主诉：2019年8月黄体破裂行手术治疗后，小腹疼痛，带下量多，色黄，有臭气，月经量少，色暗，有血条血块。平素倦怠乏力，腰酸腰疼，经前乳胀，烦躁易怒，纳眠可，二便调。舌质红，苔黄腻，脉弦滑。妇科超声：子宫三径53 mm×36 mm×44 mm，子宫内膜9.6 mm，宫颈前后径35 mm，宫颈回声欠均匀，于子宫颈部探及多个无回声，其中较大为6 mm×5 mm，囊壁后方回声增强；盆腔积液34 mm×21 mm。中医诊断：妇人腹痛。证属气滞血瘀，湿热下注。治法：理气化瘀，清热除湿，疏肝益肾。处方：三棱15 g，莪术15 g，川楝子10 g，鱼腥草15 g，土茯苓15 g，怀牛膝15 g，丹参20 g，连翘15 g，白芍15 g，香附15 g，延胡索15 g，桂枝10 g，甘草10 g，狗脊15 g，牵牛子15 g，黄柏15 g。7剂，日1剂，水煎服。妇炎灵3号7剂，将药物浓煎，每剂煎取约100 mL药液，晾至37 ℃左右，每晚睡前排空二便后，侧卧位屈膝，将涂有润滑油的灌肠软管轻插入肛门15～20 cm，缓慢滴注灌肠液，保留至少30分钟，时间越长越好，经期停用。

二诊（9月17号）：小腹疼痛明显减轻，带下量减少，仍有腰痛。守上方加骨碎补15 g，杜仲15 g。7剂，日1剂，水煎服。妇炎灵3号7剂，用法同上。

三诊（9月25日）：患者偶有轻微腹痛，带下量色质正常，偶有腰痛，精神状态佳。复查妇科超声：宫颈前后径 28 mm，宫颈回声均匀，盆腔积液：无。患者出现经前乳胀。守上方加王不留行 15 g，小通草 15 g。7 剂，日 1 剂，水煎服。妇炎灵 3 号 7 剂，用法同上。

2019 年 11 月 15 日随访，患者小腹疼痛消失，经前乳胀消失，腰痛消失，无其他不适。

【按语】 龙江韩氏妇科启古纳今，临床强调四诊合参，结合现代医学检验结果，进行辨证施治。本例患者为盆腔手术后造成的盆腔炎，属于湿热下注、瘀阻冲任型，给予韩氏妇炎汤清热除湿，化瘀止痛。二诊时，患者腹痛已减轻，但仍有腰痛，故加骨碎补、杜仲补肝肾强筋骨。三诊时复查妇科超声盆腔积液全无，宫颈恢复至正常大小，纳囊消失，临床诸症消失，无其他不适，患者痊愈。

参 考 文 献

[1] 周丽娜，韩延华．韩延华诊治带下病特色 [J]．长春中医药大学学报，2019，35（3）：447－450．

[2] 韩延华，张俊平，韩晗．龙江韩氏妇科诊疗盆腔炎性疾病临床经验 [J]．吉林中医药，2021，41（4）：465－467．

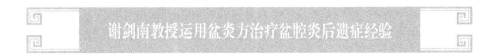

谢剑南教授运用盆炎方治疗盆腔炎后遗症经验

【名医简介】 谢剑南，1918 年出生，湖南新化人，现系湖南中医药大学第二附属医院妇科主任医师、教授，从事中西医妇科临床、科研、教学工作 70 余载。湖南省首批名老中医。第三批全国老中医药专家学术继承指导老师。湖南省中医妇科学会主任委员，湖南省药政局新药评委。谢剑南教授早年致力于西医妇产科，后着意研究中医妇科，辨证治疗妇女月经、带下、胎产、杂病等诸多疾病经验独到。

【经典名方】 盆炎方（出自《谢剑南妇科经验集》）

组成：红藤 20 g，败酱草 15 g，当归 10 g，赤芍 10 g，丹参 10 g，丹皮 10 g，三七粉 6 g，虎杖 15 g，续断 10 g，杜仲 10 g，泽兰 10 g，香附 10 g，生蒲黄粉 10 g，乳香 6 g，没药 6 g，甘草 5 g。

用法：常法煎服。

【学术思想】 谢教授认为造成盆腔炎后遗症的主要机制为冲任阻滞、胞脉失畅致不通则痛和冲任虚衰，胞脉失养致不荣则痛。造成不通则痛的原因有三：一是感染邪毒；二是湿热瘀结；三是气滞血瘀。造成不荣则痛的原因亦有二：一是肾阳虚衰；二是血虚失荣。病因多以寒、热、湿、毒、瘀为主，谢教授认为瘀是盆腔炎性疾病后遗症存在的病理核心，并且贯穿于病程发展的整个阶段。

【诊断思路】 妇人经行产后，或金刃损伤，或房劳多产，易损肾气，气虚无力推动血液运行，血行不畅，日久留瘀；经期产后，余血未尽，感受湿热之邪，湿邪与血搏结，瘀滞冲任，血行不畅，加重湿瘀；妇人忧思多郁，情志不遂，肝气不舒，气滞而加重血瘀；现下患者大多喜食冷饮，寒凉易伤脾胃，脾胃受损，水湿内停，血为寒湿所凝，气血壅滞而成瘀；或脾气受损，或久病体虚之人，气虚推动无力，亦可因虚致瘀。故治疗总则以化瘀为大法，临证用药又根据疾病治疗原则之"三因治宜"而各有不同。

【治疗方法】 谢教授认为"瘀"是贯穿本病始末的重要因素，治当以活血化瘀为基本治疗原则，根据此观点拟定治疗本病的基本方——盆炎方。盆炎方全方由红藤 20 g，败酱草 15 g，当归 10 g，赤芍 10 g，丹参 10 g，丹皮 10 g，三七粉 6 g，虎杖 15 g，续断 10 g，杜仲 10 g，泽兰 10 g，香附 10 g，生蒲黄粉 10 g，乳香 6 g，没药 6 g，甘草 5 g 组成。随证加减。

肾虚血瘀证：小腹或少腹或隐痛或刺痛，腰骶酸痛无力，经行腹痛加重，面色晦暗，头晕耳鸣，带下量多，色白或黄，质稀，或平素月经后期，量少，色暗有块，小便清长，舌质暗红或有瘀斑瘀点，脉沉细或弦涩。治以补肾活血，化瘀止痛。临证常用药为丹参、赤芍、桑寄生、续断等。偏肾阴虚者加女贞子、墨旱莲、桑葚、黄精等；偏肾阳虚者加淫羊藿、巴戟天、杜仲、菟丝子、怀牛膝等。

湿热瘀结证：小腹疼痛拒按，或有积块，伴腰骶酸胀，低热起伏，带下量多，黄稠，有臭味，小便短黄，大便干，舌红，苔黄厚腻，脉弦滑数。治以清热利湿，化瘀止痛。临证常用药为红藤、败酱草、鱼腥草、金银花、赤芍、丹皮等。

气滞血瘀证：小腹或少腹胀痛，疼痛部位游走，拒按，胸胁乳房胀痛，心烦，善太息，抑郁，胸脘胀满，或平素月经量少，经色紫暗结块，块下痛减，舌淡红或紫暗，边有瘀点，脉弦涩。治以行气活血，化瘀止痛。临证常用药为丹参、郁金、香附、当归、川芎、泽兰等。

寒湿凝滞证：小腹或少腹冷痛，得温痛减，痛处固定不移，畏寒肢冷，面色青白，带下量多，质地清稀，或平素月经周期后延，经血量少，色暗有块，舌淡胖，边有齿痕，苔白厚腻，脉沉紧。治以散寒除湿，化瘀止痛。临证常用药为当归、川芎、赤芍、干姜、小茴香、蒲黄等。

气虚血瘀证：小腹或隐痛或刺痛，腰骶部酸软无力，神疲体倦，气短懒言，不思饮食，或面色淡黄，或平素月经先期，或经血非时而下，量多，或淋漓不断，经血有块，舌淡胖，有瘀点，苔薄白，脉缓。治以益气活血，化瘀止痛。临证常用药为党参、白术、当归、黄芪、川芎、鸡血藤等。

【治疗绝技】中医历代医家根据本病的临床特征常将带下病、妇人腹痛、癥瘕、不孕、热入血室等作为病名。本病由于病程冗长、病性缠绵、复发率高的特点，不仅给患病妇女造成了身体上的痛苦，经济上的负担，也造成了极大的心理压力。谢剑南教授根据多年的临床诊治经验，详审病机后制定盆炎消方，牢牢把握以瘀血论治的治疗思想，审因论治，以红藤、败酱草这一妇科常用药对为君，红藤具有活血通络、败毒散瘀之功，败酱草清热解毒，活血行瘀，二者共奏活血化瘀、清热解毒之功。当归具有补血活血、调经止痛之功；赤芍活血化瘀，行血中之瘀滞；丹参去瘀生新而不伤正；三七止血不留瘀，化瘀不伤正；丹皮清热凉血，活血祛瘀；当归、赤芍、丹参、三七粉、丹皮五药为臣，皆为能补能调之品，配合君药活血化瘀，清利湿热。乳香、没药为佐助药，增强臣药之行气活血之效。生蒲黄重在化血瘀，配合泽兰通利小便，使湿从下而行。虎杖清热解毒、散瘀止痛。杜仲补肾强腰。香附舒肝理气止痛。甘草为使，调和诸药。本病病位在冲任、胞宫，本方活血与行气相伍，既行血分之瘀滞，又解气分之郁结；祛瘀与养血并施，则活血而无耗血之弊，祛瘀而无留瘀之虑。辅以清热利湿，使得"瘀"与"湿"尽祛，故药到病除。

【验案赏析】患者，女，27岁。2013年4月10日初诊。主诉：人流术后下腹胀痛伴腰酸胀2个月，白带异常4天。现病史：患者于2013年1月底行人工流产术后出现下腹胀痛，腰酸胀，呈间歇性发作，以劳累及经前尤甚，热敷及休息后稍缓解。未进行系统治疗。本次发病于工作劳累过度，本次月经干净后出现白带异常，外阴瘙痒难忍。现下腹胀痛，腰骶酸胀，白带稍多，色黄，质稠，外阴瘙痒，口干苦，小便黄，大便秘结。月经史：13岁初潮，平素月经规律，28～30天一潮，经期5天，量中，色暗，夹有小血块，经前及月经第1天下腹胀痛明显。末次月经2013年3月3日。婚育史：未婚，G2P1A1（2012年3月利凡诺羊膜腔内注射行孕中期引产术，2013年1月行人工流产术），现否认有性生活史，有生育要求。查体：舌红，苔黄腻，脉濡数。妇科检查：外阴潮红；阴道畅，中等量黄稠分泌物，阴道壁充血；宫颈充血，无触血，举痛明显；宫体前位，大小正常，质中，位置固定，压痛明显；双侧附件未扪及明显异常。白带常规检查：清洁度Ⅲ度，余阴性。盆腔彩超提示子宫直肠窝积液（21 mm）。诊断：中医诊断：①盆腔炎（湿热瘀结证）；②带下过多（湿热下注证）。西医诊断：①盆腔炎性疾病后遗症（慢性盆腔痛、盆腔积液）；②阴道炎。治以清热利湿、化瘀止痛之盆炎方化裁。处方：红藤20 g，败酱草15 g，当归10 g，赤芍10 g，丹参10 g，三七粉（兑服）6 g，虎杖15 g，泽兰10 g，香附10 g，丹皮10 g，乳香（包煎）6 g，没药（包煎）6 g，黄柏6 g，车前子（包煎）10 g，泽泻10 g，薏苡仁10 g，栀子10 g，甘草5 g。水煎服，日1剂，分早晚两次服用。同时加用中药蒲公英、苦参、鱼腥草、白鲜皮、千里光各30 g，地肤子20 g，花椒10 g，盆浴。

二诊：服药2周后复查，患者腹痛腰酸明显减轻，诉夜寐难安。治疗后复查白带常规：清洁度Ⅱ度，余阴性。上方去车前子、泽泻、薏苡仁、栀子，加夜交藤15 g，珍珠母（打碎先煎）20 g，酸枣仁10 g，避开经期再连服15剂。

三诊：妇科检查、盆腔彩超均无阳性体征，为巩固疗效再调理1个月。随访：半年内未复发。

【按语】此患者属盆腔炎湿热瘀结证，治以盆炎方加减，红藤具有活血通络、败毒散瘀之功，败酱草清热解毒，活血行瘀，二者共奏活血化瘀、清热解毒之功。当归具有补血活血、调经止痛之功；赤芍活血化瘀，行血中之瘀滞；丹参去瘀生新而不伤正；三七止血不留瘀，化瘀不伤正；丹皮清热凉血，活血祛瘀。再加四妙丸增强清利下焦湿热之功。

参 考 文 献

[1] 戴月，匡继林，李岚. 谢剑南教授从瘀论治盆腔炎性疾病后遗症经验总结 [J]. 中医临床研究，2015，7（11）：54 - 55.

第三章 妊娠病

第一节 先兆流产

【经典名方】 牛鼻保胎丸（出自《中药成方配本》（苏州方）

组成：黄牛鼻 1 具，党参二两（60 g），蜜炙黄芪二两（60 g），白术一两（30 g），归身一两五钱（45 g），白芍一两五钱（45 g），熟地黄四两（120 g），阿胶一两（30 g），怀山药三两（90 g），续断三两（90 g），杜仲四两（120 g），黄芩七钱（21 g），炙甘草五钱（15 g），春砂仁七钱（21 g），卷心荷叶一两（30 g），蚕茧一两（30 g）。

用法：先将黄牛鼻、荷叶、蚕茧等 3 味炙灰存性，为末候用；次将熟地黄捣烂，与诸药打和（阿胶除外），为细末，与前药末和匀；再将阿胶用开水烊化泛丸，如绿豆大，约成丸 21 两。每次 1 钱 5 分至 2 钱（4.5~6 g），开水吞服，1 日 2 次。

【学术思想】 胎动不安，中医有胎漏病名，若多次流产，中医谓之"滑胎"或"数堕胎"。夏老认为，心-肾-子宫轴系统在安胎诊治过程中十分重要，中医古籍中曾多处提到"胞脉者，上通于心而下系于肾"，可见，子宫之藏泄、胞脉胞络之制约，均与心肾的阴阳相交、水火相济密切相关。

【诊断思路】 夏老认为，滑胎主要病机为肾虚子宫失固，治疗方法与先兆流产基本相似，以补肾安胎为第一要义，但以预防为主，重在治本。夏老提出：补养肾气以固先天之本是主要治法，但需与养血相结合。因肾为先天之本，主生殖、生长发育。肾气、肾阴、肾阳均与胞宫胎孕密切相关。肾气盛，则胎元固；肾气不足，子宫固藏乏力；或气虚及阳，肾阳不足，失于温熙，则胞宫虚寒，胎芽不长。肾虚阴血不足，血海不充，不能滋养胎儿，则胎元枯萎，或阴虚火旺，络伤血溢，胞宫失藏，均易导致胚停、流产。因此，夏老强调补养肾气是固摄胎元的主要方法。然"女子以血为本"，孕后血聚养胎，补养肾气中又不可忽视补养阴血的重要性，补肾需与养血相结合，在养血中补养。肾气，则气有所附，气盛血充，胎元得固。其次心为君主之官，心藏神，主血脉。夏老认为，养血补肾安胎必与心主血和心藏神功能相关。孕后阴血下聚胞宫，以养胎元，心血相对不足，心血不足则心火上炎，心神不宁，心肾不能相交，水火不能相济，则子宫失于固藏，临床见大多患者孕后心情紧张，胸闷心慌，心烦不寐，时见少量阴道出血、小腹抽痛、腰酸等流产先兆。故夏老强调，在养血补肾同时，注意宁心安神，调节情志，稳定心理，使心肾相交，水火相济，胎元才能得以安固。

【治疗方法】夏老认为胎动不安有几种兼证也要仔细辨证，慎重用药。兼心肾不济者，必交济心肾；兼肝郁化火者，佐以清肝解郁；兼脾胃不和者，佐以健脾和胃；兼血瘀者，佐以活血化瘀。滑胎者往往高龄体弱，肾气、肾阴、肾阳俱虚，且肾虚较一般先兆流产者肾虚为甚。补肾安胎，包括补气、补阴、补阳，首选泰山磐石散、寿胎丸为主方加减。肾气虚为主者，重用党参、太子参、黄芪、怀山药、白术；肾阴虚为主者，重用龟板胶、阿胶、熟地黄、山茱萸、白芍；肾阳虚为主者，重用鹿角胶、杜仲、补骨脂、菟丝子等。夏老一般建议中药自行煎煮，少量频饮，胶类药物文火另炖另服，有时鹿角胶、龟板胶、阿胶三胶同用。如有条件，夏老建议患者家属寻购黄牛鼻煎水煮药饮服安胎，取牛鼻保胎丸之意，疗效尤佳。其他止血药物还有白及粉 1 g 另吞，日服 3 次；糯稻米炒香食服等，均为临床行之有效的安胎止血经验之法。

【治疗绝技】夏老治疗胎动不安五法，即补肾必合宁心以治胎动；健脾气以安胎动；滋阴清热以治胎动；养血化瘀以理胎动；健脾补肾以固胎动。他认为胎孕形成在肾精，胎气之固在肾气，健脾胃、生气血是治疗胎动不安的重要法则。

【验案赏析】赵某，女，28 岁。停经 70 天，阴道出血点滴而下，色暗质黏稠。症见心烦失眠，神疲乏力，腰酸不适，头晕恶心，泛吐频频，乳房胀痛，舌质淡苔白，脉细滑。辨证：脾肾不足，胎元不固。治宜益肾健脾，固冲安胎。方取牛鼻保胎丸加减：药用黄芪 10 g，党参 10 g，炒白术 10 g，续断 10 g，桑寄生 10 g，杜仲 10 g，菟丝子 10 g，阿胶 10 g（烊化），苏梗 9 g，苎麻根 30 g，钩藤 10 g（后下），五味子 5 g。煎服 7 剂，阴道出血止，腰酸不适等诸症大减，结合四诊八纲以此方加减治疗月余，后顺利分娩。

【按语】 牛鼻保胎丸方始见于《简明中医妇科学》，主治孕妇腰背疼痛、屡致小产等。服此方可避免堕胎之虞。取方中黄芪、党参、白术、续断、杜仲、菟丝子、阿胶等补脾肾；黄牛鼻虽然温中健脾，因药源短缺而未用，加钩藤、五味子宁心安神益气生津之品；苏梗行气和胃；苎麻根凉血止血，共奏益肾健脾、固冲安胎之效。

参 考 文 献

［1］陆启滨．夏桂成教授安胎临证经验探析［J］．南京中医药大学学报，2012，28（2）：188-191.

［2］张晋峰．夏桂成教授治疗胎动不安五法撷拾［J］．中医药学刊，2001，19（2）：104-130.

梁剑波教授运用寿胎丸治疗肾元亏损型胎动不安经验

【经典名方】 寿胎丸（出自《医学衷中参西录》）

组成：菟丝子（炒熟）四两（120 g），桑寄生二两（60 g），续断二两（60 g），真阿胶二两（60 g）。

用法：上药将前三味轧细，水化阿胶和为丸，一分重（千足一分）。每服二十丸，开水送下，日再服。

原文：寿胎丸治滑胎。菟丝子（炒熟）四两，桑寄生二两，续断二两，真阿胶二两。上药将前三味轧细，水化阿胶和为丸，一分重（千足一分）。每服二十丸，开水送下日再服。气虚者加人参二两，大气陷者加生黄芪三两，食少者加炒白术二两，凉者加炒补骨脂二两，热者加生地二两。

【学术思想】 胎动不安是临床常见的妊娠病之一，多为肾气虚冲任不固、不能摄血养胎所致，因为冲为血海，任为胎胞，血有所养，则胎有所载，常用方有寿胎丸、泰山磐石散。而尚有血热气致胎动者，症当见阴道出血鲜红量多，伴有小腹痛，口干舌燥，大便结，小便涩，舌红干，脉滑数等，治宜清热凉血，固冲安胎。常用方有《景岳全书》之保阴煎。《医宗金鉴·妇科心法要诀》云："孕妇气血充足，形体壮实，则胎气安固，若冲任二经虚损，则胎不成实；或因暴怒伤肝，房劳伤肾，则胎气不固，易致不安……"故临床治疗该病也要审其病因，因势利导。梁老根据多年的临床经验，针对病因，对本病治疗终结为清热益阴安胎法、举元固摄安胎法、固肾益精安胎法、补气和血安胎法等四种治疗法。

【诊断思路】梁老治疗胎动不安运用四法，是其临证心得，虽分四法辨证，治疗目的则一，即安胎为主。先兆流产病因病机较为复杂，如《妇人规》曰："凡妊娠胎气不安者，证本非一，治亦不同。盖胎气不安，必有所因，或虚、或实、或寒、或热，皆能为胎气之病。"前人有胎系于肾之说，故扶正补肾为治疗先兆流产主要原则。先兆流产常以腰酸痛为先兆，腰痛、腹痛或漏红三个症状的轻重程度，与本病预后直接相关。凡腰痛、腹痛甚且坠胀者，或流血量多而持续不断者，其胎难以保全，如胎死腹中，必须立即行引产术。

【治疗方法】固肾益精安胎法适用于肾元亏损难系胎元者。冲任二脉，隶于肝肾，而胎系于肾，肾元壮则胎固而安。若素体肾虚，或房劳伤肾，肾阴耗伤，冲任失养；或肾阳虚弱，无以生养胎气，冲任不固，胎失所系而引起胎动不安、滑胎、小产。诊见：妊娠期腰痛如折，小腹下坠，带下连绵，或素有滑胎、小产史，阴道流血，头晕目眩，耳鸣，尿频。偏肾阴虚者，舌红或有裂纹，脉细数而尺脉更甚。肾阳虚者，舌淡、脉沉细而弱。治宜固肾安胎益精。方由菟丝子、桑寄生、杜仲、山茱萸、续断、阿胶、鹿角霜、山药、血余炭组成。方中以菟丝子、山茱萸补肾益精；桑寄生、杜仲、续断固肾壮腰以系胎；山药益气健脾；鹿角霜温肾固涩；阿胶、血余炭养血止血。肝肾阴虚者加女贞子、旱莲草；阳虚者加巴戟天、覆盆子；气虚者加黄芪、白术。

【治疗绝技】梁老认为胎动不安有以下几种主要因素：第一，素体阳虚，过食辛辣或误服大热过补之物，热壅之内，或孕后精神抑郁，肝郁化热，所谓"五志之动皆化为火"；复加孕后血聚养胎，阴虚阳盛，已致血热下扰冲任二脉，迫血妄行，损伤胎元，引起胎动不安，胎漏下血，则用清热益阴安胎法。方以八味汤加减。第二，因先天禀赋不足，又因后天不注意生活起居，过度劳累，妊娠后，因需以血养胎，气以护胎，气血虚弱则不能荫养及固载胎元，以致胎动不安，或堕胎、小产。常用举元固摄安胎法，方用张景岳的胎元饮为主加味，冲任二脉，隶属于肝肾，而胎系于肾。第三，肾气壮则胎固而安，肾水足则冲任得养。若素体肾虚，或房劳伤肾，肾阴耗伤，冲任失养；或肾阳亏弱，无以生养胎气，冲任不固，胎失所系而引起胎动不安、滑胎、小产。宜用固肾益精安胎法，方以寿胎丸加减。第四，孕期不慎，跌扑闪挫，直伤冲任胞胎，或因劳力过度，间接使胎元受损，均能发为胎动不安，引起胎漏出血，甚则小产。宜用补气和血安胎法，方用《妇人大全良方》中的胶艾汤加减。

【验案赏析】 梁某，女，40 岁。1999 年 5 月 27 日初诊。主诉：停经 4 月余，阴道少量出血 2 天。现病史：患者末次月经为 1999 年 1 月 13 日，停经 4 月余，已经通过 B 超等检查确诊正常妊娠，定期产检无特殊，2 天前无明显诱因出现了阴道少量出血，少腹轻微隐痛伴坠胀感，腰微酸，少许头晕，无口干口苦，纳眠一般，二便尚调。既往史、个人史、生育史：已婚，已育一子，12 岁，1 年前曾自然流产 1 次。体格检查：内科检查无特殊，舌淡苔薄白，脉细。中医诊断：胎动不安。证候诊断：脾肾亏虚。西医诊断：先兆流产。治法：补脾益肾，固冲安胎。处方：寿胎丸加减：桑寄生 15 g，续断 15 g，菟丝子 15 g，白术 15 g，党参 15 g，醋艾叶 10 g，砂仁 6 g（后下），盐杜仲 15 g，大枣 15 g。用法：温服，5 剂，日 1 剂，分两次服。

二诊：1999 年 6 月 2 号，服药后腹部隐痛及阴道流血均消失，舌脉同前，予泰山磐石散原方 7 剂，嘱每日放鸡蛋一枚入药中同煮，配合食疗安胎。

【按语】 患者年近四十，属于高龄产妇，天癸不足为必然，除腹痛、阴道流血外伴见头晕、腰酸等症，结合舌脉，当属脾肾两虚，故梁老予以寿胎丸加减为主，白术、党参益气健脾，艾叶暖宫止血，砂仁安胎，药证相合，故 5 剂后症状基本消失，继以泰山磐石散益气健脾、养血安胎巩固疗效，同时嘱患者加鸡蛋一枚与中药同时煎煮，配合药物使用。食疗也是梁老经常采用的一种辅助治疗手段，可以提高临床疗效。

参 考 文 献

[1] 梁宏康．梁剑波教授治疗先兆流产经验介绍 [J]．新中医，2005，37（7）：7-8．
[2] 梁宏正．梁剑波治疗先兆流产四法 [J]．浙江中医杂志，1994，29（5）：194-196．

第二节　妊娠杂病

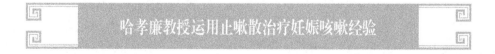

哈孝廉教授运用止嗽散治疗妊娠咳嗽经验

【名医简介】哈孝廉，男，主任医师，1962 年毕业于北京中医学院（现北京中医药大学），从事医、教、研工作 50 余年，曾任中国人民解放军第二七二医院中医科主任，全军计划生育中医药临床研究中心主任，中华中医药学会血液病分会血证学组副主任，长于内科，尤精于妇科，擅治妇科疑难杂症、不孕不育症、计划生育并发症，曾获多项成果奖及军地科研成果奖，主编参编著作 10 部，发表论文 30 余篇，2001 年获中医药管理局科技论著一等奖。哈孝廉为哈氏妇科第四代传人，哈荔田之子，全国首批中医学术流派"天津哈氏妇科流派传承工作室"学术传承人。

【经典名方】止嗽散（出自《医学心悟》）

组成：桔梗（炒）、荆芥、紫菀（蒸）、百部（蒸）、白前（蒸）各 5 钱（15 g），甘草（炒）2 钱（6 g），陈皮（水洗，去白）3 钱（9 g）。

用法：食后及临卧用开水调下，初感风寒，生姜汤调下。

原文：大法，风寒初起，头痛鼻塞，发热恶寒而咳嗽者，用止嗽散，加荆芥、防风、苏叶、生姜以散邪。若暑气伤肺，口渴烦心溺赤者，其症最重，用止嗽散，加黄连、黄芩、花粉以直折其火。若湿气生痰，痰涎稠黏者，用止嗽散，加半夏、茯苓、桑白皮、生姜、大枣以祛其湿。若燥火焚金，干咳无痰者，用止嗽散加瓜蒌、贝母、知母、柏子仁以润燥。

【学术思想】哈孝廉教授认为，本病发病多由素体阴虚，肺阴不足，孕后阴血下聚养胎，因孕重虚，兼以外感，发为妊娠咳嗽。

【诊断思路】妊娠之际，由于血聚于下，冲脉之气较盛，如孕期起居不慎，外感风寒，或孕妇素体虚弱，易感风寒，外邪犯肺，肺失宣降，而致咳嗽。此外，患者素体胃气虚弱，运化失职，水湿内停，聚湿成痰，痰饮上逆，气机不畅，遂发咳嗽；若素体阴亏，肺阴不足，孕后阴血下聚以濡养胎元，阴血愈亏，阴虚火旺，虚火上炎，灼伤肺津，肺失濡润，发为咳嗽。妊娠咳嗽，久咳不已，病变部位在肺，关系到脾，总与肺、脾有关。

【治疗方法】 哈孝廉教授认为治疗时宜治病与安胎并举，治以清热润肺、化痰止咳安胎之法，方用止嗽散加减。止嗽散出自清代名家程钟龄的《医学心悟》，主治风痰咳嗽。适用于咳嗽咽痒，咳痰不爽，或微有恶风发热，舌苔薄白。

【治疗绝技】 止嗽散方中黄芩、苎麻根清热安胎，紫菀、前胡清热化痰，川贝母润肺止咳化痰平喘，白前、杏仁化痰止咳，桑寄生补肾安胎，黄芪与紫菀配伍温肺定喘，白芍缓急止痛，乌药顺气止痛，清半夏、陈皮燥湿化痰，甘草调和诸药。临床上运用此方加减治疗诸般咳嗽，具有较好疗效。哈孝廉教授在本方基础上结合辨证论治，因时、因人制宜，在本方基础上加减用以治疗妊娠咳嗽。

【验案赏析】 患者，女，35 岁。2013 年 12 月 17 日初诊。停经 41 天，咳嗽 3 天，咳白痰，胸闷。平素月经（2～3）/30 天。末次月经 2013 年 11 月 6 日。血 β-hCG 2006 mIU/mL。现小腹微胀，咳嗽 3 天，有痰，色灰黄，块状，咽干，便调。查扁桃体无肿大，心肺无异常。脉沉滑数，舌苔薄白。方用止嗽散加减：紫菀 15 g，白前 15 g，黄芩 20 g，苎麻根 20 g，清半夏 12 g，陈皮 12 g，前胡 15 g，川贝母 12 g，杏仁 12 g，桑寄生 30 g，黄芪 20 g，白芍 30 g，乌药 15 g，生甘草 10 g。7 剂，水煎服，日 1 剂，每次 200 mL，2 次/日。

12 月 24 日二诊：服药后咳嗽大减，腹痛轻。脉沉细滑，舌苔薄白。前方去乌药，加枇杷叶 12 g。煎服法同前。服 7 剂诸症愈。

【按语】 本案临床辨证为风热犯肺，治则以清热疏风化痰、止嗽安胎为主，应用止嗽散临证加减。半夏、乌药本属妊娠慎用药，《本经逢原》云："半夏同苍术、茯苓治湿痰；同瓜蒌、黄芩治热痰。"本方中半夏用于化痰热；乌药辛温，温胃散寒，顺气止痛，临床多用于气逆喘息，现代药理研究提示其具有抗菌作用，本例患者具有胸闷喘息之症，故而运用该药，然其属慎用药，当中病即止，故二诊时减除。

参 考 文 献

[1] 闫颖，张晗，哈虹. 哈孝廉教授治疗妊娠咳嗽 [J]. 长春中医药大学学报，2015，31（3）：484-485.

第四章　产后病

张良英教授运用补中益气汤加味
治疗气虚型产后恶露不绝经验

【经典名方】补中益气汤（出自《内外伤辨惑论》）

组成：黄芪（病甚、劳役热甚者一钱）、甘草（炙）各五分（9 g），人参（去芦）三分（6 g），当归（酒焙干或晒干）二分（3 g），橘皮（不去白）二分或三分（6 g），升麻二分或三分（6 g），柴胡二分或三分（6 g），白术三分（9 g）。

用法：上水咀，都作一服，水二盏，煎至一盏，去滓，食远稍热服。

原文：气高而喘，身热而烦，其脉洪大而头痛，或渴不止，其皮肤不任风寒而生寒热。

【学术思想】恶露是指胎儿、胎盘娩出后，胞宫中遗留的余血浊液随胞宫缩复而逐渐排出，总量250～500 mL。产后血性恶露持续10天以上者，称为产后恶露不绝，亦称产后恶露不尽、产后恶露不止。张良英教授认为本病发病主要与虚、热、瘀等因素影响冲任，导致气血失调有关。然而产后的主要特点是亡血伤津，瘀血内阻，多虚多瘀，而且是虚必挟瘀，瘀中必有虚，是虚实夹杂之证。

【诊断思路】对于本病的治疗，遵循"虚者补之，瘀者化之，热者清之"的治疗原则。临证治疗时始终注意"虚"和"瘀"这两大核心，辨清主次。若气虚明显，治疗以补气为主辅以化瘀；若血瘀较重，此时化瘀为主辅以益气，要根据"虚"与"瘀"轻重程度，来选择"补"与"祛"的用药力度。具体治疗主要分三型来辨治：气虚型、血瘀型、热毒型。

【治疗方法】气虚型主要症候为产后恶露过期不止而量多，色淡，质清稀，无臭气，亦可见到夹有小血块，小腹空坠，神疲懒言，面色苍白或萎黄，舌淡苔白，脉缓弱。此为气虚冲任不固、血失统摄所致。治宜补气摄血，少佐以化瘀止血及收敛止血之品，但应注意不能一味用收涩止血药，否则非但不能止血，反而可招致更危急之证候，必须在补气摄血并少佐化瘀止血药的基础上应用收敛止血药才能起到良好的止血效果。常用补中益气汤加益母草、海螵蛸、芡实。夹有血块多者，则应去收敛止血之海螵蛸、芡实，加炒蒲黄、炒贯众以加强化瘀止血之力，使血止而不留瘀；伴见腰痛者，加续断、补骨脂以补肾；面色苍白明显者，加阿胶、鸡血藤以补血；小腹疼痛，恶露有臭味者，加丹皮、败酱草、川楝子、延胡索以清热解毒、行气止痛。血止之后还需进一步调理，以促使其恢复气血或正常月经，常用八珍汤气血双补，可适当加入黄精、首乌等。

血瘀型主要症候为产后恶露过期不止，量或多或少，色紫暗夹血块，胸胁胀痛，小腹痛剧，拒按，血块排出后疼痛减轻，舌紫暗或边尖有瘀点瘀斑，脉弦涩。此为瘀血阻滞冲任、新血难安所致。治宜益气活血，逐瘀止血。常用益气生化汤（即生化汤加炙黄芪、潞党参）加益母草、炒蒲黄、枳壳。畏寒肢冷明显者，加炒艾叶温经止血；胸胁胀痛明显者，加香附、柴胡以疏肝理气；恶露臭秽难闻者，加丹皮、败酱草、川楝子。

热毒型主要症候为产后恶露过期不止，量多，色紫暗，质如败酱，味臭秽，多伴发热，下腹刺痛。妇科检查时子宫甚至波及双附件有压痛。血常规中白细胞、中性粒细胞可有升高。此为热毒内侵，与余血搏结所致。治宜清热解毒，凉血止血。常用五味消毒饮加益母草、枳壳以行气化瘀止血，加墨旱莲、茜草以清热凉血止血。

【治疗绝技】张良英教授主张临证用药时要照顾产后多虚多瘀的特点，补虚不留瘀，祛瘀不伤正，虚证勿补摄太过，瘀证勿攻破太过，热证勿苦寒太过，配伍要权衡，以达气血调和、固冲止血的效果。张良英教授根据其多年临床经验，结合补中益气汤的灵感，抓住产后恶露不绝病因病机，自创方用补中益气汤加味治疗，效果佳。补中益气汤加味含有黄芪、党参、白术、陈皮、升麻、女贞子、墨旱莲、芡实、海螵蛸、炙甘草。本方以党参、黄芪、白术、炙甘草益气健脾，脾气充足，统摄有权，达到固经止血之目的；升麻升举中气；墨旱莲、女贞子滋养肝肾而止血，兼顾其阴血亏耗之妙用；芡实、海螵蛸固涩止血。诸药合用具有益气养阴而不滞血，固经止血而不留瘀，达到标本兼顾之目的，全方重在益气固冲，健脾养肾，正是遵循《景岳全书·妇人规·经脉类》"调经之要，贵在补脾胃以资血之源，养肾气以安血之室，知斯二者，则尽善矣"之意。并常用药对枳壳与益母草。枳壳为芸香科柑橘属植物酸橙接近成熟的果实（去瓤），药性苦、辛、酸、温，归脾、大肠经，具破气消积、化痰除痞之功，传统常用治肝郁气滞所致的胸胁胀痛、脘腹胀满及内脏下垂等病。现代研究报告，枳壳煎液对家兔子宫有显著的兴奋作用，能使子宫收缩有力，紧张度增加；益母草药性辛、苦、微寒，归心、肝、膀胱经，具活血调经、利水消肿、清热解毒之功，除治疗月经不调、水肿、小便不利、跌打损伤等外，本身还能治疗产后恶露不绝，其所含益母草碱有麦角碱样收缩子宫作用。益母草活血祛瘀，枳壳行气以行血，血行则无瘀，又能使子宫收缩排瘀止血，两者有机结合，相须为用起到事半功倍之效。

【验案赏析】宋某，女，27岁。2009年10月20日初诊。主诉：产后阴道出血不净68天。2009年8月13日行剖宫产，产后已2月余，恶露淋漓迄今未净，曾服止血药治疗，量稍减未止，色淡红，质稀，小腹空坠感，腰微酸，乳汁分泌开始正常，之后逐渐减少，伴神疲乏力，舌淡苔薄白，脉细弱无力。妇科检查无异常，产后复查B超：子宫附件无异常。诊断：产后恶露不绝（体虚未复，冲任失固）。治以扶正调摄。方用补中益气汤加减：炙黄芪20g，潞党参12g，当归15g，陈皮10g，炙升麻4g，续断15g，杜仲10g，益母草15g，枳壳10g，败酱草15g，炒蒲黄（布包煎）6g，甘草6g。4剂，两日1剂。

二诊：服药后血性恶露已止，略有淡黄色带下，乳汁稍有增加，脉细。上方去炒蒲黄，加熟地黄15g。6剂。

【按语】妇女产后体力亏耗，加之患者剖宫产亡血伤津，更耗伤正气，百脉空虚，由于恶露淋漓日久不止，气虚收摄无权，血久不止，两者互相影响，形成淋漓不尽之势。气血津液不足无以化生乳汁，故乳汁分泌逐渐减少；气虚则见神疲乏力；血虚，阴道流血量减少，质清稀，色淡红。气血两虚，治疗以止血为主，补益为先。选用补中益气汤加减，炙黄芪、潞党参补中益气；炙升麻益气升提，当归养血活血，其中黄芪与当归配伍，又名当归补血汤，为补气生血之基础方；枳壳配益母草行气化瘀止血；炒蒲黄化瘀止血；杜仲、续断补肾固冲，甘草补中调和诸药。二诊恶露已止。去蒲黄，加熟地黄养血补虚。在此医案中，张良英教授加用了败酱草一味清热解毒之药，因考虑恶露淋漓2月余，恐有邪热内蕴之虞，用败酱草防治热毒滞留所致恶露不止，故一诊则恶露即净、药到病除。

参 考 文 献

[1] 罗颂平，谈勇．中医妇科学［M］.北京：人民卫生出版社，2012：204－207.
[2] 姜丽娟．国家级名医张良英教授诊治妇科疾病学术经验（十）——产后恶露不绝
　　　［J］.中国中医药现代远程教育，2015，13（4）：26－27.

张志远教授运用四物汤加味治疗外感发热型产后发热经验

【经典名方】四物汤（出自《太平惠民和剂局方》）

组成：当归（去芦，酒浸，炒）、川芎、白芍、熟干地黄（酒洒，蒸）各等分。

用法：每服三钱（9 g），水一盏半，煎至八分，去渣，热服空心，食前。若妊娠胎动不安、下血不止，加艾十叶，阿胶一片，同煎如前法。或血脏虚冷，崩中去血过多，亦加胶、艾煎。

原文：调益荣卫，滋养气血。治冲任虚损，月水不调，崩中漏下，血瘕块硬，发歇疼痛，妊娠宿冷，将理失宜，胎动不安，血下不止，及产后乘虚，风寒内搏，恶露不下，结生瘕聚，少腹坚痛，时作寒热。

【学术思想】张老对于中医产后发热的认识，受启发于仲景先师提出产后太阳中风发热及产后瘀血腹痛兼里热实证发热。二者一是感受外邪所发，治疗以阴旦汤调和营卫；一是内有瘀血且热结膀胱，用大承气汤治疗，均未以产后多虚而不攻。而后《妇人大全良方·产后门·产后伤寒方论》云："凡产后发热，头痛身疼，不可便作感冒治之。此等疾证，多是血虚或败血作梗。血虚者，阴虚也。阴虚者，阳必凑之，故发热。且以平和之剂与服必效。"《女科经纶·产后证》云："产后发热有六证，一曰血虚发热，二曰劳力发热，三曰瘀血发热，四曰风寒发热，五曰伤食发热，六曰蒸乳发热，须分有余不足治法。如血虚劳力为不足，瘀血伤食、风寒蒸乳为不足中之有余。不足者，固宜大补气血，而不足中之有余，亦不可以务末而忘本也。"而张老在女科经纶的基础上总结了自己治疗产后发热的思想。

【诊断思路】张老受诸家影响，在手稿中指出，产后发热的病因病机有外感、血虚、蒸乳、外伤之别。外感发热多是由于产后多汗，毛孔开张，卫

阳不固，风寒外邪乘虚而入，邪正相争，而致发热。血虚发热或因素体阴虚，或分娩时失血过多，阴血严重亏耗，阴不敛阳，阳无所倚，乃浮于外，形成发热，属"正虚似邪"。蒸乳发热或因气机不利，发生郁滞，或因挤压，脉络阻塞，乳汁蕴结，积于乳房。气血壅滞，运行不畅，从而引起发热。外伤发热多因妇女产后处于血室正开、胞脉空虚的状态，若产时造成创伤，或产后局部护理不洁，邪毒便乘虚而入，正邪交争从而引起发热。发病程度与产妇体质强弱，邪毒的种属、毒力、数量及病情发现早晚有密切联系，概言之为"邪气盛则实，精气夺则虚"。

【治疗方法】 张老认为，产后发热的病因有内外之别，病机有虚实之分，应结合发热的特点及全身情况、舌象、脉象综合分析辨别。如恶寒发热，头身疼痛，脉浮，多为外感发热；如持续低热，恶露少而色淡，腹痛隐隐，舌淡脉细数，多为血虚发热；如发热伴有乳房胀痛、乳汁不畅，多为蒸乳发热；如高热不退，恶露多而黏稠混浊，腹痛拒按，多为感染发热。治疗以补益气血、活血化瘀为主，兼以疏风清热。用药则注意避免使用过于寒凉或发散之品，以免汗出过多而伤阴，寒凉过度而伤阳。

【治疗绝技】 张老认为产后发热，多为外感发热，其临床主症为头痛鼻塞，咳嗽流涕，发热恶寒，四肢酸楚，身上无汗，舌苔薄白，脉浮或紧。治法及方药：治疗依据"邪在表者，汗而发之""未满三日者，可汗而已"，在养血的基础上，运用"开鬼门"法，疏风散寒，退热解表。用《太平惠民和剂局方》四物汤加防风、苏叶、羌活，以生姜为引，通卫阳发表散寒，宣肺利气，解郁调中。用药随症加减，如眉骨痛，加白芷；身痛，加秦艽；药后体温不降，加芥穗。

【验案赏析】 唐某，女，30岁，2008年1月12日首诊。主诉：产后发热3天。现产后2周，3天前出现发热、项强、心慌、身痛，头有汗而身无汗。舌红，脉浮、重按沉微。方药：竹叶20 g、葛根20 g、防风10 g、党参15 g、桔梗6 g、桂枝6 g、炮附子（先煎）10 g、甘草10 g、生姜6片、大枣15枚（劈开）为引，每日1剂，水煎，分3次服，连用3天。尔后热退人安。

【按语】 该患者发热系产后元气未复、阳气不固、腠理不实、邪袭表所致。方中竹叶清热宣泄，党参固护阴液，炮附子强心振衰，三者合用，发汗而不伤正；葛根、防风、桂枝、桔梗疏风解肌；甘草、生姜、大枣甘缓和中，调和营卫。全方既可扶正，又可散邪，为标本兼顾、寒温并用之剂。

参 考 文 献

［1］李崧．国医大师张志远妇科学术思想及临证经验研究［D］．济南：山东中医药大
学，2019．

韩延华教授运用产后痹症方治疗产后痹症经验

【经典名方】 产后痹症方（韩延华教授经验方）

组成：黄芪20 g，熟地黄20 g，白芍20 g，续断20 g，桑寄生20 g，山药20 g，怀牛膝20 g，桂枝10 g，秦艽15 g，木瓜15 g，五加皮15 g，甘草5 g。

用法：常法煎服。

原文：黄芪为补中益气之要药，补气以行血中瘀滞；熟地黄、续断、桑寄生、山药补益肾精；怀牛膝补益肝肾，强健筋骨；桂枝、白芍调和营卫；秦艽辛散苦泄，质偏润而不燥，为风药中之润剂，既能祛风邪，舒筋络，又善活血荣筋；五加皮祛风散寒，胜湿止痛；白芍、木瓜养肝阴，舒筋脉；甘草调和诸药，缓急止痛。诸药相合，药力充足，有克邪胜病之功，风湿除则痹病自止，肝肾精气充实则筋骨自健。韩氏以原方之旨加减化裁：若风邪较重，酌加穿山龙、羌活、独活以疏风活络止痛；若痛处不温，喜热熨，酌加生姜、小茴香以温经散寒止痛；若肢体肿胀，麻木重着，步履艰难，脉弦缓，酌加苍术、茯苓以燥湿健脾，祛风散寒。

【学术思想】 韩教授为龙江韩氏妇科流派的第四代传人，其认为产后痹证是产妇产后气血不足，百节空虚，卫表不固，腠理不密，加之起居不慎，风寒湿邪乘虚入侵，痹阻关节经络，使气血运行不畅，产后虚弱筋脉失养，兼夹外邪所致。

【诊断思路】 龙江韩氏妇科治疗本病，不外乎补、养、散、通四法。然而，证见瘀血互结、邪气阻络之象时，仍需谨记此刻气血已伤，元气已损，切忌一味祛邪，独用大剂辛散祛风，或用寒凉之品，令其阴血更伤、脾胃受损。当攻补兼施，平调阴阳，注重顾护脾胃后天生化之源，使气血得以运行，正气乃充，邪气则退。

【治疗方法】 龙江韩氏妇科认为产后真元大损，百脉空虚，气虚经脉失

于温煦，血少肢节不得濡养，此为产后气虚血少所致遍身疼痛；产劳伤肾气，腰为肾之府，膝属肾，肾之经脉过足跟，肾虚，府失所养，经络失濡，则腰痛、膝关节酸痛、足跟痛。又因产后多外感风寒，正气不足，卫表不固，腠理不密，百节开张，若起居不慎，风寒之邪乘虚侵袭，风性善行，走窜于血脉经络，寒主收引，凝滞气血，气血运行不畅，经脉失养，导致身痛；若寒邪凝滞，气滞血瘀，瘀阻脉络、关节，亦致身痛。肝藏血，性喜条达，全身之血脉赖以肝血之供应，肝主筋脉，肝藏血不足，而致筋脉失养则屈伸不利。

【治疗绝技】 龙江韩氏妇科认为由于妇人产后具有"亡血伤精，耗损气血，多虚多瘀"之特点，《景岳全书》载："产后腹痛，血留瘀而痛者，实痛也；无血而痛，虚痛也。"加之将养失宜，卫外不固，腠理开阖失调，易于感受外邪，遂致产后痹症的发生，故韩氏认为治疗本病，不外乎补、养、散、通四法。然而，证见瘀血互结、邪气阻络之象时，仍需谨记此刻气血已伤，元气已损，切忌一味祛邪，独用大剂辛散祛风，或用寒凉之品，令其阴血更伤、脾胃受损。当攻补兼施，平调阴阳，注重顾护脾胃后天生化之源，使气血得以运行，正气乃充，邪气则退。正如《女科切要》云："或欲祛邪，必兼补剂，殊为切当。"故于补、养、散、通四法之中，当以补为要。

1. 补法：补益肝肾，养血荣筋者，补其虚也。《素问·阴阳应象大论》云："形不足者，温之以气；精不足者，补之以味。"肾精血亏虚，其因不一：因产劳伤肾气，或产后劳伤肾气，损动胞络，或日久伤精耗血损伤肝肾，肝肾气血不足，筋脉失于濡养，筋骨疼痛屈伸不利。腰为肾之府，肾经经腰部，带脉绕腰一周总束诸脉，产时劳伤肾气，则肾气虚弱。症见产后身痛，以腰膝酸痛或足跟痛为主，甚至僵硬变形，肌肉萎缩，伴有倦怠乏力，头晕耳鸣，舌淡，苔薄，脉沉细。在治疗上，应补益肝肾，养血荣筋。方中多用续断、桑寄生、杜仲、山茱萸、枸杞子以补益肝肾，酌加阿胶、龟胶等血肉有情之品，养血荣筋。

2. 养法：养血益气，和营止痛。养者，养其不足。《素问·调经论》云："气血不和，百病乃变化而生。"韩氏认为产后失血伤津，气随血下导致气血俱虚，而气虚则"多壅而不能周通一身"，血虚则"常滞而不能滋养于一体"，未待气血恢复，而过早劳役，动伤脏腑，外风乘虚来袭，客于皮肤经络，则遍身筋脉时作疼痛。症见产后遍身关节疼痛不适，肢体酸楚、麻木，面色萎黄或㿠白，肌肤不泽，头晕心悸，气短懒言，神疲乏力，舌淡红，少苔，脉细弱。治法则以养血益气、和营止痛为主。方多用当归、白术、党参等养血益气，白芍、桂枝等和营止痛。

3. 散法：祛风散寒，益气养血散者，散其风寒。《素问·痹论篇》云："风寒湿三气杂至合而为痹也。"临床常见产后周身关节疼痛，屈伸不利，或痛处游走不定，或肢体关节肿胀，麻木重着，怕冷恶风，遇寒加重，得温则缓，天气变化时症状更见明显，初起可有恶寒发热、头痛、舌淡、苔白、脉浮紧等外感风寒的症状。治疗上以祛风散寒、益气养血为主。方中常以独活、秦艽、防风等祛风湿、舒筋络、利关节，桑寄生、杜仲、牛膝等补肝肾、强筋骨，当归、人参等益气养血。

4. 通法：活血化瘀，通络止痛，通者，活血通络。《妇科玉尺·卷四》云："瘀血不尽，流于遍身则肢节作痛。"因产时亡血伤阴，失血津亏，气随血耗，元气受损，无力温运，瘀血内阻，或因产后百节开张，血脉流散，遇气弱则经络、分肉之间血多留滞，累日不散，或因产走动气血，升降失其常度，留滞关节，筋脉引急，而致本病。症见四肢关节疼痛，屈伸不利，按之痛甚，或兼小腹疼痛，恶露不下或下而不畅，舌紫暗，或有瘀斑，苔白，脉弦细或沉涩。治以活血化瘀，通络止痛。方中以乳香、没药、鸡血藤、桑枝等活血化瘀药物为主。

【验案赏析】李某，女，28 岁。2013 年 12 月 18 日就诊。患者 2013 年 10 月 8 日剖宫产后感受风寒出现周身关节疼痛，四肢屈伸不利、恶风、汗出，伴腰痛乏力，面色少华，头晕耳鸣，记忆力减退，舌质淡，苔薄，脉沉细。辨证：产后失血耗气，百骸空虚，摄生不慎，风寒之邪乘虚而入，稽留于肌肤关节，气血运行不畅，不通则痛，故出现周身关节疼痛、四肢屈伸不利；外邪侵入，腠理不密，故恶风、汗出；精血同源，气血不足，则肾精亏虚，外不能濡养腰府，上不能充养髓海，故腰痛乏力、头晕耳鸣、记忆力减退；血虚不能上荣于面，则面色少华；舌质淡、苔薄、脉沉细均为气血不足、肝肾亏虚之象。治法：滋补肝肾，养血祛风，舒筋通络。处方：熟地黄 20 g，白芍 20 g，当归 20 g，续断 25 g，桑寄生 20 g，怀牛膝 20 g，杜仲 20 g，黄芪 25 g，桂枝 10 g，秦艽 15 g，木瓜 15 g，五加皮 15 g，防风 15 g，甘草 5 g。5 剂。

二诊：服上药 5 剂后关节疼痛、屈伸不利症状明显减轻，但仍感僵硬。头晕耳鸣、汗出症状好转，面色较前有光泽，舌脉转佳。上方加地龙 10 g，继服 5 剂。

三诊：遵医嘱服药后，症状继续好转，无明显不适反应，仍以上方治疗，5剂巩固后痊愈。

【按语】北方地区为痹症的高发地区，痹症往往缠绵反复，失治误治，日久伤精耗血损伤肝肾，肝肾气血不足，筋脉失于濡养，筋骨疼痛屈伸不利。针对产后身痛，治疗时遵循"勿拘于产后，亦勿忘于产后"，用药应以补肝肾、强筋骨、养血柔筋为主，稍佐以祛风通络之药。张介宾说："痹症大抵因虚者多、因寒者多，唯气不足，故风寒得以入之。"临床根据患者感寒之久暂，体质之强弱，相应调整药物剂量，使营卫和调，气血通畅，产后应加强饮食营养，提高免疫力，以增强抗御外邪能力，正所谓"正气存内邪不可干"，同时保持愉悦的心情，做到未病先防。

参 考 文 献

[1] 赵雪，韩延华，蓝丹. 韩延华治疗产后痹证经验［J］. 河南中医，2017，37（1）：61-63.

韩延华教授从痰论治产后抑郁症临证经验

【经典名方】韩延华教授自拟方

组成：胆南星、钩藤、石菖蒲、郁金、僵蚕。

用法：常法煎服。

原文：胆南星清热化痰，主治痰火上扰证；钩藤清热平肝，息风定惊；石菖蒲豁痰开窍；郁金清心凉血，行气解郁，《本草纲目》言其能"治血气心腹痛，产后败血冲心欲死，失心癫狂蛊毒"；僵蚕辛平，祛风定惊，化痰散结。

【学术思想】中医学并无产后抑郁症此病名，根据临床表现可归属于中医的"郁证""脏躁"等范畴。韩延华教授结合产后妇女的生理病理特点，认为痰邪才是产后抑郁症发病最主要的病因，与肝、脾、肾三脏关系密切。一者因虚而生痰。

【诊断思路】《景岳全书》云："五脏之病，虽俱能生痰，然无不由乎脾肾。"因脾胃为后天之本，气血生化之源，主运化水液，产后妇女气血大伤，或素体脾虚或饮食不节，致脾胃虚弱，运化失常，则水湿停聚，聚湿生痰。肾乃水脏，主气化水液，司一身水液之运行，产后妇女肾气亏虚，气化功能失调，水液失于布散，留而成饮。二者因郁而生火，正如叶天士在《临证指南医案·卷七·癫痫》中言："癫由积忧积郁，病在心、脾、包络，三阴蔽而不宣，故气郁则痰迷，神志为之混淆。"韩教授认为肝主疏泄，既疏理气机又疏泄水液，产后因情志不遂、思虑过度等，致使气机郁结，一则气不行水，水湿内停，二则肝木克土，阻碍脾胃运化，成痰成饮。且气郁日久，最易化火生热，煎灼痰饮，成痰热互结之象。久之则痰热内扰，痰火上炎，从而导致产妇精神失常，或扰乱神明，谵语烦乱，打人毁物，或蒙蔽清窍，神志不清。

【治疗方法】韩教授根据多年临证经验，以生痰因素为纲，将郁病辨为3个证型。痰火上扰型：产后狂躁谵语，哭笑无常，发热气粗，面目红赤，头晕目眩，失眠多梦，恶露臭秽，舌红，苔黄腻，脉滑数；气郁痰阻型：产后心情烦乱，急躁易怒，胸胁胀满，咽中如有物梗塞，咯之不出，咽之不下，苔白腻，脉弦滑；脾虚痰凝型：产后神疲乏力，面色无华，肢体困重，纳呆便溏，眩晕心悸，或神志昏蒙，舌质淡胖，苔白腻，脉缓滑。

【治疗绝技】韩教授在治疗上并非多法多方，而是以祛痰一法贯穿始终，主要药物有胆南星、钩藤、石菖蒲、郁金、僵蚕。气郁痰阻者，加合欢皮、郁金香、香附等疏肝解郁，清心凉血；脾虚痰盛者，加白术、苍术、茯苓等健脾化痰；痰火上扰者，加黄芩、黄连、竹沥清火祛痰；伴有恶心欲吐者，加半夏、生姜燥湿化痰，理气和胃；气虚者加黄芪；伴血瘀者加蒲黄、五灵脂活血化瘀止痛；伴失眠重者加生龙骨、生牡蛎重镇安神；伴食欲减退者，加焦三仙、鸡内金健胃消食。

【验案赏析】王某，女，38岁，2018年10月8日初诊。患者在丈夫陪同下前来就诊，因其行为怪异，左顾右盼，言语混乱，苦笑面容，遂问其丈夫缘由。其丈夫叙述，患者自产前即出现情绪抑郁现象，家人以为是产前紧张等因素所致，未予重视。产后3个月以来经常无缘由与家人争吵，并出现精神失常，时而脾气暴躁，打人毁物，时而情绪低落，口中喃喃自语，哭笑无常，不亲近婴儿。曾带患者去过他院就诊，诊断为产后抑郁症，并予抗抑郁西药口服，但患者认为其无病，拒绝服药。现自觉有气上冲顶在膈间，恶心欲吐，生气后更甚，口苦，口渴心烦，头晕目赤，倦怠乏力，睡眠不安，舌质红，苔黄腻，脉滑数。证型：痰火上扰。治法：清热化痰，解郁安神。

处方：郁金 20 g，胆南星 15 g，钩藤 15 g，石菖蒲 20 g，炒僵蚕 10 g，茯神 20 g，炒酸枣仁 20 g，黄芪 20 g，当归 20 g，白芍 20 g，天花粉 15 g，山药 20 g，合欢皮 20 g，桂枝 15 g，炙甘草 10 g。7 剂，水煎服，日 1 剂，早晚温服。

10 月 15 日二诊：服药后患者情绪明显改善，虽有生气，但无过激行为，心烦口渴减轻，气上冲感觉消失，睡眠有所好转，但仍多梦易醒，恶心欲吐，舌质红，苔微腻，脉弦滑。守上方加半夏 15 g，生姜 15 g。继服 14 剂。

10 月 29 日三诊：患者诸症明显好转，虽有抑郁，但情绪稳定，眠差，小腹坠胀感。上方加珍珠母 20 g，延胡索 20 g。继服 14 剂。3 个月后随访患者情绪平稳，能够正常沟通。

【按语】韩教授一生致力于妇女疾病的研究，将女子生理特点与临床紧密结合，认为"怪病皆由痰作祟"，痰邪蒙窍乃是产后抑郁症发病的病机关键，痰为阴邪，游走不定，易生变证，因与气者，随之上行，蒙蔽清窍，使人昏乱则见精神失常、脾气暴躁、打人毁物、喃喃自语、哭笑无常等症，与热相搏可见口苦、口渴、心烦、头晕目赤等。治疗以清热化痰、解郁安神为主。方中以郁金、胆南星、钩藤、石菖蒲、炒僵蚕为主药，开窍化痰，以解痰蒙之象；当归与黄芪配伍养血益气，与白芍、甘草配伍以养肝血，缓急迫；辅以天花粉、山药健脾养阴、生津止渴以杜生痰之源；佐加桂枝平冲降逆，治冲气上逆；养心安神之茯神、酸枣仁配以解郁安神之合欢皮加强安神之功。全方以化痰为主，益气、解郁、健脾养血为辅，佐加安神之品共奏开窍醒神之功。二诊见恶心欲吐，故以半夏、生姜降逆止呕，升清降浊。三诊腹部坠胀则加珍珠母、延胡索重镇安神，行气止痛。

参 考 文 献

[1] 耿雪，韩延华，耿甜甜. 韩延华教授从痰论治产后抑郁症临证经验［J］. 浙江中医药大学学报，2019，43（11）：1244 – 1246.

丁丽仙教授运用归脾汤治疗产后缺乳经验

【名医简介】 丁丽仙，女，主任医师，硕士研究生导师，第一批国家级名老中医丁启后教授学术继承人，贵州省中医药学会中医妇科学分会主任委员，校级名师。从事妇科临床、教学、科研工作30余年。曾主编及参编专著4部、发表学术论文近30篇。主持省级及省级以上科研课题多项。擅长月经不调、妇科炎症、更年期综合征、乳腺疾病、性功能障碍等的中医、中西医治疗，具有较显著疗效。

【经典名方】 归脾汤（出自《正体类要》）

组成：白术1钱（3g），当归1钱（3g），白茯苓1钱（3g），黄芪（炒）1钱（3g），龙眼肉1钱（3g），远志1钱（3g），酸枣仁（炒）1钱（3g），木香5分（1.5g），甘草（炙）3分（1g），人参1钱（3g）。

用法：加生姜、大枣，水煎服。

原文：思虑伤脾，发热体倦，失眠少食，怔忡惊悸，自汗盗汗，吐血下血，妇女月经不调，赤白带下，以及虚劳、中风、厥逆、癫狂、眩晕等见有心脾血虚者。

【学术思想】 心主血，参与血液的生成。饮食水谷经脾胃运化生成的水谷精微化为血液需经心阳的"化赤"作用，即所谓"奉心化赤"，因此血液生成充足有赖于心主血的功能正常。明代《景岳全书·妇人规》曰："妇人乳汁，乃冲任气血所化，故下则为经，上则为乳；若产后乳迟乳少者，由气血之不足，而犹或无乳者，其为冲任之虚弱无疑也。"说明了乳汁为气血所化，故乳汁的产生依赖心主血的功能。脾主运化，包括运化谷食及水饮；五脏六腑维持正常生理活动所需的水谷精微依赖于脾的运化作用，所以说脾为后天之本、气血生化之源。脾的运化功能强健，机体的消化、吸收功能才能健全，才能化生充足的气、血、津液等精微物质，并进一步化生为乳汁，所以名老中医丁教授提出"心脾两虚"是产后缺乳的重要病机，其在临床中多选择从心脾论治产后缺乳。

【诊断思路】 心能调节脏腑、经络、形体、官窍之间的生理功能，协调脏腑功能；心为藏神之脏、君主之官、五脏六腑之大主，故情志所伤，首伤心神。而心主血脉与主神志密切相关，病理状态下，如产后精神压力大、睡眠不佳、产后抑郁、过度劳累等，首伤心神；或产后失血较多，影响心主血、心生血的功能，导致化血之源不足，乳汁不足，形成产后缺乳。随着现代生活方式的改变，人们常过食肥甘厚味或恣食生冷，导致脾胃本伤；加之妊娠期过于滋补，产后少动，则脾胃更伤，以致湿浊内生；或产后情志不佳，气机郁结，致津液输布障碍，水液停滞，聚而成湿。脾胃受损，运化水液失司，津液化生不足；而津能生气、津血同源，津液不足则气血乏源。另湿邪困脾，阻滞气血运行，而脾喜燥恶湿，更使运化失司、气血生化乏源，导致乳汁化生乏源。

【治疗方法】心脾两虚产后缺乳临床表现主要为产后乳少、乳房柔软、无胀满感、乳汁清稀、失眠多梦、食少腹胀、面色萎黄或苍白、神疲乏力等。丁教授在临床中常选用有补益心脾作用的"归脾汤"治疗心脾两虚的产后缺乳。归脾汤首见于宋代严用和的《济生方》，但无当归、远志，至《正体类要》中补入此二药，并沿用至今。《济生方》中归脾汤主治思虑过度、劳伤心脾、健忘怔忡之证。药物有黄芪、白术、人参、龙眼肉、酸枣仁、木香、当归、茯苓、远志、甘草。方中人参、黄芪、白术、茯苓、甘草补益脾气；龙眼肉、酸枣仁、当归、远志养心血，安心神；木香醒脾，用木香之香燥，调心脾之气。全方健脾养心，益气补血。

【治疗绝技】丁教授在应用归脾汤治疗产后缺乳时常配伍通草、桔梗。通草理气通络，通胃气上达而下乳汁；桔梗载药上行，直达病所；二者均为通乳之要药。此外，若见血虚甚者，加枸杞子、大枣等养血补血；纳谷不香者，加砂仁、炒麦芽等健脾开胃；大便不通者，加肉苁蓉、麦冬等润肠通便；失眠较重者，加夜交藤、百合等安神定志；烦躁易怒者，加莲子心、栀子等清心除烦。

【验案赏析】杨某，女，35岁，已婚。2020年8月13日初诊。主诉：剖宫产后42天乳汁过少。患者诉孕35周因胎盘早剥，住院行剖宫产，术中出血较多，产后恶露持续22天方净。出院后乳汁量少清稀，双乳柔软无胀满感，婴儿吸吮后仍哭闹不止，日间需添加奶4~5次，夜间1~2次。精神萎靡，睡眠不佳，纳差食少。患者希望纯母乳喂养，故来门诊要求中药调理以增加母乳量。刻下：多梦易醒，头晕健忘，纳谷不香，神疲乏力，面色萎黄，眼睑、口唇、爪甲苍白，大便2~3日行1次；舌淡胖，苔薄，脉细弱无力。查血常规：血红蛋白86 g/L，提示中度贫血。中医诊断：产后缺乳

（心脾两虚，气血不足）。治以健脾养心，益气补血，通络催乳。处方：归脾汤加味。药用：黄芪30 g，党参15 g，白术12 g，当归6 g，茯神12 g，远志10 g，酸枣仁20 g，木香10 g，龙眼肉12 g，大枣10个，山药15 g，通草6 g，桔梗10 g，甘草6 g。共7剂，日1剂，水煎服，约200 mL/次，3次/日。并嘱患者注意休息，调畅情志，补充营养丰富、易于消化的食品。

二诊（2020年8月20日）：患者诉服药后乳汁较前增加，日间添加奶粉3~4次，夜间无须添加奶粉，自觉睡眠质量及神疲乏力有改善，食量增加，时觉口干。上方加玉竹15 g，共7剂，服法同上。

三诊（2020年8月27日）：患者诉乳房饱满有胀感，婴儿吸吮后能安睡一段时间，哭闹次数减少，日间只需添加奶粉2~3次，不适症状明显改善；上方加枸杞子15 g，续服2周复诊。

四诊（2020年9月10日）：患者诉乳汁明显增多，只需添加奶粉1~2次，见面颊红润，精神饮食及睡眠尚好。查血常规：血红蛋白107 g/L。方中酸枣仁减至10 g，去远志，续服2周。后电话随访，乳汁明显增多，无须添加奶粉喂养。

【按语】该病案属中医"产后缺乳"。丁教授认为，患者为高龄产妇，且因胎盘早剥行剖宫产，术中出血量多，使气血耗损，伤及心血，且出院后未及时调养并亲自照顾婴儿过于劳累，劳伤心脾；加之纳谷不香，气血生化乏源，心脾两虚，气血虚弱，以致乳汁过少。故选用补益心脾的归脾汤加味治疗。丁教授在原方基础上重用黄芪补脾益气，党参易人参健脾补气，使脾旺则气血生化有源；茯神易茯苓，以增强宁心安神之力；加山药、大枣补脾胃之气，使气旺则血旺，气血充足则化源充足；再加通草通络下乳，桔梗载药上行。诸药合用健脾养心、益气补血、通络催乳，使心脾得调、气血得补、乳汁得化。二诊、三诊针对患者口干等症状，加玉竹、枸杞子生津止渴，养血补血。同时在服药期间嘱患者注意休息，调畅情志，补充营养，疗效显著。

参 考 文 献

[1] 郑红艳，丁丽仙，沈国凤．丁丽仙教授从心脾论治产后缺乳经验 [J].中西医结合研究，2022，14（1）：59－60，66.

第五章 妇科杂病

第一节 不孕症

【经典名方】理冲汤（出自《医学衷中参西录》）

组成：生黄芪三钱（9 g），党参二钱（6 g），白术二钱（6 g），生山药五钱（15 g），天花粉四钱（12 g），知母四钱（12 g），三棱三钱（9 g），莪术三钱（9 g），生鸡内金（黄者）三钱（9 g）。

用法：用水煎至将成，加好醋少许，滚数沸服。

原文：妇人经闭不行，或产后恶露不尽，结为癥瘕（子宫肌瘤），以致阴虚作热，阳虚作冷，食少劳嗽，虚证沓来。亦治室女月闭血枯。并治男子劳瘵，一切脏腑癥瘕、积聚、气郁、脾弱、满闷、痞胀，不能饮食。服之觉闷者，减去白术。觉气弱者，减三棱、莪术。泻者，以白芍代知母、白术。热者，加生地黄、天冬各数克。凉者，知母、天花粉各减半，或皆不用。凉甚者，加肉桂（捣细冲服）、乌附子。瘀血坚甚者，加生水蛭（不用炙）。若其人坚壮无他病，惟用以消癥瘕积聚者，宜去山药。室女与妇人未产育者，若用此方，三棱、莪术宜斟酌少用，减知母之半，加生地黄数克，以濡血分之枯。若其人血分虽瘀，而未见癥瘕，或月信犹未闭者，虽在已产育之妇人，亦少用三棱、莪术。若患者身体羸弱，脉象虚数者，去三棱、莪术，将鸡内金改用12 g，因此药能化瘀血，又不伤气分也。追气血渐壮，瘀血未尽消者，再用三棱、莪术未晚。若男子劳瘵，三棱、莪术亦宜少用或用鸡内金代之亦可。

【学术思想】针对慢性子宫内膜炎导致的不孕症，魏教授认为其发病与盆腔炎性疾病后遗症关系密切，"虚实夹杂"是其病机实质。魏教授以"三因制宜"思想为指导，结合四川盆地湿热较重的独特地域与气候特点，总结出"气虚血瘀夹湿"为本病的根本病机。

【诊断思路】魏教授认为在四川盆地，盆腔炎性疾病后遗症的发病主要因为经行、产后胞脉空虚或体虚之时，摄生不慎，感受湿热之邪，湿热之邪流注下焦；或在特殊地域气候条件下长期贪凉饮冷、忧思劳倦损伤脾胃，致水湿无以运化，津液输布失常，内生湿邪，流于下焦，郁久化热，湿热之邪与气血相互搏结于胞宫冲任，胶结难解，致病情迁延难愈。"邪之所凑，其气必虚"，该病日久迁延不愈，易耗伤正气。针对慢性子宫内膜炎性不孕，因其临床表现不典型，如果治疗不及时，更易损伤正气，导致病程迁延，进一步加重湿、热、瘀胶结阻于胞宫冲任，致冲任不通，功能失调，气血运行不畅，胞宫无以为养，不能摄精成孕或孕囊不能植入胞宫，最终发为不孕。这也体现了《医学源流论》所云："凡治妇人，必先明冲任之脉，冲任脉皆起于胞中……此皆血之所从生，而胎之所由系，明于冲任之故，则本源洞悉，而后其所生之病，千条万绪，以可知其所起。"

【治疗方法】魏教授内治创制"益气化瘀清热除湿"法，自拟盆炎康复汤辨证论治。魏教授针对慢性子宫内膜炎性不孕气虚血瘀夹湿的虚实夹杂病机实质，以中医整体观及辨证论治思想为指导，强调扶正祛邪，提出本病应从肝脾论治，去湿热之源，除瘀血之因，并创制了"益气化瘀清热除湿"的方法，自拟盆炎康复汤，即理冲汤、玉屏风散合失笑散加减化裁进行临床治疗。处方组成：黄芪、党参、白术、三棱、莪术、鸡内金、防风、红景天、生蒲黄、五灵脂、延胡索、薏苡仁、白芷。魏教授使用理冲汤主要取其益气行血、调经祛瘀之功，方中党参、黄芪补气，三棱、莪术活血祛瘀消瘤，白术健脾补中，鸡内金运脾消食。党参、黄芪益气使瘀血去而气血不伤，与活血药同用则补而不滞，兼能加强三棱、莪术活血祛瘀之力。考虑到湿热之邪为病，故方中去天花粉、知母、山药等滋阴药物，避免邪气胶结难去。使用玉屏风散主要取其补脾实卫、益气固表之功；使用失笑散及延胡索则能活血化瘀，理气止痛。同时方中加入薏苡仁清热健脾，利水渗湿，加入白芷祛风、燥湿、消肿、止痛，全方共奏益气化瘀、清热除湿之效。魏教授结合患者的不同病证特点，在本方的基础上常酌加鸡血藤、泽兰、路路通、川芎活血通络，苍术除湿通络，巴戟天温肾助阳，制香附、姜黄、蒺藜等活血调经，行气止痛。

【治疗绝技】 魏教授外治结合中药灌肠＋艾灸，形成内外合治综合方案。魏教授在临证过程中非常重视中医内外合治的思想，强调多途径、多靶点给药。因为慢性子宫内膜炎性不孕与盆腔炎性疾病后遗症关系非常密切，因此魏教授制定了"中药内服＋中药灌肠＋艾灸（温盒灸）"的中医综合治疗方案。

中药保留灌肠是治疗盆腔炎（盆腔炎性疾病后遗症）的主要给药途径之一，可让药物通过直肠吸收，减少药物对胃黏膜的刺激，提高药物的生物利用度，还能增加局部血药浓度，使药物被充分吸收，提高疗效。魏教授使用的灌肠药物为妇科灌肠液，其为成都中医药大学附属医院制剂，药物组成：草红藤、败酱草、蒲公英、黄柏、丹参、赤芍、延胡索、三棱。其中草红藤、败酱草清热解毒，活血止痛；蒲公英清热解毒，利尿散结；黄柏清热除湿；丹参、赤芍凉血活血；延胡索行气止痛；三棱破血行气止痛；全方共奏清热解毒除湿、活血化瘀止痛之效。魏教授认为本法既能起到祛邪外出、改善子宫内膜局部炎症微环境的功效，还能避免过用清热解毒除湿药物对脾胃功能的影响，减少内生湿邪的可能。

《本草从新》中云："艾叶苦辛，生温熟热，纯阳之性，能回垂绝之亡阳，通十二经，走三阴，理气血，逐寒湿，暖子宫，止诸血，温中开郁，调经安胎……以之艾火，能透诸经而除百病。"魏教授使用艾灸治疗，温经散寒，行气通络，提高机体的免疫力，最终实现调和冲任、扶正祛邪、恢复脏腑功能的目的。艾灸所选穴位有神阙、足三里、中脘、关元。其中神阙内联五脏六腑，外达四肢百骸，具有温补元阳、健运脾胃之功效；足三里乃"足阳明胃经"的主要穴位之一，可和胃健脾燥湿，补中益气养血，扶助正气，为强壮保健穴；中脘、为任脉、手太阳与少阳、足阳明之会，具有和胃健脾之功用，是养生保健的主要穴位；关元乃足三阴、任脉之交会，通胞宫，灸之可调理脏腑功能，疏通全身气血，具有通调冲任、培补元气之效。慢性子宫内膜炎性不孕是一个慢性妇科疾病，本虚标实，虚实夹杂，其缠绵难愈的主要原因是久病伤正、湿瘀阻络、血瘀难除和盆腔局部免疫力下降。对上述穴位艾灸可达益气扶正、行气活血、除湿止痛之功，从而提高机体免疫力，达到防治助孕的目的。

魏教授以"扶正祛邪"思想为指导，通过"中药内服＋中药灌肠＋艾灸（温和灸）"的中医综合治疗方案对慢性子宫内膜炎性不孕进行治疗，通常治疗 3 个疗程（即 3 个月经周期）。魏教授强调治疗期间需严格避孕，停药后方可备孕。该法实现了内治与外治的有机结合，使"邪去正安"，任通冲盛，气血运行通畅，孕囊即能顺利着床。

【验案赏析】 李某，女，25 岁，已婚，G1P0＋1，4 年前行人流 1 次。未避孕未孕 4 年，于 2016 年 7 月 29 日就诊。患者平素月经规律，（5～6）/（28～30）天，量中，色暗，夹血块。末次月经 2016 年 7 月 10 日，量中，色暗红，夹血块，伴痛经，平时经常出现头晕、乏力、小腹隐痛、腰酸胀痛，月经过后症状加重。2016 年 6 月 22 日生殖内分泌激素：卵泡刺激素（FSH）5.12 mIU/mL，黄体生成素（LH）6.13 mIU/mL，雌二醇（E_2）56.63 pg/mL，孕酮（P）0.12 ng/mL，睾酮（T）24.13 pg/mL。就诊当日阴道彩超：子宫前后径 3.0 cm，内膜厚 0.6 cm（单层），其回声不均匀，可见多个 0.6～0.7 cm 稍强回声，双侧卵巢探及十数个小卵泡，最大 0.9 cm×0.7 cm。刻诊：畏寒，疲乏无力，情绪欠佳，白带量多伴异味，色黄，偶有外阴瘙痒，纳眠可，大小便正常。舌淡红，苔黄腻，脉弦滑。中医诊断：不孕症。辨证：气虚血瘀夹湿。西医诊断：不孕症。治疗：建议患者进行甲状腺功能、不孕相关抗体、输卵管碘油造影、宫腔镜检查，寻找不孕原因。

2016 年 8 月 22 日二诊：患者月经周期 12 天，症状如前所述，舌淡红，苔黄腻，脉弦滑。孕前检查示：甲状腺功能无明显异常，不孕相关免疫抗体均为阴性，输卵管碘油造影提示双侧输卵管通畅，宫腔镜检查提示子宫内膜弥散性充血，间质水肿，见多个息肉样增生，直径 0.5～0.6 cm，双侧输卵管开口可见。术后病检提示子宫内膜息肉，子宫内膜间质慢性炎症。中医诊断：不孕症。辨证：气虚血瘀夹湿。西医诊断：慢性子宫内膜炎性不孕。治疗原则：益气化瘀，清热除湿。治法：内服自拟盆炎康复汤＋中药保留灌肠＋艾灸（温盒灸）。①内服处方：黄芪 30 g，党参 30 g，生白术 15 g，三棱 15 g，莪术 20 g，鸡内金 15 g，防风 15 g，红景天 15 g，生蒲黄 15 g，五灵脂 15 g，延胡索 20 g，薏苡仁 30 g，白芷 15 g。12 剂，水煎服，100 mL/次，3 次/日，两日 1 剂，经期不停药。②中药保留灌肠：妇科灌肠液（成都中医药大学附属医院院内制剂）。处方组成：红藤、败酱草、丹参、赤芍、延胡索、三棱。用法：直肠给药，50 毫升/次，保留 5 小时以上，从经净后开始用药，1 次/日，以 14 天（非经期连续用药）为 1 个疗程，1 个月经周期治疗 1 个疗程，经期停用。③艾灸（温盒灸）。用法：将艾灸条放在木盒中，每次施灸 1～20 分钟，3 次/周，持续 12 周，经期停用。选穴：神阙、足三里、中脘、关元。医嘱：严格避孕。

2016年9月17日三诊：为月经周期第7天，患者月经色红，血块较前减少，痛经减轻，小腹隐痛，腰骶酸痛较前明显缓解，神疲乏力症状减轻，白带量减少，色淡黄，余无特殊不适，继以中药自拟盆炎康复汤加减治疗，加鸡血藤20 g，路路通15 g，12剂，水煎服，100 mL/次，3次/日，2日1剂，经期不停药。继续中药灌肠及艾灸（温盒灸）治疗。嘱患者严格避孕。

2016年10月16日四诊：为月经周期第7天，患者月经色红，无血块，无痛经，小腹隐痛，腰骶酸痛症状基本消失，神疲乏力症状明显减轻，白带量减少，色白，无异味，余无特殊不适，继以上方治疗，12剂，水煎服，100 mL/次，3次/日，两日1剂，经期不停药。继续中药灌肠及艾灸（温盒灸）治疗。嘱患者经后停药，可监测基础体温，开始试孕。

2016年12月17日五诊：患者停经35天，查生殖激素：E_2 281.9 pg/mL，P 27.9 ng/mL，β-hCG 636.3 mIU/mL。诊断：早早孕、异位妊娠待排。

【按语】 考虑该患者湿热为病，故方中去天花粉、知母、山药等滋阴药物，避免湿热之邪胶结难去。方中使用玉屏风散补脾实卫，益气固表；使用失笑散及延胡索活血化瘀，理气止痛；加入薏苡仁健脾利水渗湿，全方攻补兼施，共奏益气清湿化瘀之效。中药保留灌肠主要取其清热除湿，活血化瘀止痛，利用盆腔静脉丰富的特点，一方面减少药物对胃黏膜的刺激，提高药物的生物利用度，另一方面增加了局部循环的血药浓度，起到了祛邪外出而不伤正的作用。艾灸（温和灸）则利用其温经散寒、行气通络、提高机体免疫力的功效，达到防病治病的目的。而所选穴位有神阙、足三里、中脘、关元，其中神阙温补元阳，健运脾胃；足三里健脾燥湿，补中益气养血，扶助正气；中脘和胃健脾；关元通调冲任，培补元气。该中医内外合治综合方案，通过多途径、多靶点给药，共奏益气清湿化瘀之效。三诊时，患者诸症减轻，故加入鸡血藤、路路通，加强活血通络功效，以利患者治疗后妊娠，四诊患者气虚血瘀夹湿证候已基本消失，故建议患者结束治疗后备孕。在结束3个疗程后，患者外邪已除，正气充足，任通冲盛，适时交合，则顺利怀孕。

参 考 文 献

[1] 季晓黎. 魏绍斌教授内外合治慢性子宫内膜炎性不孕经验 [J/OL].成都中医药大学学报，1-4 [2022-06-06].

［2］尹小兰，王梅，刘慧婷．魏绍斌病证结合辨治不孕症经验［J］.中国中医基础医学杂志，2018，24（7）：967－968.

夏桂成教授运用助孕汤治疗排卵功能障碍性不孕症经验

【经典名方】毓麟珠（出自《景岳全书》）。

组成：甘草、川芎各一两（30 g）、熟地黄（蒸，捣）、菟丝子（制）、当归各四两（120 g），杜仲（酒炒）、人参、白术（土炒）、茯苓、芍药（酒炒）、鹿角霜、川椒各二两为末（60 g）。

用法：上为末，炼蜜丸，弹子大。每空心嚼服一、二丸，用酒或白汤送下，或为小丸吞服亦可。

原文：治妇人血气俱虚，经脉不调，或断续，或带浊，或腹痛，或腰酸，或饮食不甘，瘦弱不孕，服一、二斤，即可受胎。凡种子诸方，无以加此。

【学术思想】中医学认为无排卵、排卵障碍的最主要原因在于肾阴不足，癸水不充，不能滋养精卵，从而形成排卵障碍。癸水是一种肉眼看不到的水样物质，与肾阴共同涵养精卵，使精卵发育成熟，同时又能涵养子宫内膜，使血海不断充盈，所以说血、阴、水三者有所不足，均将影响精卵的发育。临床上一般以阴虚所致者为主，正如《石室秘录》所云："肾水（包括癸水）亏者，子宫燥涸，禾苗无雨露之濡，亦成萎亏。"临床上常可兼夹心肝气郁或郁火、气滞血瘀、痰脂浊湿、脾胃虚弱，其中尤以心肝气郁为多见。

【诊断思路】对于不孕不育症，夏老总结出"究子宫体用，以复藏泻。重心神肾精，择时调周"。临证中夏老认为必须解决两大难题：一是提高肾阴癸水水平，奠定物质基础，促进卵泡发育成熟，具备成熟卵子；二是促发排卵，达到使卵子能够顺利从卵巢中排出的目的。夏老按月经周期 4 期（行经期、经后期、经间期、经前期）进行诊治，行经期以调经为主，除旧务净；经后期以滋阴为主，奠定基础；经间期补肾活血，重在转化；经前期补肾助阳，兼调肝脾。

【治疗方法】夏老在经前期运用助孕汤主要有以下要点：①补血补阳。

适用于妇女以血为主的特点，亦含有调治子宫之意。②结合补阴。同样是基于阴阳互根生长的道理，亦即是阴中求阳、水中补火的方法。阳长至重，必须建立在阴精不断转化的基础上。这是因为，阳达到重，需要耗损大量的阴精，没有补养足够的阴精，就无法达到重（高水平）阳。张景岳所制右归，就是以补阴药奠基。在临床上所制的妇孕号方，即在六味地黄丸基础上加入肉苁蓉、菟丝子、巴戟天等，适用于肾阴肾阳虚患者，疗效也较好。③结合调理心肝。由于经前期补阳，以及阳气的不断高涨，常常引起心肝经气火的外扰，出现一系列胸闷、烦躁、乳房胀痛、头痛失眠等所谓的紧张综合征。这些证候的出现影响阳气的持续高涨，而清降镇泄的治疗，同样影响阳气的持续高涨。所以在轻清调解心肝气火的同时，仍然要以补阳为主的方法作前提，以保障月经周期的正常演化，进而繁衍后代。助孕汤方剂：熟地黄10 g，赤白芍（各）10 g，山药10 g，茯苓10 g，丹皮10 g，续断10 g，杜仲10 g，鹿角片10 g，五灵脂10 g，制香附10 g，紫河车9 g，炒柴胡6 g。随症加减。

【治疗绝技】张景岳所制毓麟珠，以四物汤为基础加入温润助阳之品，达到暖宫种子之目的，艾附暖宫丸亦寓此意。《傅青主女科》完带汤、并提汤等均以四物汤为基础加入温润助阳之品。夏老在《景岳全书》毓麟珠的基础上，去川椒，将川芎改为丹皮、五灵脂，加入宁神之品制成助孕汤，又名妇孕1号方。可用于无排卵、排卵障碍的不孕不育，疗效显著。另外，夏老运用"调周法"治疗排卵功能障碍性不孕症通过提高肾阴癸水水平以促进卵泡发育成熟和促发排卵。治疗黄体功能不全性不孕症主因肾阳偏虚，少数与阴虚火旺及气虚及阳、脾肾不足有关，治以温阳、滋肾、健脾。治疗免疫性不孕症，免疫功能亢进者乃阴虚火旺为主，亦有湿热、血瘀所致，治以滋阴、清利湿热、活血化瘀；免疫功能低下者则扶正治疗，补肾调肝或补气健脾。

【验案赏析】彭某，女，24岁。2015年9月30日初诊。主诉：婚后未避孕1年余未孕。现病史：初经16岁，7/（28～30）天，量中，色红，有血块，痛经，经前1～2天乳房胀痛，腰酸。曾于月经第3天测生殖激素：FSH 13.46 IU/L，LH 10.00 IU/L，E_2 437.44 pg/L。2015年5月AMH 1.99 ng/mL。妇科B超：右附件包块（3.0 cm×1.4 cm）。末次月经2015年9月25日，经量中，色红，有血块。刻下：经周第6天，月经量少，腰微酸，余无不适，纳可，夜寐欠安，舌质红，苔薄白，脉弦细。证属肾虚血瘀，拟补肾填精、活血化瘀法。处方：炙鳖甲、炙龟板、怀山药、山茱萸、熟地黄、茯苓、续断、丹参、党参、炒白术各 10 g，煅蛤壳 20 g，鸡内金、丹皮、地骨皮各 10 g，制远志、醋柴胡各 6 g，合欢皮 15 g，石见穿 10 g。

2015 年 10 月 9 日二诊：患者经周第 15 天，诉昨日见锦丝带下，纳寐可，二便调，舌淡红，苔白，脉弦。治拟补肾促排卵法，助孕汤加减。处方：炙鳖甲、山药、山茱萸、枸杞子、南沙参、茯苓、续断、丹参、赤芍、炒白术、炙黄芪各 10 g，煅蛤壳 20 g，菟丝子 10 g，制远志 6 g，牡丹皮、银柴胡、鹿角片各 10 g。

2015 年 10 月 15 日三诊：患者经周第 21 天，带下正常，纳寐可，二便调，舌淡红，苔白，脉弦。血液四项未见明显异常。子宫内膜抗体 IgM 阳性。输卵管造影示宫颈管狭窄，双侧输卵管不甚通畅。拟补肾助阳、化瘀通络法。处方：当归、山药、山茱萸、续断、菟丝子、鹿角片、王不留行各 10 g，佛手 6 g，五灵脂、地鳖虫、石见穿、莪术、瞿麦各 10 g，红藤 15 g。另拟一处方予患者，嘱其于月经来潮时服用，治拟温经活血法。处方：香附、延胡索、乌药、莪术各 10 g，石打穿 15 g，全蝎 3 g，益母草、红藤各 15 g，吴茱萸 3 g，五灵脂、紫丹参、炒当归、瞿麦、川牛膝、天仙藤各 10 g，天山雪莲 3 g。

2015 年 10 月 29 日四诊：月经量中，色红，有血块，伴腰酸，经行腹泻，余无明显不适。患者现经行第 6 天，阴道少量褐色分泌物，纳寐可，二便调。舌淡，苔白，脉细弦。拟补肾通经法，助孕汤加减。处方：炙鳖甲、怀山药、山茱萸、熟地黄、南沙参、茯苓、续断、丹参、炒白术、炙黄芪各 10 g，煅蛤壳 20 g，鸡内金 10 g，五灵脂 10 g，醋柴胡 6 g，王不留行、红藤各 10 g，甲珠 6 g，炮姜 6 g。

以上述方法调理 2 月余，2015 年 12 月 25 日查 β-hCG 阳性，示怀孕。后予中药保胎治疗，至 10 周，B 超示胎儿成形。

【按语】病机主要为肾虚偏阴，癸水不足，心肝郁火，夹有瘀浊。肾虚偏阴，冲任血海空虚，则精卵难以滋养成熟，故未避孕 1 年未孕。肾阴亏虚，经行时，阴虚愈重，腰府失养，则经行腰酸。肾阴不足，阴虚火旺，虚火灼伤阴液，故见经色鲜红质稍稠。肾阴偏虚，心肝郁火，心神不宁，则见经前期乳房作胀，夜寐欠安。病久致瘀，故见月经有血块、痛经。治疗围绕主要病机，依据月经 4 期病理生理论治，行经期温经活血，经后期滋肾阴同时不忘顾护脾胃，经间期见锦丝带下便予补肾促排，经前期补肾助孕兼宁心安神。终得胎孕之喜。

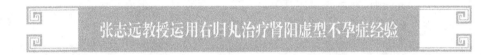

参 考 文 献

[1] 史玉梅，吴芹，夏桂成. 夏桂成教授补肾调经治疗排卵障碍性不孕症经验撷要 [J]. 山西中医，2006，22（2）：7-8.

[2] 钱菁. 夏桂成教授运用"调周法"治疗不孕症的临证思路 [J]. 江苏中医药，2010，42（7）：10-12.

[3] 梁昕，赵可宁. 夏桂成教授运用补肾调周法治疗卵巢储备功能下降性不孕症的经验 [J]. 河北中医药学报，2016，31（3）：54-57.

[4] 殷燕云. 夏桂成教授治疗不孕不育症经验撷要 [J]. 江苏中医药，2004，25（12）：7-8.

张志远教授运用右归丸治疗肾阳虚型不孕症经验

【经典名方】右归丸（出自《景岳全书》）

组成：熟地黄 250 g，山药 120 g（炒），山茱萸 90 g（微炒），枸杞子 120 g（微炒），鹿角胶 120 g（炒珠），菟丝子 120 g（制），杜仲 120 g（姜汤炒），当归 90 g（便溏勿用），肉桂 60 g（可渐加至 120 g），制附子 60 g（可渐加至 150~160 g）。

用法：上为细末，先将熟地黄蒸烂杵膏，加炼蜜为丸，如弹子大。每服 2~3 丸，以滚白汤送下。

原文：温补肾阳。治肾阳不足，命门火衰，神疲气怯，畏寒肢冷，阳痿遗精，不能生育，腰膝酸软，小便自遗，肢节痹痛，周身浮肿；或火不能生土，脾胃虚寒，饮食少进，或呕恶膨胀，或翻胃噎膈，或脐腹多痛，或大便不实，泻痢频作。

【学术思想】张老认为不孕症的发生多由肾虚、肝郁、饮食不节等导致，治疗上应以补肾益气、疏肝解郁、活血化瘀、健脾化痰为主。

【诊断思路】张老认为不孕症病位主要在肾，且与肝、脾两脏有密切关系，基本病机是肾气不足，冲任虚衰，无法摄精成孕，进而导致不孕；或肝气郁结，气机不畅，疏泄失司，从而使气血失调，冲任不能相资而不孕；或饮食不节，过食肥腻、辛凉食物，使水湿内停成痰或阳虚瘀血内生，痰与瘀阻冲任、胞宫，从而导致不孕；就临床所见，患者肝郁易克脾，肾阳虚不能温脾，脾虚会影响其运化功能的正常发挥，使水湿内停而积聚成痰，再加喜食膏粱厚味，亦可造成痰湿内生，体内脂肪过多，进而遮隔子宫，无法摄精成孕。

【治疗方法】张老在治疗不孕时，能够抓住发病的关键，重在补肾益气，温养冲任；据情用疏肝解郁、燥湿化痰、逐瘀、行气调经之法，并倡导饮食和情志调理，综合施治。张老认为治疗不孕症应首辨阴阳，治宜补肾益气，温养冲任。由肾虚导致的不孕多见于婚久不孕的女性，在肾虚型不孕的治疗上，张老主张补肾益气、调和气血、温养冲任为治疗的基本法则。肾虚可分为肾阳虚与肾阴虚两种，肾阳不足者，常会伴有经期延后，月经量少且质稀，疲乏无力，腰膝酸软，小腹冷痛，小便清长，舌淡苔白，脉沉细或沉迟。

【治疗绝技】张老对于肾阳虚者，多用右归丸加减治疗（肉桂、熟地黄、山药、山茱萸、枸杞子、淫羊藿），其具有温补肾阳的功效；肾阴不足者，多症见腰膝酸痛、头晕耳鸣、失眠多梦、五心烦热、潮热盗汗、咽干颧红、舌红少津无苔、脉细数等，治宜滋阴降火。张老多投熟地黄、山茱萸、枸杞子、山药、炙甘草、茯苓、女贞子、桑寄生、地骨皮等药物，其具有滋阴补肾、调经补血的功效；在月经刚结束后的新一周期，血海空虚，冲任虚弱，所以这时是补肾阴的最佳时期，肾阴得到滋补可以为下一次月经来潮做准备，张老喜投当归、白芍、生地黄、熟地黄、山茱萸、山药、茯苓、女贞子、墨旱莲、桑寄生等药物来滋补肾阴。若患者出现排卵困难，可加入菟丝子、巴戟天、肉苁蓉、大枣等药物，排卵困难，多肾阳虚衰，菟丝子、巴戟天可温补肾阳；肉苁蓉可补肾阳、益精血，治疗月经愆期，宫寒不孕；再加大枣几颗，可以滋阴补阳、补血。

【验案赏析】谭某，女，31岁。婚后5年未曾怀孕，经医院常规检查各项指标均正常，月经周期不规律，经常延迟，量少质稀，常觉疲乏无力，小腹冷痛，身寒畏冷，小便清长，失眠多梦，盗汗，舌淡苔白，脉沉迟。张老诊断证属肾阴阳俱虚，治以肾阴阳双补，益气和血。药用：肉桂15 g，当归12 g，白芍15 g，生地黄10 g，熟地黄10 g，山茱萸10 g，山药10 g，茯苓10 g，女贞子10 g，墨旱莲15 g，桑寄生10 g，枸杞子20 g，淫羊藿10 g，日1剂，水煎服。

二诊：患者连饮1个月后，自述此次月经如期而至，量比以前稍多，且小腹疼痛感减轻，睡眠有所改善，但仍觉无力。张老在上方基础上加入补气药，炙黄芪 20 g，党参 12 g，令其再服药巩固 2 个月。半年后患者惊喜告知已成功怀孕。

【按语】 根据患者的症状可诊断为肾阴阳俱虚证，治肾阳虚，张老多用右归丸。右归丸最早记载于张景岳的《景岳全书》，具有很好的补肾阳功效，考虑到患者也兼有阴虚，故在方中也投入滋阴补肾之药。患者经期不规律且量少质稀，多有血虚，故在补肾的同时，先生也尤其注重补血。方中淫羊藿温补肾阳，肉桂助阳散寒，温通经脉；当归、白芍有补血养血的功效；山药益阴生津，山茱萸、熟地黄、女贞子、墨旱莲滋阴补肾、调经补血，桑寄生补肾益肝，诸药调和可补肾阴与肾阳，益气和血，温养冲任，为摄精成孕做准备。

参 考 文 献

[1] 李崧. 国医大师张志远妇科学术思想及临证经验研究 ［D］. 济南：山东中医药大学，2019.

[2] 潘琳琳，王润春，孙辉. 张志远辨治不孕症的临床经验——附验案四则 ［J］. 辽宁中医杂志，2016，43（11）：2390-2392.

张良英教授运用助孕 1 号方治疗肾阳虚型不孕症经验

【经典名方】 右归丸（出自《景岳全书》）

组成：熟地黄 250 g，山药 120 g（炒），山茱萸 90 g（微炒），枸杞子 120 g（微炒），鹿角胶 120 g（炒珠），菟丝子 120 g（制），杜仲 120 g（姜汤炒），当归 90 g（便溏勿用），肉桂 60 g（可渐加至 120 g），制附子 60 g（可渐加至 150~160 g）。

用法：上为细末，先将熟地黄蒸烂杵膏，加炼蜜为丸，如弹子大。每服 2~3 丸，以滚白汤送下。

原文：温补肾阳。治肾阳不足，命门火衰，神疲气怯，畏寒肢冷，阳痿遗精，不能生育，腰膝酸软，小便自遗，肢节痹痛，周身浮肿；或火不能生土，脾胃虚寒，饮食少进，或呕恶膨胀，或翻胃噎膈，或脐腹多痛，或大便不实，泻痢频作。

【学术思想】张教授认为寒、热、湿、瘀、痰是不孕症常见病因，肾虚、肝郁是不孕症的主要病因，肾气不足，冲任气血失调，导致冲任胞宫阻滞，两精不能相合是不孕症的主要病机。证候多为虚实夹杂，病位在冲任胞宫。不孕症治疗比较困难，而且疗程长。治疗原则以"补肾健脾、调经种子、祛瘀通络、调节免疫"为主，兼调冲任气血。张教授主张中医辨证和西医病因病理相结合：对排卵障碍性不孕，当责以肾，治以补肾益精；对输卵管阻塞性不孕，多责以瘀血阻滞胞络，治以活血化瘀通络；对多囊卵巢综合征不孕，多责于脾虚痰湿阻滞，治以健脾祛湿化痰。充分发挥中医调经助孕和调畅情志的优势，结合西医辨病的特长，指导排卵期受孕，孕后可积极对症善后安胎。

【诊断思路】张教授认为女子经、孕、产、乳易使机体处于血常不足、气偏有余的状态。妇女以血为本，以气为用。肾为先天之本，主藏精气，是人体生长、发育、生殖的根本。女子发育到一定时期后，肾气旺盛，肾中真阴–天癸由先天之微少，而逐渐化生、充实，才能促成胞宫有经、孕、产、育的生理功能。同时肾精为化血之源，直接为胞宫的行经、孕胎提供物质基础。卵子是生殖的基础，藏于肾，其发育成熟与肾精充盛密切相关，卵子的正常排出有赖于肾阳鼓动，冲任气血调畅，其中任何一个环节出现问题，均会导致排卵功能障碍。

【治疗方法】助孕1号方由张教授根据多年临床经验总结而成，由右归丸人裁而来。此方由紫石英、菟丝子、补骨脂、续断、党参、白术、熟地黄、当归、制首乌、女贞子、甘草等药组成。方中紫石英温肾助阳为君药；菟丝子、补骨脂、续断温肾壮阳，其中菟丝子既补肾阴又补肾阳，三药共为臣药；党参、白术健脾益气以化血源，熟地黄、当归填精益髓补血，女贞子、制首乌滋补肝肾，为佐药；甘草调和诸药为使药。全方重在温补肾阳，促其肾气盛、天癸旺以促进子宫发育，佐以益气血来实经源，诸药合方共奏温补肾阳、益气调经之效。于排卵前开始服药，每剂药服2天，服至月经来潮。若见子宫发育不良者，可加巴戟天、淫羊藿以温补肾阳；基础体温不升者，加丹参活血促排卵；神疲乏力明显者，加炙黄芪、太子参以益气健脾。

【治疗绝技】张教授认为生育年龄的妇女，多因崩漏而致不孕，治疗重在促使卵泡发育成熟并排卵，恢复正常月经并怀孕，治以健脾补肾疏肝，固冲调经种子。临证时，偏肾阴虚者，方用六味地黄汤滋阴补肾，加党参、炙黄芪、当归健脾益气养血，加淫羊藿温肾助阳并促使排卵；偏肾阳虚者，选用助孕1号方健脾温肾，调经助孕；若因崩漏而气血虚弱，患者表现为面色萎黄或㿠白，头晕眼花，神疲乏力，心悸气短，头发脱落，夜寐不安，舌质淡，苔薄白，脉沉缓或细弱，张教授常用八珍汤补益气血，加女贞子、枸杞子、续断、菟丝子、怀山药补肾健脾益气，加淫羊藿补肾助阳促排卵。

张教授常用对药：治不孕症喜用药对：熟地黄—白芍，为肝肾阴亏必选；肉苁蓉—巴戟，两药均入督脉，为虚证不孕之要药；川楝子—路路通，为治疗输卵管梗阻必用之品；输卵管积水善用泽泻—丹参、马鞭草—王不留行。单味药：输卵管不通喜用甲珠、猪蹄甲，因甲乃筋之余，具开破之性，长于破瘀通经；治肝郁不孕善用生麦芽、柴胡，盖本药能助肝木疏泄以行肾气；卵泡不破善用茺蔚子以助排卵；子宫内膜受损善用肉苁蓉、制首乌修复内膜。

【验案赏析】童某，29岁，女，已婚。2008年8月9日初诊。结婚同居3年，未避孕未孕。患者身体尚健，然面色黄而晦暗，经期或前或后，行而不畅，血色暗红夹有小块，胸胁胀满，腰酸腿软，小腹冷痛，结婚三载犹未孕育。舌质淡，苔白，脉结而迟。诊断为原发不孕肾虚型。子脏虚寒，不能摄精成孕。治以温经散寒、扶阳抑阴以暖胞宫。方用助孕1号方：菟丝子15 g，续断15 g，党参15 g，制首乌15 g，覆盆子15 g，补骨脂15 g，紫石英15 g，女贞子15 g，当归12 g，熟地黄15 g，白术12 g，沙参15 g，白芍12 g，艾叶10 g，黄芪12 g，甘草6 g。治以温肾扶阳，益冲任。4剂。于排卵前开始服药，每剂药服2天。助孕2号方：当归12 g，川芎15 g，赤芍15 g，丹参15 g，桂枝10 g，丝瓜络15 g，路路通10 g，香附10 g，枳壳10 g等，本方于月经干净后3天服药，每剂药服2天，连服3剂。

二诊：服上药后经期按时而至，血色红无块，腰酸腿软、小腹冷痛等症均有减轻。仍感胸胁胀闷，呃逆则舒，腰酸胀痛。此宫寒得暖而肝郁未畅，治以疏肝解郁益肾。守方续用2个月，诸恙尽瘥，旋即受孕，逾十月生一女孩。

【按语】妇人不孕原因虽多，然不外乎两端：一是先天性的生理缺陷，二是后天的病理变化。肾气不足或冲任气血失调，皆能影响冲任的正常生理功能而致不孕。故《医宗金鉴·妇科心法要诀》云："女子不孕之故，由伤其冲任也……或因胞寒胞热，不能摄精成孕；或因体盛痰多，脂膜壅塞胞中而不孕，皆当细审其因，按证调治，自能有子也。"本案由于寒邪客于胞中，夹以肝郁不畅，致胞寒不孕。故治疗首用温经散寒以暖胞宫治其本，复以疏肝解郁益肾善其后。临证时，只要找出病机转变的关键，辨证确切，自能收到预期疗效。

参 考 文 献

[1] 姜丽娟，卜德艳，雷传丽．张良英教授攻补兼施论治癥瘕致不孕经验［J］.中国药物经济学，2013（6）：73 – 74.

[2] 姜丽娟，卜德艳．张良英教授诊治不孕症临床经验［J］.云南中医中药杂志，2013，34（5）：9 – 12.

[3] 姜丽娟．张良英教授助孕方治疗输卵管阻塞性不孕的临床观察［J］.云南中医中药杂志，2010，31（8）：1 – 3.

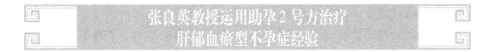

张良英教授运用助孕 2 号方治疗肝郁血瘀型不孕症经验

【经典名方】柴胡疏肝散（出自《医学统旨》）

组成：陈皮（醋炒）、柴胡各 6 g，川芎、香附、枳壳（麸炒）、芍药各 4.5 g，甘草（炙）1.5 g。

用法：水一盅半，煎八分，食前服。

原文：肝气郁滞证胁肋疼痛，或寒热往来，嗳气太息，脘腹胀满，脉弦，柴胡疏肝散主之，疏肝解郁，行气止痛。

【学术思想】张教授认为寒、热、湿、瘀、痰是不孕症常见病因，肾虚、肝郁是不孕症的主要病因，肾气不足，冲任气血失调，导致冲任胞宫阻滞，两精不能相合是不孕症的主要病机。证候多为虚实夹杂，病位在冲任胞宫。不孕症治疗比较困难，而且疗程长。治疗原则以"补肾健脾、调经种子、祛瘀通络、调节免疫"为主，兼调冲任气血。张教授主张中医辨证和西医病因病理相结合：对排卵障碍性不孕，当责以肾，治以补肾益精；对输卵管阻塞性不孕，多责以瘀血阻滞胞络，治以活血化瘀通络；对多囊卵巢综合征不孕，多责于脾虚痰湿阻滞，治以健脾祛湿化痰。充分发挥中医调经助孕和调畅情志的优势，结合西医辨病的特长，指导排卵期受孕，孕后可积极对症善后安胎。

【诊断思路】肝主藏血，主疏泄，畅达气机，理血调经，若肝气不疏，情志不畅，以致冲任不能相资，肝郁克脾，脾伤不能通任脉而带、任、督脉失调，胎孕不受。

【治疗方法】张教授治疗肝郁血虚型不孕症选用自拟经验方助孕 2 号方，由柴胡疏肝散化裁而来：当归、川芎、赤芍、丹参、桂枝、丝瓜络、路路通、香附、枳壳、甲珠等。方中甲珠咸凉，性善走窜，具有行气活血破瘀、疏通经络、直达病所之功效，为方中之君药；当归、川芎、丹参活血化瘀，促进瘀滞消散，助甲珠疏通经络，枳壳、香附调畅气机，使气行则血行，共为臣药；丝瓜络、路路通宣通经络直达病所，桂枝通利血脉，共为佐药；甘草调和诸药，为使药。全方共奏调畅气机、活血化瘀、通络助孕之功效。

【治疗绝技】助孕 2 号方适用于输卵管阻塞性不孕或盆腔炎引起的不孕，临床表现为排卵及月经周期基本正常。婚后或流产后不孕，有盆腔炎、附件炎史，经输卵管检查，一侧或双侧不通，或通而不畅。夹湿热者，去桂枝，加苍术、黄柏、连翘、薏苡仁以清热利湿；输卵管积水者，加泽泻、丹参、通草、薏苡仁以利湿通络；炎症明显者，加蒲公英、紫花地丁、虎杖以清热解毒；若为子宫内膜异位症而导致输卵管阻塞者，加三棱、莪术、橘核以活血化瘀通络；若为输卵管结核而导致输卵管阻塞者，加地骨皮、银柴胡以清虚热。由于甲珠价格昂贵，药源受限，因此临床上亦用地龙代之。本方于月经干净后 3 天服药，每剂药服 2 天，连服 3 剂。

张教授常用对药：治不孕症喜用药对：熟地黄—白芍，为肝肾阴亏必选；肉苁蓉—巴戟，两药均入督脉，为虚证不孕之要药；川楝子—路路通，为治疗输卵管梗阻必用之品；输卵管积水善用泽泻—丹参、马鞭草—王不留行。单味药：输卵管不通喜用甲珠、猪蹄甲，因甲乃筋之余，具开破之性，长于破瘀通经；治肝郁不孕善用生麦芽、柴胡，盖本药能助肝木疏泄以行肾气；卵泡不破善用茺蔚子以助排卵；子宫内膜受损善用肉苁蓉、制首乌修复内膜。

【验案赏析】腾某，女，28 岁。2008 年 12 月 15 日初诊。主诉：结婚 7 年，未避孕 6 年未孕。现病史：患者 6 年前因宫外孕，左侧输卵管已切除，至今未孕，常感腰膝酸软，少腹隐痛，精神忧郁，烦躁、眠差，舌红，苔薄白，脉弦。月经史：平素月经（4～5）/27 天，量中，经行第 1 天有腰腹痛。末次月经 2008 年 11 月 17 日，白带无异常。生育史：0－0－1－0。辅助检查：B 超示子宫附件（－）。2008 年 10 月 24 日子宫碘油造影示右侧输卵管欠畅。诊断：输卵管阻塞性不孕（继发不孕）。证型：肝郁血瘀。辨证分析：患者因宫外孕切除一侧输卵管，6 年未孕，情志不畅，肝气郁结、疏泄失常，气血不和，肝肾亏虚，冲任不调，气滞血瘀，胞脉瘀阻，两精不能相合，导致不孕。治则：疏肝理气，化瘀通络，滋肾养肝。方用助孕 1 号方：党参 10 g，熟地黄 15 g，白术 10 g，菟丝子 12 g，覆盆子 12 g，补骨脂 15 g，续断 15 g，紫石英 15 g，当归 12 g，女贞子 12 g，制首乌 15 g，甘草 6 g。4剂，每剂服 2 天，每天 2 次。助孕 2 号方：丹参 15 g，当归 15 g，赤芍12 g，川芎 10 g，桂枝 15 g，丝瓜络 10 g，路路通 12 g，枳壳 10 g，五灵脂9 g，王不留行 15 g，甘草 6 g，甲珠 10 g。3 剂，月经干净后 3 天服，每剂服 2 天，每天 2 次。连服 3 个月为 1 个疗程。

二诊：2009 年 4 月 20 日。患者服上药 3 个月后精神明显好转，腰膝酸软、少腹隐痛明显减轻，眠可，舌红苔薄白，脉弦。嘱守方再服 1 个疗程。

三诊：2009 年 7 月 17 日。停经 54 天，无阴道流血及腹痛；末次月经2009 年 5 月 23 日，尿 hCG（＋）。2009 年 7 月 16 日 B 超：宫内孕约 7 周，探及胚囊。采用保胎 1 号方：当归 15 g，党参 15 g，炙黄芪 30 g，熟地黄20 g，桑寄生 15 g，补骨脂 12 g，续断 15 g，续断 15 g，怀山药 15 g，白术10 g，白芍 15 g，女贞子 15 g，墨旱莲 15 g，艾叶炭 10 g，菟丝子 12 g，加炙升麻 8 g。

四诊：2009 年 7 月 30 日。早孕 67 天，无阴道流血，时有呕吐，B 超示胎心可见，继给益肾固胎元之品保胎。随访正常。

【按语】本病例患者曾因宫外孕行左侧输卵管切除，张教授认为患者因宫外孕切除一侧输卵管，情志不畅，肝气郁结，疏泄失常，气血不和，肝肾亏虚，冲任不调，气滞血瘀，胞脉瘀阻，两精不能相合，导致不孕，通过疏肝益肾活血通络获效。

参 考 文 献

[1] 姜丽娟，卜德艳，雷传丽．张良英教授攻补兼施论治癥瘕致不孕经验 [J].中国药物经济学，2013（6）：73 - 74.

[2] 姜丽娟，卜德艳．张良英教授诊治不孕症临床经验 [J].云南中医中药杂志，2013，34（5）：9 - 12.

[3] 姜丽娟．张良英教授助孕方治疗输卵管阻塞性不孕的临床观察 [J].云南中医中药杂志，2010，31（8）：1 - 3.

刘云鹏教授运用调经 I 号方治疗不孕症经验

【名医简介】刘云鹏，男，全国名老中医之一，湖北省中医药学会顾问委员会委员，湖北中医药大学兼职教授。1956 年联合荆州市数家诊所组建了荆州市中医院，任首任院长。1958 年创建中医学校（现湖北中医药高等专科学校），兼任校长。1981 年晋升为主任医师。1991 年被聘为全国首批老中医药专家学术经验指导老师。1992 年起享受国务院特殊津贴。

【经典名方】

1. 调经 I 号方（逍遥散加减）组成：柴胡 10 g，当归 12 g，白芍 15 g，茯苓 10 g，炙甘草 6 g，香附 12 g，郁金 10 g，川芎 10 g，益母草 15 g。

用法：常法煎服。

2. 益五合方组成：当归、川芎、地黄、赤白芍、丹参、白术、制香附、益母草、茺蔚子、覆盆子、菟丝子、枸杞子、车前子、五味子。

3. 固胎汤组成：党参、炒白术、炒扁豆、山药、炙甘草、熟地黄、山茱萸、炒杜仲、枸杞子、续断、桑寄生、炒白芍。

【学术思想】刘老认为不孕症的病机主要为冲任损伤，胞宫胞脉瘀滞，难以摄精受孕。其受累脏腑主要为肝，其次为脾肾，病理产物为瘀血。不孕症的病因包括内伤情志、外感六淫、房劳、多产、产伤等方面，其中情志以怒、忧、思影响较著，外感因素主要以寒、湿、热邪为主，以湿邪较为多见。

【诊断思路】刘老在临床辨证施治，采取"四步疗法"：①祛散外来之邪，清化内郁之结；②求子之道，莫如调经；③助孕促排卵；④孕后重视保胎。刘老认为不孕症其本为冲任损伤，其标为湿热、瘀血、寒湿。治疗不孕症的思想主要集中在"祛邪调经""促排安胎"。其治疗方法主要以补肾、疏肝、健脾、活血为主。

【治疗方法】

1. 祛邪。刘老认为临床部分不孕症患者就诊，除去原发性不孕症或继发性不孕症外，多合并有其他病症，如带下病、盆腔炎及癥瘕等。

2. 调经。刘老常用自拟调经 I 号方，疏肝扶脾、理气调经，使经血畅行而月经自调。经期：治疗以活血为主。胞宫为奇恒之腑，泻而不藏，经期经血以通为顺。故经期治疗应顺势而下，以活血为主。经后期：治疗以养血柔肝、调理冲任为主。刘老认为经后胞宫开泻，经血流失，阴血常不足，故采用养血柔肝、调理冲任法，常用益母胜金丹以养血活血、调经种子。

3. 助孕促排卵。刘老认为自经后至排卵期前，为冲任胞宫气血生长复常、肾中阴阳转化的时期，治宜养血固冲、滋肾益阴，为重阴转阳打下物质基础，有利于促进卵泡发育成熟。此时常用自拟益五合方养血活血、补肾益精，促使卵泡发育成熟而有子。肝郁血瘀兼有肾精不足的月经不调或排卵障碍患者，在排卵前则用促排卵汤调肝补肾、活血通络、燮理阴阳。排卵期后至经前期，继续用促排卵汤，配伍益肾温阳之品，如附片、桂枝、仙茅、淫羊藿、补骨脂、肉桂、鹿角霜等，使肾得封藏，黄体功能健全，受精卵着床受孕。

4. 孕后重视保胎。刘老认为不孕症患者受孕后，其引起不孕症的诸多因素可能依然存在，所以不孕症患者的安胎尤为重要。针对血虚肾虚者，刘老常用胶艾汤养血补肾安胎；针对脾肾亏虚、黄体功能不足者，刘老常用自拟固胎汤脾肾双补安胎；针对阴虚血热者，刘老常用保阴煎养阴清热安胎；针对气虚下陷者，刘老常用补中益气汤升阳益气、摄血安胎。上述安胎治疗均需持续至孕后3个月方止。

【治疗绝技】刘老认为临床部分不孕症患者就诊，除去原发性不孕症或继发性不孕症外，多合并有其他病症，如带下病、盆腔炎及癥瘕等。针对此类情况，不排除他病影响不孕症的可能，因而治疗不孕症首当祛邪。刘老认为带下病导致不孕症的主要病机为湿浊内停、带脉失约、任脉不固。盖因女子经期产后，不禁房事，或忽视卫生，或涉水感寒，湿毒内侵，蕴结下焦，阻滞胞宫胞脉影响受孕；或脾虚，运化失常，水湿内停，流注下焦，瘀阻胞宫胞脉影响受孕。对带下病影响不孕者，治宜清热利湿止带或健脾除湿止带，临床常用方剂包括止带汤、完带汤、苍白二陈汤等。

1. 盆腔炎导致不孕症的主要病机是冲任损伤，阻滞胞宫胞脉，其标为湿热、寒湿、血瘀等。将盆腔炎致不孕症临床辨证分型为：湿热瘀阻型、湿瘀互结型、寒凝血瘀型、胞络瘀阻型。湿热瘀阻型：常用代表方为自拟柴枳败酱汤，方由柴胡、枳实、赤芍、白芍、甘草、丹参、制香附、酒大黄、牛膝、三棱、莪术、红藤、败酱草组成，行以清热败毒、活血化瘀止痛，可以改善盆腔充血水肿、粘连的情况，促进炎症的吸收和消散，是治疗急慢性盆腔炎症的有效方剂。湿瘀互结型：常用代表方为自拟除湿化瘀方，方由当归、川芎、赤芍、白芍、白术、茯苓、泽泻、玄胡、川楝子、柴胡、枳实、甘草组成，其辨证特点是脾虚有湿、兼夹血瘀，行以除湿化瘀，使气血运行正常，则疼痛自止。寒凝血瘀型：常用代表方为活络通管汤，方由肉桂、熟地黄、茯苓、丹皮、苏木、当归、甘草、通草、天花粉、沉香、王不留行、砂仁、漏芦、山甲珠组成，主要适用于寒客胞中、瘀血内阻之输卵管阻塞患者，方中除用温化寒湿、活血化瘀之品外，还专门配伍了天花粉、王不留行、漏芦、山甲珠等消肿排脓、通络散结之品以促输卵管复通。胞络瘀阻型：常用代表方为通任种子汤，方由桃仁、红花、当归、川芎、赤芍、白芍、制香附、炙甘草、丹参、王不留行、连翘、络石藤、小茴香组成，行以清热化瘀、通络种子，主要适用于瘀阻胞脉，兼夹热邪之输卵管阻塞性不孕症患者。

2. 癥瘕影响不孕症的病因病机主要为肝郁、血瘀、脾虚、湿热，

包括现代医学的子宫肌瘤、子宫内膜异位症、子宫腺肌瘤等。刘老对子宫肌瘤影响不孕者，临床治疗上采用辨病与辨证相结合，遵循月经周期不同生理特点辨证用药，月经期使用自拟子宫肌瘤经期方（当归、生地黄、熟地黄、白芍、川芎、茜草、丹参、阿胶、刘寄奴、益母草、蒲黄炭、紫草），行以活血化瘀、消癥调经。非经期使用自拟子宫肌瘤非经期方（当归、川芎、地黄、白芍、桃仁、红花、昆布、海藻、三棱、莪术、土鳖、丹参、刘寄奴、炙鳖甲），行以活血化瘀消癥。对子宫内膜异位症，刘老认为本病是由"离经坏血"停留于局部组织导致的，病因的关键在于"瘀"，常用自拟方十味消毒饮（夏枯草、白花蛇舌草、天葵子、金银花、三棱、丹参、蒲公英、紫花地丁、白茅根、昆布、海藻），行以凉血解毒、软坚化瘀。对受附件囊性包块影响的不孕者，常用自拟方桂己合方（桂枝、茯苓、桃仁、赤芍、丹皮、汉防己、椒目、葶苈子、熟大黄），行以活血化瘀、逐水消癥。

【验案赏析】史某，女，24岁，已婚。2006年11月16日初诊。婚后1年未孕，月经2月余未潮。末次月经2006年9月9日，量中，色暗，夹小血块。刻下症见：心情抑郁，乳房胀痛，胸闷，偶感腹痛，精神睡眠差，纳食可，二便调，舌红，苔薄黄，脉弦，78次/分。自测尿hCG（－）。排卵监测、子宫输卵管造影、抗精子抗体等检查未见明显异常。证属肝郁气滞血瘀，治以疏肝健脾、活血调经，方用调经Ⅰ号方加味：柴胡9g，当归9g，

白芍9 g，白术9 g，茯苓9 g，甘草3 g，香附3 g，郁金9 g，川芎9 g，益母草15 g，络石藤20 g，王不留行15 g，怀牛膝12 g，苏木15 g，泽兰15 g。14剂。

二诊：2006年11月30日。月经未潮，乳房胀痛较前缓解，带下色黄，有臭味，舌红苔黄，脉弦滑。守上方加蒲公英30 g，败酱草30 g，白花蛇舌草30 g。7剂。

三诊：2006年12月7日。月经昨日来潮，量中等，色红，夹少许血块，腰酸痛，舌淡暗苔白，脉弦滑。正值经期，仍有瘀血之象，治以活血通经之法，方选益母生化汤加味。药用：当归24 g，川芎9 g，桃仁9 g，甘草6 g，炮姜6 g，益母草15 g，菟丝子15 g，杜仲12 g，桑寄生12 g，茜草炭10 g，乌贼骨15 g。7剂。

四诊：2006年12月14日。月经昨日尽，量中等，色红，夹少许血块，经行较顺畅，偶有腰酸痛。舌红苔薄白，脉弦。治以补肾养血，方选益五合方。药用：当归10 g，川芎10 g，熟地黄12 g，白芍10 g，丹参20 g，白术9 g，茺蔚子12 g，香附10 g，益母草15 g，覆盆子10 g，菟丝子20 g，枸杞子20 g，车前子10 g，五味子9 g，杜仲12 g，桑寄生12 g。14剂。患者继服此方加减30余剂后，因月经到期未潮，测尿hCG（＋）。

【按语】刘老自拟调经Ⅰ号方治疗，方在逍遥散的基础上加减而来，用逍遥散疏肝扶脾，加香附、郁金增强疏肝行气之力，川芎、益母草行气活血调经，另加络石藤、王不留行、怀牛膝、苏木、泽兰以增强活血通经之力；二诊患者见带下色黄、有臭味等湿热下注之症，仍以前方加味蒲公英、败酱草、白花蛇舌草兼以清热利湿；三诊患者月经已潮，但仍有瘀血之症，方拟益母生化汤加味。此方由生化汤加味益母草而成，以通因通用之法调畅经血，同时辅以茜草炭、乌贼骨，取其行中有收之意；四诊时，患者月经已尽，因接近排卵期，当以补肾养血助孕为要。方用益五合方加味，方中四物汤合丹参养血活血，另配五子衍宗丸补益肾精以种子。全方点睛之处在于白术与香附同用。香附为"气病之总司，女科之主帅"，用以疏肝理气开郁；白术健脾以益生化之源，二药同用肝脾同调。诸药共奏补肾养血调肝健脾之效。此案体现了刘老祛邪与调补并重的治疗思路，以调经着手，再祛散外来之邪，最后行助孕之功。药后经水调畅，外邪得散，精血充沛，孕育自成。

参 考 文 献

［1］张家玮，余婷，黄缨．刘云鹏教授辨治不孕症六法［J］.湖南中医药大学学报，2018，38（8）：900－902.

［2］陶凤英．基于数据挖掘回顾性总结刘云鹏治疗不孕症的用药规律［D］.武汉：湖北中医药大学，2018.

班秀文教授运用归芍地黄汤治疗不孕症经验

【经典名方】归芍地黄汤（出自《症因脉治》）

组成：当归，白芍，生地，丹皮，茯苓，山药，山茱萸，泽泻。

用法：水煎服。

原文：吐血咯血总论，外感吐血：发热烦躁，面赤目赤，口干唇红，夜不得卧，从口吐出，纯血无痰，此外感吐血之症也。若脉芤而涩者，归芍地黄汤。

【学术思想】不孕症是一种由多种病因导致的生育障碍状态，是生育期夫妇的生殖健康不良事件，女性无避孕性生活至少 12 个月而未孕称为不孕症。除了先天的生理缺陷和配偶因素外，班老认为还可与男性不育症病理变化有关，主要分为肾阳虚弱、肝肾两虚、虚实夹杂、气血两虚、痰湿黏腻、肝郁气滞、湿热下注、阴虚阳亢等证型，但临床以虚实夹杂证型为多见。

【诊断思路】班老认为，肾主生殖，为先天之本。卵子是生殖之精，生育之本，其藏于肾。卵子在肾精充盛孕育之下而发育成熟，其正常排出则有赖于肾阳的鼓动。所以，肾阳亏虚是引起排卵障碍性不孕症的根本原因。班老认为，治疗应以温肾扶阳、补血暖宫为法，从而促进卵泡生长发育成熟。因肾藏精而为元阳之根，胞络系于肾，肾阳虚则卵泡生发无能，胞宫寒冷，阳虚不温煦，生机不振，故卵泡发育迟缓、发育不良。以温肾扶阳、补血暖宫之法治之，则气血旺盛，阳生而阴能长，受孕生育有期。

【治疗方法】班老认为不孕症的治疗当分辨其虚实的轻重，虚者宜温补肝肾，调养冲任以培其根基，适当加入温化通行之品，盖气血以通行为贵，则疗效尤佳。实者宜健脾祛湿，或疏肝理气，或活血化瘀，湿瘀之患，胞脉不通，虽然祛湿化瘀之品在所必用，然病的关键在于冲任和胞宫，因而在祛湿通络之后，仍然离不了温养以善后。如在调补肝肾之时，班老强调以平补阴阳为原则，反对药性燥烈，常用五子衍宗丸、归芍地黄汤调补肝肾。由于不孕症患者常伴有肝郁不舒、气滞郁结的症状，因此配以白芍、香附、砂仁、小茴香等温调肝气，肝畅则诸郁皆除，肝木荣和，受孕可期。临证时班老还叮嘱患者用枸杞子、鹿角胶、当归身等中药加入羊肉，煲汤进行滋补调理，血肉有情之羊肉，既可温养又能补血以培其本。

【治疗绝技】班老还擅长运用六经辨证论治不孕症，班老认为不孕症的发生，多责于阳明，阳明为多气多血之经，阳明与太阴湿土相表里，与人体生殖功能密切相关，冲为血海，任主胞胎，隶属阳明之经，冲任气虚，则胞脉不畅，双侧输卵管不通，可导致妇女之不孕。治疗时班老常用温养肝肾、补益冲任之法；少阴涵心肾两脏，心肾之阴阳失调，气血生化不足。班老认为肾藏精，为原阳之根，胞落于肾，肾阳虚则生发无能，胞宫寒冷，故有性感冷淡、脉象迟虚、舌质淡嫩等一派阳气不足之征，心能生血，为火盛之脏，为五脏六腑之大主，心功能失常，五脏皆乱，又因五脏与妇女之不孕症息息相关，则常以温肾暖宫、调补心肾、补养气血之法治之。

【验案赏析】陆某，女，26岁。1992年7月2日初诊。主诉：月经自初潮起错后11年，结婚2年未避孕未孕。13岁初潮，经期5~6天，周期1~3个月，甚则半年。末次月经经量较既往月经量少。B超示内膜厚0.7 cm，双侧卵巢均有12个0.5 cm卵泡，平素每遇烦心之事，急躁易怒，纳眠可，便干，舌暗，苔薄白，脉弦。身高168 cm，体重65 kg。中医诊断：月经后期；西医诊断：原发不孕。辨证：肾虚肝郁，冲任失养。治法：填精固冲，疏肝通任，兼以活血。处方：熟地黄30 g，当归15 g，白芍15 g，川芎10 g，柴胡10 g，枳壳10 g，巴戟天10 g，鹿角霜10 g，肉苁蓉10 g，菟丝子30 g，橘核10 g。7剂。水煎服。

7月22日二诊：服药7剂后，小腹及乳房微胀。治法：温阳通任，育卵促排。原方加王不留行20 g，路路通10 g，干姜6 g。月经于8月10日来潮，其后补肝肾、调冲任随症加减治疗4个周期，测血hCG阳性。

【按语】患者初潮起即月经稀发，量少，素性抑郁，脉弦，辨证属肝肾亏虚，精血匮乏，冲任失养，血海不能按时满溢，而经血不能按时而下，血海不盈，则经量少，舌暗提示血行不畅，故出现卵子排出障碍。任脉闭阻，亦不能助胞宫摄精成孕，故婚久不孕。病机为虚实夹杂，当以补养为本，补中兼通为宜，叶天士《临证指南医案》云："八脉隶乎肝肾""肝肾内损，延及冲任奇经"；《温病条辨》曰："八脉隶于肝肾，如树木之有本也"，即肝肾功能正常，精血充溢则能濡养奇经，使冲任发挥对胞宫经血的溢蓄、调节作用，则孕育正常。所以以补肝肾、滋冲任兼活血为基本治法，方用归芍地黄汤加减。单纯口服中药后妊娠，再次表明"通补冲任"法遵循女性生殖系统气血生理变化的规律，促使卵泡发育生长及成熟，改善了卵巢局部微环境，提升了妊娠率及排卵率，符合排卵障碍性不孕症特点，且摒弃了激素类药物的弊端，具有积极的临床意义，值得推广应用。

参 考 文 献

[1] 裴以禄，王志威，戴铭. 国医大师班秀文论治妇科杂病经验 [J]. 中华中医药杂志，2020，35（2）：696-699.

[2] 赵凯维，张玉辉，刘理想. 现代妇科名中医辨治输卵管阻塞性不孕经验初探 [J]. 世界中西医结合杂志，2017，12（8）：1158-1160，1171.

梁剑波教授运用归芍地黄汤治疗肾精不足型不孕症经验

【经典名方】 归芍地黄汤（出自《症因脉治》）

组成：当归，白芍，生地，丹皮，茯苓，山药，山茱萸，泽泻。

用法：水煎服。

原文：吐血咯血总论，外感吐血：发热烦躁，面赤目赤，口干唇红，夜不得卧，从口吐出，纯血无痰，此外感吐血之症也。若脉芤而涩者，归芍地黄汤。

【学术思想】 梁老擅长内科，亦善于治疗妇科疾病。其妇科启蒙老师罗元恺教授是全国著名的妇科专家，罗老的教导对其妇科的治病方针有着深远的影响。在80年代初期，罗老系统地从方药、治疗、诊断、病理、生理等方面论述肾主生殖的思想，创新地提出肾-天癸-冲任-子宫生殖轴理论，在学术界引起了很大的反响。罗元恺教授认为不孕症与闭经属肾虚者较多，对于肾虚辨证方法，比较重视望诊，以形体、唇色、舌象、面色、神气等作为辨证的重要确诊依据。治疗上，从补肾入手，结合月经周期中阴阳血气的变化规律，因势利导来进行调理，同时强调先后天共重的原则，在补肾的同时加入健脾之品，从而达到调理脾肾、益补冲任的目的。

【诊断思路】不孕不育症是妇科常见病。往往是多种疾病引起的后果，必须认真查清原因然后施治。由于受孕是一个复杂的生理过程，男女双方均有关系。男方因素，在检查中可发现精液缺乏，无精子或精子数目过少、活动力减弱、形态异常等。女方因素，多为排卵障碍、黄体功能不足致子宫内膜发育不良，以及甲状腺、肾上腺功能异常，均可影响卵巢功能。此外，如输卵管炎，亦常导致输卵管不通；先天性输卵管发育异常、女性生殖道畸形等都能使受孕率降低。所以说"不孕不育原因要辨清"，就是这个道理。梁老主张治疗不孕不育疾病多用健脾益气法，"有一分胃气，便有一分生机"是他的主要学术观点，认为脾主运化，为后天之本，为气血生化之源。不孕不育多为慢性病，日久必伤脾胃，损害肾阳，气血生化无源，又湿浊停蓄，加重疾病。

【治疗方法】梁老认为治疗不孕症中医多从肾阳不足、肝肾阴虚、肝气郁结、痰湿阻胞论治。肾阳虚用清代沈金鳌《妇科玉尺》的温肾汤。而肝肾阴虚者常用经验方紫薇种玉汤，肝气郁结加味逍遥散，痰湿阻胞用补中益气汤加二陈汤、苍术、枳壳、香附等。梁剑波教授近年常用归芍地黄汤调经种子，往往也显效。临床可作辨证和治疗的借鉴。

【治疗绝技】继发性不孕是妇科疾病中一个最常见的症状，是机体功能失调的反映。其虚症为肝肾受损，精血匮乏，血海空亏，冲任俱虚，经水无源可下。巢元方专设"无子候"，分别论述"月水不利无子""月水不通无子""子脏冷无子""带下无子""结积无子"等。早在春秋战国时期人们就对不孕症的病因病机形成了一定的认识，如《素问·骨空论》中有记载："督脉者……生此病……其女子不孕"，指出督脉发生病变能够导致女子不孕。张仲景在《金匮要略》中曰："妇人少腹寒久不受胎"，指出冲任虚寒是妇女不孕的病机之一。王叔和在《经脉》中指出素体阴寒内盛者、素有瘀血内停者、素体阳虚内寒者不易怀孕。由于不孕症的病因复杂，所以治疗不孕症因人而药，并无定方。张景岳在《妇人规·子嗣类》中指出："种子之方，本无定轨，因人而药，各有所宜，故凡寒者宜温，热者宜凉，滑者宜涩，虚者宜补，去其所编，则阴阳和而化生著矣。"梁氏医学流派对不孕症强调要从中西医角度审因而治。梁剑波教授有《声声慢》词证之曰："妇人不孕，属肾阴虚，紫薇种玉效敏。芍地河车丹党，旱贞胶润，归薇地骨黄尽。阴得滋，育儿期近。肝气郁，带黏稠，加味逍遥散进。术草柴苓香趁，归芍薄，合欢玫瑰姜引。痰湿体胖，带下月经不准，补中益气加味。紫参芪，苍白术运，茯附枳，陈夏归升草可信。"

【验案赏析】 刘某，女，1970 年 4 月出生。就诊日期：2000 年 5 月 10 日。发病节气：小满后。主诉：未避孕未孕 2 年。现病史：无明显痛经史，间中有头晕耳鸣，腰酸，1995 年曾行人工流产一次，术后未仔细调理。现备孕，末次月经 5 月 4 日，5 天后月经干净，胃纳可，睡眠尚可。既往史：有人工流产一次。体格检查：舌淡红，苔薄白，双尺脉沉弱。中医诊断：不孕。证候诊断：肝肾不足证。西医诊断：继发性不孕。治法：补益肝肾。处方：归芍地黄汤加味。熟地黄 24 g，山茱萸 15 g，茯苓 15 g，泽泻 12 g，丹皮 10 g，山药 30 g，当归 6 g，白芍 15 g，女贞子 15 g，续断 15 g，菟丝子 15 g（7 剂）。

二诊：2000 年 5 月 17 日。腰酸、头晕、耳鸣减轻，继服上方 14 剂。每逢经后给予此方，第 4 个月顺利怀孕。

【按语】 本案患者未避孕未孕 2 年，间中有头晕耳鸣、腰酸，经后初期，舌淡红苔薄白，双尺脉沉弱。考虑先天肝肾不足，精血匮乏成立。治疗上梁剑波教授认为："女子以血为本""以肝为先天"。当归、白芍调理气血，六味地黄汤滋补肝肾，故归芍地黄汤常用于治疗不孕症。其不孕并伴有腰膝酸软，头晕乏力，舌淡红，苔薄白，脉沉弱。一般调理 36 个月经周期可见明显效果。

参 考 文 献

[1] 梁恪. 全国名老中医梁剑波治疗不孕不育经验研究［D］. 广州：广州中医药大学，2019.

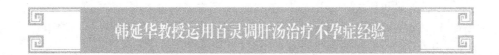

韩延华教授运用百灵调肝汤治疗不孕症经验

【经典名方】 逍遥散（出自《太平惠民和剂局方》）

组成：甘草（微炙赤）半两（15 g），当归（去苗，微炒）、茯苓（去皮，白者）、芍药（白）、白术、柴胡（去苗）各一两（30 g）。

用法：每服二钱，水一大盏，烧生姜一块切破，薄荷少许，同煎至七分，去渣热服，不拘时候。

原文：治血虚劳倦，五心烦热，肢体疼痛，头目昏重，心忪颊赤，口燥咽干，发热盗汗，减食嗜卧，及血热相搏，月水不调，脐腹胀痛，寒热如疟。又疗室女血弱阴虚，荣卫不和，痰嗽潮热，肌体羸瘦，渐成骨蒸。

【学术思想】随着不孕症的发病率逐渐上升，不孕症日渐成为医学界的重点研究对象。韩教授认为不孕症的主要病位在冲任，并提出"邪伏冲任"假设，以伏邪致病为基础，分别从先天之邪、情志致郁、遗传自感之寒、外感内生之湿、感染毒邪及诸邪致瘀。

【诊断思路】冲任二脉皆起于胞中，属于奇经八脉中的一部分，为全身气血的要冲之所，有担任和妊养之意，妇女在经、带、胎产等生理活动上均与冲任有着密切关联。在经络方面，足厥阴肝经络阴器，在腹部与冲任二脉相通。冲为血海，隶于阳明而附于肝。肝经与任脉又相交汇于曲骨穴。在经脉上联系密切。肝主疏泄，调畅气机，疏浚气血，因此提出"肝主冲任"学说，治疗着重于调畅肝之气机，以通达冲任之脉。韩教授认为妇科疾病的经、产无不伤及冲任，不孕症与冲任的关系尤为重要。情志分属五脏，依赖于气机的调畅，排精与排卵的正常发生与肝气通调密不可分。若肝气郁滞，疏泄失度，气机不畅，冲任失司，则不可摄精成孕。肝藏血、冲为血海，二者共同藏蓄血液。血液的运行又赖于肝的疏泄，肝气按时疏泄，才能保证妇女特殊的生理活动，使血海中的一部分气血有时、有序、有度地输送到胞宫，为生殖功能准备基本条件。韩教授依据多年临床经验，认为不孕症的主要病因病机是气血失和，冲任二脉不畅，肝肾功能失调，其病机关键在肝肾二脏失司。韩教授在历代医家对"冲任学说"认识的基础上，结合女性生理病理特点，提出"肝主冲任"理论，并将其广泛应用于妇科病中，在疏肝、柔肝、养肝的同时，注重补肾填精，通调冲任，常予以经验方百灵调肝汤加减。方中诸多药性入肝经。肝经调达，肝疏泄有度，月经如期而至，冲任气血调达，则胎孕可成。

【治疗方法】韩教授以肝主冲任为指导，针对冲任虚实病机，运用多年临床经验总结自拟方百灵调肝汤，由逍遥散化裁而来。方药组成：当归、白芍、王不留行、通草、皂角刺、枳实、川牛膝、香附、川楝子、甘草。方中诸药皆入肝经，当归补气活血和血能补肝血，白芍养血敛阴，柔肝止痛，养肝之阴；王不留行、通草行血通经，能通肝之络；川牛膝补肝肾，活血祛瘀，引血、引药下行；香附善散肝气郁结，平肝气之横逆，为疏肝解郁、行气之要药。百灵调肝汤，名为"调肝"，实为"调经种子"。肝经调达，诸经通畅，冲任气血调达，则胎孕可成。

【治疗绝技】百灵调肝汤药物加减：活血药有行血与破血之分，行血当用郁金、川芎、姜黄等行气活血药，气行则血行；破血药多用三棱、莪术、穿山甲、水蛭等。补气药主要分为补脾气与化湿补脾，补脾气用党参、黄芪，化湿补脾用茯苓、炒薏苡仁、白术等补脾兼化湿之药。补肾之气与阴阳各不相同，补肾气则宗金匮肾气丸之意，用熟地黄与附子、桂枝配伍，肾阴虚用熟地黄、龟甲等；阳虚用鹿角霜、菟丝子、肉苁蓉等精阳之品，不用葫芦巴、韭菜子等悍阳之药。

【验案赏析】刘某，女，已婚，35 岁，2016 年 9 月 25 日初诊。该患者婚后 2 年不孕，下腹疼痛 1 月余，性生活、劳累后加重，带下正常。伴腰痛，倦怠乏力，脱发，平素情志易怒，面部暗斑。查体：舌淡红，苔白，脉弦数。月经规律，末次月经 8 月 11 日，经血量少，色暗，伴少量血块，否认痛经。生育史：孕 1 流 1 产 0。自述外院输卵管造影提示无明显异常，排卵无异常。男方精液分析无明显异常。超声：子宫、双附件无明显异常，盆腔积液 22 mm×31 mm。中医诊断：继发性不孕症。辨证：肝气郁结，气机不利。治法：疏肝清热，理气止痛。方药组成：当归 20 g，白芍 20 g，王不留行 15 g，通草 15 g，丹参 15 g，香附 20 g，枳壳 15 g，三棱 10 g，莪术 15 g，鱼腥草 15 g，制首乌 10 g，川牛膝 15 g，川楝子 10 g，甘草 10 g。14 剂，日 1 剂，水煎服，早晚分服。特嘱其舒缓心情，增强信心，配合治疗。

10 月 10 日二诊：服药后，自觉下腹疼痛减轻，腰痛减轻，日月经来潮，经量正常，无血块。患者正值经期，治疗宜补肾育阴，活血调冲。方药组成：白芍 20 g，香附 20 g，熟地黄 15 g，当归 20 g，山茱萸 20 g，山药 25 g，生杜仲 25 g，怀牛膝 15 g，枸杞子 20 g，牡蛎 20 g，制首乌 15 g，狗脊 15 g。7 剂，服用方法同前。

此后，在 9 月 25 日方基础上加减治疗 3 月余，诸症好转，于 12 月 15 日查血 hCG：350 mU/mL。嘱其安心养胎，定期随诊。

【按语】本例患者不孕症属情志为患，肝气不调，冲任受损。气机不畅，经脉壅滞故小腹胀痛。肝气郁结失于调达，久则生热，热邪伤阴，阴虚阳亢，故情志易怒。血为气滞，冲任气血不畅，血海不能按时满溢，故月经量少、色暗、有血块。肝肾同源，肝失濡养久则及肾，故出现腰酸、倦怠乏力、脱发等症。《济阴纲目·卷之三》载："凡妇人无子，多因七情所伤，致使血衰气盛、经期不调。"肝藏血，肝血不足，疏泄失司，冲任阻滞，发为不孕症。治当疏肝养血，活血止痛，调经种子。正如傅青主所说"治法必解四经之郁，以开胞胎之门，则庶几矣"。方药用百灵调肝汤加减，患者下腹疼痛，系脉络不畅，湿热内蕴，故在调肝汤基础上加土茯苓、鱼腥草，清利下焦湿热。方中王不留行、通草活血通经并疏肝经郁滞；当归、白芍养肝补血调经；枳壳、川楝子疏肝理气；川牛膝活血并引火下行，甘草调和诸药。二诊时下腹好转，考虑既往月经量少，因此在经期及经后期养血调冲。如此，治疗1个多月后，标本俱治，血足气旺，胎脉通畅，患者顺利妊娠。

参 考 文 献

[1] 任雨佳，苏萌，韩亚鹏. 韩延华运用"肝主冲任"理论论治不孕症 [J].长春中医药大学学报，2018，34（6）：1096-1099.

[2] 齐娜，冯聪，韩延华. 韩延华教授中西医结合治疗不孕症经验 [C] //2019 中国中西医结合学会生殖医学专业委员会学术年会暨生殖遗传学高峰论坛论文摘要集，2019：37-38.

[3] 韩延华，康针珍，韩晗. 韩氏女科从"邪伏冲任"论治不孕症经验 [J].中华中医药杂志，2021，36（8）：4763-4766.

王绵之教授运用大黄䗪虫丸治疗瘀血阻滞型不孕症经验

【经典名方】 大黄䗪虫丸（出自《金匮要略》）

组成：大黄十分（75 g），黄芩二两（60 g），甘草三两（90 g），桃仁、杏仁各一升（各60 g），芍药四两（120 g），干地黄十两（300 g），干漆一两（30 g），虻虫一升（60 g），水蛭百枚（60 g），蛴螬一升（60 g），䗪虫（土鳖虫）半升（30 g）。

用法：上十二味，末之，炼蜜和丸小豆大，酒饮服3 g，日三服。现代用法：将蛴螬另串；桃仁、杏仁另研成泥。其余9味共研为细粉，过罗，与桃仁等混合均匀，共为细粉。炼蜜为丸，每粒3 g，蜡皮封固。每服1丸，温开水或酒送服。

原文：主治干血内结、五劳虚极、瘀结成块、妇女经闭、肌肤甲错、两目黯黑、潮热消瘦等。

【学术思想】 王教授通过多年临床实践，摸索出一套治疗不孕症的经验，其治愈的患者不胜其数。他认为治疗不孕症重在调经，月经的正常与否是能否顺利受孕的标志之一，月经的正常来潮是受孕的基础和关键，因而不论任何原因造成的不孕，均应首先重视调理月经。

【诊断思路】 王教授认为在调经的过程中，应重视足三阴经并治，即肝、脾、肾同调。其具体治法不外以下几个方面：冲任虚寒者，治宜温经散寒以调经；阴血亏虚者，治宜滋阴养血以调经；脾肾两虚者，治宜温补脾肾以调经；脾虚肝郁者，治宜健脾疏肝以调经；瘀血阻滞者，治宜活血化瘀以调经等。临床只要辨证准确，用之均可获效。以下选取的王绵之教授验案充分体现了他的"治疗不孕、调经为主、攻补之用、分期论治"的学术思想。

【治疗方法】 王教授运用大黄䗪虫丸治疗瘀血阻滞导致月经不调，甚至引起不孕的效果较好。本方中䗪虫破瘀血，消肿块，通经脉，合大黄通达三焦以逐干血；桃仁、干漆、水蛭、虻虫、蛴螬活血通络，消散积聚，攻逐瘀血；黄芩配大黄，清上泻下，共逐瘀热；桃仁配杏仁降肺气，开大肠，祛瘀血；地黄、甘草、芍药滋阴补肾，养血濡脉，和中缓急；黄芩、杏仁清宣肺气而解郁热；用酒送服，以行药势。诸药合用共奏祛瘀血、清瘀热、滋阴血、润燥结之效。本方特点是以通为补，祛瘀生新，缓中补虚。

【治疗绝技】 王教授提出治疗瘀血阻滞型不孕症要化瘀消癥，调达气血，择时用药的学术思想。临床上造成不孕的原因很多，常见的如慢性附件炎、卵巢囊肿、输卵管梗阻、子宫内膜异位症、子宫肌瘤等。据其临床表现与体征，与中医的"瘀血证"相似，属瘀血阻滞胞脉所致。治以活血化瘀可获一定疗效。但临床用此法治疗久瘀干血之证，亦有不效。王教授认为，久瘀干血之证，瘀自内生。多一分瘀则增一分虚。若再一味久服、过用活血逐瘀之品，势必徒伤气血，加重病情。临床遇此本虚标实之证，遣药组方宜缓宜曲。缓者，不可猛攻逐瘀，应根据邪正之虚实，治以扶正祛邪，周全兼顾。曲者，因时制宜，即按经前、经期、经后三个阶段分期论治。经前攻多补少，意在利用经期因势利导排除瘀血而不伤好血；经期若无明显气虚不摄、出血过多现象，一般不宜多用补药，以免壅遏血行，而应促其经行瘀祛；经后则重在补益，调和气血，从本图治。

【验案赏析】 患者，女，1984 年 2 月 10 日初诊。婚后 3 年未孕。自述婚前因月经不调而常服活血通经之剂及成药，虽当时奏效，但渐变月经错后，量亦极少，且色黑难下。望其口唇紫暗，毛发焦脆，舌青有瘀斑，尖边多瘀点，诊其脉弦细而涩，肌肤甲错。王绵之教授认为，此人虽由舌脉而见明显有瘀血证的存在，治当活血化瘀，但患者已久服活血化瘀之剂，虽有瘀血，但亦有体虚，故需把握化瘀的量与度，初诊时先予以和血化瘀法。处方：当归18 g，丹参15 g，红花9 g，桃仁9 g，生茜草12 g，卷柏9 g，怀牛膝10 g，清半夏12 g，桔梗6 g，制香附12 g，茯苓18 g，陈皮10 g。14剂，水煎服，日1剂。

二诊：舌质紫暗稍退，按上次经期推算，已近1个月，正是月经应至之时，当利用行经使瘀血顺势而出之机，加强逐瘀之力。处方：水蛭6 g，虻虫6 g，生大黄6 g，桂枝5 g，丹参15 g，当归18 g，红花9 g，桃仁9 g，卷柏6 g，桔梗6 g，怀牛膝10 g，制香附12 g，茯苓18 g。7～14剂。服至第10剂时月经至，小腹阵痛，经量较前明显增多，但色仍不正且多紫黑色血块。

三诊：继以上方去水蛭、虻虫、生大黄、桂枝、卷柏、桔梗，防其动血太甚。易以五灵脂9 g，生蒲黄9 g，制乳香、炙没药各3 g（同煎），生地黄15 g，嘱服2周。患者自觉药后甚适，竟连服21剂。

四诊：患者云此方服后，月经又行四日方净，下黑血及紫血块甚多，每次下血块时腹仍痛，但可忍耐，血下后反觉周身轻松。再按原法加减调治。

3个月后月经基本正常，舌质转红，瘀斑瘀点大减，肌肤毛发亦渐润泽，继续按原法治疗至5个月后，月经过期不至，嘱查小便，诊为"早孕"。足月产一男婴，母子俱健。

【按语】如此久瘀而气血大虚之证，不祛瘀，经脉不通，但一味祛瘀，气血更虚。而瘀血既已形成，多一分瘀，则增一分虚。况且瘀血虽阻滞于身体某处，但对全身气血之生化濡养并非无碍，故有"瘀血不去，新血不生"之说。此患者久服活血通经之剂，伤气耗血，其人必虚。因此，治疗方药不可过猛，需攻补兼施，不可专用猛攻。久瘀则胶固坚结，攻之不当，瘀不得去反而徒伤好血，血虚愈甚，且耗损正气，故需仔细审查邪正虚实。

参 考 文 献

[1] 杨勇，白晶，吴晓丹. 王绵之教授妇科诊疗验案［J］.北京中医药大学学报（中医临床版），2010，17（2）：27－28.

[2] 张林，白晶，吴晓丹，等. 王绵之教授治疗不孕症经验［J］.世界中西医结合杂志，2010，5（9）：741－742.

路志正教授运用参苓白术散治疗脾胃虚弱型不孕症经验

【经典名方】 参苓白术散（出自《太平惠民和剂局方》）

组成：莲子肉（去皮）、薏苡仁、西砂仁、桔梗（炒至深黄色）各一斤，白扁豆（姜汁浸，去皮，微炒）一斤半，白茯苓、人参（去芦）、甘草（炒）、白术、山药各二斤。

用法：上为细末。每服二钱（6 g），枣汤调下，小儿量岁数加减服。

原文：治脾胃虚弱，饮食不进，多困少力，中满痞噎，心忪气喘，呕吐泄泻及伤寒咳嗽。此药平和，久服养气育神，醒脾悦色，顺正辟邪。

【学术思想】《金匮要略·妇人杂病》载："妇人之病，因虚、积冷、结气，为诸经水断绝，至有历年，血寒积结，胞门寒伤，经络凝坚。"《灵枢·五音五味》述："妇人之生，有余于气，不足于血，以其数脱血也。"女子有经孕产乳的生理功能，以血为本，以气为用，虚则气血无以化生冷则气血无以温化，结则气血无以流通。路教授认为，气有余而血不足为妇女的生理特点，多虚、多郁、多瘀为妇女的病理特点，故治疗上擅调理气血，灵活运用调理脾胃十八字诀——"持中央，运四旁，怡情志，调升降，顾润燥，纳化常"。

【诊断思路】 路教授认为女性生理功能依赖脾胃而成。《灵枢·邪客》曰："五谷入于胃，……化以为血，以荣四末，内注五脏六腑。"妇女经、孕、产、乳的生理功能依靠脏腑、经络、气血的共同作用完成。而脏腑之中，脾胃的功能尤为重要。气血是经、孕、产、乳的物质基础，脾胃是气血生化之源。脾胃健旺，则精血充沛，血海充盈，经候如期，胎运正常，产后乳汁丰盈；反之则化源不充，气血失常，升降失调，或温煦无力，或痰湿内生，或气滞血瘀，百病乃变化而生。

因为冲脉隶于阳明，冲脉为经络之海，调节诸脏腑经络气血，与生殖功能关系密切，冲脉、任脉盛则月经正常来潮，故又称血海。阳明为水谷气血之海、五脏六腑之海，阳明经为多气多血之经，脏腑十二经气血皆源于胃。

冲脉与阳明两经会于气街，联系各脏腑经络。脾胃健旺，任脉通，太冲脉盛，血海满溢，月经如期，两精相搏而氤氲成胎，胎得血养而长，乳得血供而下。

带脉与脾胃关系密切。带脉如束带状环腰贯脐，环身一周，约束纵行诸经脉，调节其他经脉及脏腑气机之升降、气血之冲和。其主要功能是健运水湿，提摄子宫，约束诸经。带脉与脾胃关系尤为密切。唐容川《血证论》言："带脉下系胞宫，中束人身，居身之中央，属于脾土。"湿为阴邪，其性趋下，带脉环绕腰腹而居下之阴位，故邪气客带以湿邪为主，湿邪生于中焦，留滞于腰腹，致带脉失和，约束不利而出现带下病、胎动不安、子宫脱垂等妇科病。

【治疗方法】路教授临证调理脾胃，包括脾胃并治，升降并用，虚实同调，消补合一，润燥兼顾，并综合考虑痰、湿、浊、寒、热、食等因素，临证遣药选方首先关注脾胃功能，用药注重"缓、平、护"，平和稳妥，缓慢图之，不急于求成；药性不偏不倚，平淡中收奇功；始终以维护脾胃生机为第一要义。滋阴、温阳、活血、理气之品常易损伤脾胃，欲速则不达，故应缓而治之。久病不愈从脾治，上下交损取其中。升脾阳，降胃气，顾润燥，勿耗胃阴，勿伤脾阳，滋而不腻、补而不滞、理气而不破气，恢复脾胃正常受纳运化功能。用药如用兵，贵在轻灵。遣药独选其能，药不贵繁，量不在大，唯取其功，所谓"四两拨千斤"，轻可去实。药量过大、五味杂陈、味厚气雄，则易矫枉过正、损伤脾胃，脾胃受损则不能运化药物。路教授临证处方用药一般不超过 12 味，每味用量一般不超过 12 g。常以黄芪、党参、白术、山药、山楂、鸡内金、生姜、谷芽、麦芽等，助脾胃受纳运化，资气血生化。

【治疗绝技】单纯脾胃疾病患者很少到妇科就诊，而以脾胃为起因的妇科疾病在临床却经常见到，如脾胃功能失调，气血化源不足之月经后期、量少，闭经，不孕，胎漏；升降失调，内生痰湿之闭经、不孕；气滞血瘀之痛经、癥瘕等。从脾胃论治，补其虚，澄其源，疏其流，填补不足之气血，杜绝湿浊痰瘀之源头，从根本上调整脏腑气血、气机升降出入，治愈或控制疾病，是对因治疗或标本同治，而不是单纯对症治疗。妇科慢性疾病多，病久困脾伤胃，变化丛生。长期服药，日久损伤脾胃，更影响药物的运化吸收。调理脾胃可以促进药物的吸收利用、提高疗效，而且可以减少药物的不良反应。

　　路教授治疗妇科病注重肝脾同调。"怡情志，调升降"强调了肝与脾的关系。"怡情志"以调肝，"调升降"以恢复脾胃升降功能。肝主疏泄，性喜调达，恶抑郁，是调畅一身气机之关键。妇人常见不足于血，有余于气，肝气郁结，枢机不利，气不行血。《素问·六微旨大论篇》云："非出入，无以生长壮老已；非升降，无以生长化收藏。"《读医随笔》亦云："凡脏腑十二经之气化，皆必藉肝胆之气化以鼓舞之，始能调畅而不病"，而肝失疏泄，脾胃升降斡旋不利，则气血生化乏源，正如《血证论·脏腑病机论》曰："木之性主于疏泄，食气入胃，全赖于肝木之气以疏泄之，而水谷乃化，设肝之清阳不升，则不能疏泄水谷，渗泻中满之证，在所不免。"《素问·宝命全形论篇》云："土需木疏，土得木而达。"枢机畅利，木能疏土，方可发挥脾胃居中央以灌四旁之作用，将水谷精微散布濡润全身。"先实脾气，无令得受肝之邪"（《难经·七十七难》），肝脾同调，重在调畅气机，疏肝郁、养肝血、扶脾土，扶正固本，升降得宜，使气血相须为用。妇女常多思易虑，使肝气郁而不达，横逆犯胃，因此在疏肝养肝的同时宜加用健脾和胃之品，使土旺而不受邪，正所谓"见肝之病，知肝传脾，当先实脾"。女子以肝为先天，肝乃刚脏，主疏泄而藏血，体阴而用阳，妇女有经孕产乳的生理特点，临床常见阳常有余，阴常不足，故治肝同时要健脾胃以养阴血。调理脾胃时常佐辛味之品，辛味发散，行气血而散郁滞，行津液以润燥，顺脾胃之性以助脾胃运化、气机升降、疏通气血。治诸气郁滞，常以枳实、厚朴、升麻、苏梗、藿梗、陈皮、香附、木香、砂仁、娑罗子、生姜等调脾胃升降，枢机转则气机畅。调升降，要升降相依，升中有降，降中佐升。如气逆之证，在降逆时稍佐以升阳，以防降气过度，常用旋覆花、半夏、藿梗以降胃气，以人参、生姜升脾气。气虚兼气滞者，以人参、黄芪补脾胃升清阳之气，佐陈皮、苏梗、香附、瓜蒌等行气通降，以通为补。

　　路教授在治疗妇科疾病时，脾胃治疗还要兼顾肾精充足。肾为先天之本，脾为后天之本。《景岳全书》述："盖人之始生，本乎精血之源，人之既生，由乎水谷之养。非精血无以立形体之基；非水谷无以成形体之壮。"人之生长发育生殖，凡先天不足，可赖后天滋养以益先天，若后天不足，不得调补、健运、滋养，日益衰弱，则先天之精亦随之衰少匮乏，正如《素问·上古天真论篇》所述，先有阳明脉衰，再有三阳脉衰于上，最终太冲脉衰少，导致形坏而无子。因而《辨证录·安胎门》云："补后天之脾，正所以补先天之肾。"可见调理脾胃可减缓肾气之衰退，调理脾胃与补肾填精并用，减少补肾填精之品滋腻碍胃，更易获得良效。

【验案赏析】患者，女，33 岁。2019 年 3 月 26 日初诊。主诉：月经量少 3 年，未避孕未孕 2 年。现病史：患者 3 年前节食加运动减肥后出现月经量少（2 片卫生巾/日），月经周期 30～35 天，经期 2 或 3 天。配偶精液常规正常，2 年未孕，双侧输卵管通畅，自测基础体温呈双相（高温期 12 天）。B 超监测提示有排卵（排卵期卵泡大小 2.0 cm×1.6 cm，内膜厚度 0.7 cm）。末次月经 2019 年 3 月 16 日。月经史：13 岁初潮，月经周期 26～28 天，经期 4 或 5 天，经量每日 4 或 5 片卫生巾，无痛经。刻下症见：体瘦，易疲乏，畏寒，手足凉，食欲缺乏，喜食麻辣食物，多梦，大便两日一行，质偏干。舌尖红，苔薄白，脉沉弦。经期第二天女性激素检查均在正常范围：雌二醇 45 pg/mL，卵泡生成素 6.7 mU/mL，催乳素 12.91 ng/mL，睾酮 0.29 ng/mL，黄体生成素 4.23 mU/mL，黄体酮 0.3 ng/mL，雄烯二酮 5.29 nmol/L，硫酸去氢表雄酮 2.6 μmol/L。西医诊断：不孕症。中医诊断：月经量少，不孕症。辨证属脾胃虚弱。治法：健脾和胃，益气养血。处方：党参 15 g，茯苓 15 g，麸炒白术 15 g，甘草 10 g，砂仁 6 g，藿香 10 g，厚朴 10 g，神曲 15 g，百合 15 g，浮小麦 30 g，炒酸枣仁 10 g，生姜 3 片，大枣 3 个。14 剂，日 1 剂，水煎分早晚两次口服。并嘱患者饮食规律，均衡营养。

2019 年 4 月 10 日二诊：食欲增，乏力好转，多梦减少，手足凉缓解，大便正常，仍口干喜饮，处方守初诊方加北沙参 20 g，枸杞子 20 g。14 剂，煎服法同上。

2019 年 4 月 24 日三诊：月经来潮，量较前增多（3 片卫生巾/日），持续 4 天，其他诸症减轻。守方加减治疗 3 月余。2019 年 8 月 20 日停经 36 天，查血 β-hCG 864.4 mIU/mL 诊为早孕。予健脾补肾安胎，处方：党参 20 g，茯苓 15 g，白术 15 g，甘草 10 g，女贞子 20 g，续断 20 g，菟丝子 20 g，枸杞子 20 g。以此方加减治疗 1 月余。1 年后电话随访分娩一健康女婴。

【按语】患者节食加运动减肥，损伤脾胃运化功能，气血化源不足，故月经量少、周期延长；精血亏虚，卵泡发育欠佳，子宫内膜偏薄，故致不孕。初诊首先调和脾胃，处方以健脾和胃、调畅脾胃升降枢纽的六合汤为主，考虑患者备孕日久，思子心切，心阴暗耗，故加养心安神之百合、浮小麦、炒酸枣仁。二诊时食欲增，乏力好转，多梦好转，手足凉缓解，仍口干喜饮，故守初诊方加北沙参、枸杞子以养阴血补肺肾，使金水相生。三诊时月经量较前增多，初见成效，仍以健脾和胃为主，守方加减治疗 3 月余妊娠。脾胃功能正常，生化有源，妊娠便水到渠成。

参 考 文 献

[1] 赵瑞华. 路志正脾胃理论在妇科临床中的应用 [J]. 中医杂志，2021，62（16）：1455－1457.

[2] 秦淑芳. 路志正教授治疗不孕症验案采撷 [J]. 世界中西医结合杂志，2011，6（2）：96－98.

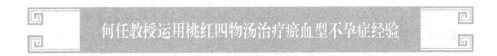

何任教授运用桃红四物汤治疗瘀血型不孕症经验

【名医简介】何任，浙江杭州人。1956 年加入中国共产党。1940 年毕业于上海新中国医学院，后随父学中医，曾开业行医。1955 年后，历任浙江省中医进修学校副校长、校长，浙江中医药大学教授、副院长、院长，中华中医药学会第二届常务理事、浙江分会会长。潜心于中医教育事业，培养了一批中医人才。临床长于内科、妇科病的治疗。喜用金匮方，对湿温急证及胃脘痛、崩漏等疑难杂病疗效显著。对《金匮要略》的研究，颇见功力，著述甚丰。

【经典名方】桃红四物汤（出自《医宗金鉴》）

组成：熟地黄，白芍，当归，川芎，桃仁，红花。

用法：引用藕节，酒、水煎服。

原文：若血多有块，色紫黏稠，乃内有瘀血，用四物汤加桃仁、红花破之，名桃红四物汤。

【学术思想】不孕不育是临床常见而又难治的病证，何教授善于应用活血化瘀法治疗不孕不育。何任教授常用的治法有活血化瘀、益肾壮阳法；温经散寒、养血祛瘀法；疏肝解郁、益肾活血法；健脾化湿、理气活血法。何教授认为应用活血化瘀法第一要具各瘀血证的表现；第二要分别主次，有的以祛瘀为主，有的以祛瘀为辅；第三要根据证候选择恰当的方剂；第四要注意扶助正气，并且还要注意疏肝健脾益肾和调补奇经八脉。这样才能取得好的疗效。

【诊断思路】何教授认为临床运用活血化瘀方法应该分清主次，如女子不孕中的子宫内膜异位、子宫肌瘤，男子不育中的静脉曲张一般均可以活血化瘀法为主，辅以其他治法。就证候而言，如瘀血内阻证候明显，也应以活血化瘀为主。如散寒祛瘀、疏肝活血、健脾理气活血等。这种治法通过活血，促进气机流畅、调整脏腑功能以利于孕育。

【治疗方法】何教授认为证候不同，血瘀程度有异，选用的处方也有差异，这样才能取得最好的疗效。如瘀积明显，体质壮实者可用攻逐瘀血的方法，方剂可选《伤寒论》桃仁承气汤、《金匮要略》下瘀血汤。又如有寒凝血瘀的则用《医林改错》少腹逐瘀汤、《金匮要略》温经汤。再如有瘀血化热的则可选《医林改错》血府逐瘀汤。女子不孕中常有腹痛症状，何教授则喜用《太平惠民和剂局方》中的失笑散和《太平圣惠方》中的金铃子散，其认为这两张处方，药味少而力专，取效明显。

【治疗绝技】何教授认为临床在运用活血化瘀法祛除瘀积时，更要注意促进正气恢复，毕竟是克伐之品，久用则伤正。因此在临床上一是要注意扶正祛瘀，如使用桃红四物汤一类方药，既能活血祛瘀，又能养血调经；二是使用活血化瘀重剂，如下瘀血汤等，应中病即止，避免损伤正气。此外，肝主疏泄，脾为气血生化之源，肾藏精主生殖，冲为血海，任主胞胎，不孕不育与肝脾肾三脏、奇经八脉关系密切，在使用活血化瘀法治疗时既要重视健脾疏肝益肾，尤其是疏肝解郁、益肾填精，同时又要时时照顾到调补奇经，故何教授强调"诊治妇科病，必通晓奇经之理"，只要我们辨清证候，在此基础上分清活血化瘀的主次，采用恰当的方法治疗就一定能获得好的疗效。

【验案赏析】患者，女，35岁，工人。1986年5月3日初诊。患者婚后八载未孕，妇科检查谓双侧输卵管不通，曾做过输卵管通气术，未效，自诉经前乳胀明显，情绪抑郁，月经推迟，经量少、色紫暗、有血块，皮肤干燥，舌质暗红，舌下纹紫暗，脉弦涩。证属肝郁血虚，兼有瘀血，以疏肝理气养血活血为治。处方：当归9 g，合欢皮9 g，制香附12 g，枳实9 g，路路通9 g，青橘叶30 g，白术9 g，娑罗子9 g，郁金6 g，乌药6 g，丹参30 g，川芎9 g，每日1剂，水煎2次混合后上下午分服。

二诊：1986年5月17日。服5月3日方药14剂后，经期乳胀明显减轻，月经量较前增多，舌暗红、脉弦涩，原方化裁续进。处方：当归9 g，制香附12 g，路路通9 g，青橘叶30 g，郁金6 g，乌药6 g，丹参30 g，川芎9 g，橘核12 g，枳实9 g，逍遥丸（包煎）30 g，每日1剂，水煎2次混合后上下午分服。

三诊：1986 年 7 月 2 日。上方先后服 28 剂，月事转准，经量较前增大，经色亦转鲜红，血块减少，经前偶有胸胁不舒，仍以疏肝活血兼以益肾为治。处方：柴胡 6 g，炒白芍 9 g，白术 12 g，制香附 9 g，娑罗子 9 g，路路通 9 g，枳实 9 g，青桔叶 30 g，乌药 6 g，当归 9 g，合欢皮 9 g，郁金 6 g，丹参 30 g，川芎 9 g，菟丝子 9 g，续断 9 g。以上方为主，略作化裁，先后服药半年，于 1986 年 11 月中旬终于怀孕，次年 8 月剖宫产一男婴。

【按语】 引起不孕不育的原因很多，临床上亦可分为多种类型，尽管不孕不育属于慢性难治病，按叶天士"久病入络"，从理论上讲亦均可使用活血化瘀法，但从临床实际看，若主要使用活血化瘀法进行治疗，患者必须具备瘀血证的表现，如少腹作痛、舌质紫暗或有瘀斑、脉涩等，尤其是妇女经行色暗有块、舌质紫暗更有临床参考价值。

参 考 文 献

[1] 何若苹. 国医大师何任活血化瘀治疗不孕不育经验探析 [J]. 中华中医药杂志，
2013，28（12）：3559-3561.

徐志华教授运用补肾养冲汤合桃红二丹四物汤治疗肾虚血瘀型不孕症经验

【名医简介】 徐志华，全国名老中医，安徽中医妇科三大学术流派之一——徐氏妇科第四代传人，享受国务院特殊津贴专家。徐志华教授潜心医疗、教学工作 70 余载，誉满江淮，学验俱丰，有杏林典范之称。其在诊疗妇科常见病、多发病、疑难病方面有独具特色的经验，尤其对排卵障碍性不孕症的治疗颇有心得，且疗效显著。

【经典名方】 四物汤（出自《太平惠民和剂局方》）

组成：当归（去芦，酒浸，炒）、川芎、白芍、熟干地黄（酒洒，蒸）各等分。

用法：每服三钱（9 g），水一盏半，煎至八分，去渣，热服空心，食前。若妊娠胎动不安、下血不止，加艾十叶，阿胶一片，同煎如前法。或血脏虚冷，崩中去血过多，亦加胶、艾煎。

原文：调益荣卫，滋养气血。治冲任虚损，月水不调，崩中漏下，血瘕块硬，发歇疼痛，妊娠宿冷，将理失宜，胎动不安，血下不止，及产后乘虚，风寒内搏，恶露不下，结生瘕聚，少腹坚痛，时作寒热。

【学术思想】 徐老指出肾虚、肝郁是不孕症根本病机，痰湿、血瘀是排卵障碍性不孕的病理产物，而肾虚是主要原因。肾精不足，肾气亏，天癸少；情志所伤，肝失疏泄，肝气郁结，气血失调；痰湿及瘀血内蕴机体，壅塞冲任之脉及胞宫，导致气血阻滞，影响受孕。肝、脾、肾三脏的虚损是引起排卵障碍性不孕的主要病因。综上所述，排卵功能障碍性不孕症病因极其复杂，《傅青主女科·种子》：脾本喜燥恶湿，由于痰多，脾失运化，痰湿更甚，阻滞气机，影响胞胎，病久不愈，导致胞胎竟变为汪洋之水窟矣！且体胖之人，赘肉多，子宫受压，影响受孕这是很必然的。冲任不畅，气血涩滞；脾虚痰湿滋生，阻塞冲任及胞宫，影响排卵受孕。清代陈士铎在《石室秘录·论子嗣》中认为影响女子不孕的原因有数十个方面："一子宫寒也，一脾胃冷也，一带脉急也，一肝气郁结也，一痰气壅盛也，一相火偏旺也，一肾水不足，一任督之脉失调也，一膀胱气化失斯，一气血亏失于固摄。"此病位定于下焦，以虚为重，不孕症的病机本质是肾虚，与肝脾密切不分，多虚实夹杂。而作为病理因素的痰湿及血瘀等是较常见的继发病机。

【诊断思路】 徐老认为肾虚是不孕症的主要病机之一，寒、热、湿、瘀、痰是常见病因，证候多为虚实夹杂，病位在冲任胞宫，并把本病辨证分为肾虚型、肝郁气滞型、痰湿型、血瘀型四型。不孕症临证首先要明确病因，分析病位，辨其虚实，身心兼顾，内外兼治。其中以肾阳虚不孕临床居多，古称"宫寒不孕"。并认为在对排卵障碍性不孕症患者的临床诊治过程中，临诊每位患者需时刻把握其患者的刻下证，准确把握舌苔脉象，以求辨证准确，施以有效方药。

【治疗方法】 对于肾虚型不孕症，首以补肾养冲方补肾助阳，填精益髓；待月经中期，予滋养冲任汤补肾助卵助孕；对于肝郁气滞型不孕症，根据患者处于月经周期的不同时间而灵活选方用药，平时用归芍散，经期用自拟方桃红二丹四物汤理气活血、化瘀调经；对于痰湿型不孕症，予以自拟方芎归苍附二陈汤燥湿化痰、理气调经；对于血瘀型不孕症予以自拟方桃红二丹四物汤理气活血、化瘀调经。

【治疗绝技】 徐老在经验方"补肾养冲汤"中重用了补肾温阳的药物，但同时也选用了少量滋阴固肾的药物，即为"无阴则阳无以化"之意也，使所生"肾阳"有所依附，免除了因"壮阳"而肾阳亢奋、相火妄动之虑。白术、熟地黄、当归益气滋阴，补血调经。补肾养冲汤以补肾助阳为主，生精益阴为辅，用药温而不燥、滋而不腻，组方用意周全，重点突出，十分合理，从而形成院内制剂"孕育丹糖浆"。方中菟丝子、枸杞子辛润填精、益肾温阳是为君药，主治肾虚不孕腰酸怯冷、性欲淡漠之主症；蛇床子、仙茅、淫羊藿、狗脊温肾暖宫、调冲助孕，此四药联用是为臣药，协助君药治疗腰酸膝软、小腹发凉、宫寒不孕等主症；关沙苑、金樱子、覆盆子、芡实补益肝肾、摄精助孕，补骨脂、白术温肾健脾以益中州营血生化之源，肉苁蓉质润温养、理肠通便以畅中州，当归、熟地黄滋阴养血、填精益髓，此九味互伍是为佐药，主治阳虚不孕之月经后期、量少、色淡等兼症，且寓温阳于滋养，是为"阴中求阳"之意；茺蔚子静中求动，活血调经，引诸药入冲任是为使药。诸药合用，补阳以鼓动肾气，滋阴以生精液，肾气旺盛，精血充足，任通冲盛，自然经调而能受孕。

【验案赏析】王某，女，28岁，干部，已婚。1973年3月5日初诊。结婚4年未孕。17岁月经初潮，月经周期40～60天，行经2～3天，经量少，经色紫红，无血块。末次月经2月25日。平素腰酸，小腹发凉，纳差，大便时溏。妇检：子宫小于正常。基础体温单相。丈夫身体健康，精液检查正常。苔薄白，舌质淡红有齿痕，脉沉细无力。此为宫寒不孕。治法：温肾摄精。处方：熟地黄15 g，当归10 g，白术10 g，关沙苑10 g，肉苁蓉10 g，仙茅5 g，金樱子10 g，覆盆子10 g，芡实10 g，淫羊藿5 g，蛇床子5 g，枸杞子10 g，菟丝子10 g，狗脊15 g，补骨脂10 g，茺蔚子10 g。10剂。

二诊：1973年3月17日。进上方后腰酸、腹冷等症明显减轻，脉细有力，守方续服10剂。

三诊：1973年3月28日。月经昨日来潮，量增多，色红。经期宜疏宜通，方用二丹四物汤。处方：丹参10 g，当归10 g，白芍10 g，川芎5 g，生地黄10 g，玫瑰花5 g，月季花5 g，茺蔚子10 g，玄胡10 g，怀牛膝10 g，郁金10 g，制香附10 g，丹皮10 g。3剂。

平时服孕育汤，经期服二丹四物汤，共调治3个月，月经正常，测基础体温双相，嘱停药观察，同年9月停经40天，查小便妊娠试验阳性，后足月分娩一女婴。

【按语】对于肾虚血瘀型患者，徐老予以自拟方二丹桃红四物汤（药物组成为丹皮、丹参、当归、川芎、赤芍、黄芪、白芍、制香附、桃仁、红花、肉苁蓉、黄精、怀牛膝、益母草、菟丝子）补肾养血、化瘀通络。方中黄芪补气升阳；黄精滋阴补脾益气；肉苁蓉温补肾阳、补益精血；菟丝子补肾助阳、益阴益精；丹皮清热凉血、活血化瘀；丹参祛瘀生新；川芎、赤芍、当归、白芍养血活血调经；桃仁、红花活血化瘀通经；制香附、怀牛膝理气活血通经。诸药合用，共奏补肾养血、化瘀通络之功。

参 考 文 献

[1] 储继军，李大剑，徐云霞. 徐志华从"湿、热、瘀"论治不孕症经验 [J].中医药临床杂志，2011，23（10）：851－852.

[2] 徐云霞，徐经凤，李伟莉. 徐志华运用孕育丹糖浆治疗不孕症经验 [J].中医药临床杂志，2017，29（11）：1829－1830.

[3] 吴艳敏. 基于数据挖掘的徐志华教授辨治排卵障碍性不孕病案的研究 [D].合肥：安徽中医药大学，2014.

李丽芸教授运用自拟方治疗肾阳虚型不孕症经验

【经典名方】寿胎丸（出自《医学衷中参西录》）

组成：菟丝子（炒熟）四两（120 g），桑寄生二两（60 g），续断二两（60 g），真阿胶二两（60 g）。

用法：上药将前三味轧细，水化阿胶和为丸，一分重（千足一分）。每服二十丸，开水送下日再服。

原文：寿胎丸治滑胎。菟丝子（炒熟）四两，桑寄生二两，续断二两，真阿胶二两。上药将前三味轧细，水化阿胶和为丸，一分重（千足一分）。每服二十丸，开水送下日再服。气虚者加人参二两，大气陷者加生黄芪三两，食少者加炒白术二两，凉者加炒补骨脂二两，热者加生地二两。

【学术思想】李教授以西医辨病、中医辨证、辨病与辨证相结合为理论指导思想，认为不孕症的病机以肾精虚损为主，兼杂血瘀、肝郁、脾虚，涉及多个脏腑。治则以益肾填精为本，佐活血、疏肝、健脾，根据子宫藏泻规律周期性用药，其善用经典，善用血肉有情之品，衷中参西，未病先防，既病防变。

【诊断思路】李教授认为，月经期经血外泄，机体阴阳处于"消"的过程，月经过后血海空虚，冲任不足，不能忽略肾阳的作用，因肾阳是促进卵子排出的动力，只需在补肾阴的同时稍助补肾阳即可。当肾中阴阳气血充分增长到一定程度，排卵期阳长至重，卵泡成熟破裂，内膜充血增厚，为受精、着床提供有利的条件，肾中阴阳的协调转化在此过程中起到至关重要的作用。治疗上，当温肾阳以促进卵泡排出。排卵后月经期前，肾中由阳转阴，阳消阴长，其肾中之阳一方面可温煦脾土，使后者生化气血更旺，血海得以充盈，为孕育提供物质。另一方面阳化气，若此时已怀孕，气化血，血载气，气血同聚于下以养胎；若未怀孕，气从冲脉走肝经，肝主疏泄，使藏于肝之血得以顺利下泄而为月经。此期的治疗，当以平补阴阳为主，肝脾肾三脏并调，以促进黄体功能。若患者未能受孕，经血来潮，行经期胞宫经血外泄，既不可一味攻伐，也不可滥用滋腻之品，治疗上则宜补肾活血通经，以防虚虚实实之弊。

【治疗方法】李教授运用自拟方治疗不孕症，方药如下：桑寄生 15 g，续断 15 g，墨旱莲 15 g，菟丝子 15 g，白芍 10 g，春砂仁 5 g（后下），太子参 15 g，熟地黄 20 g。以寿胎丸去阿胶为底加减而成。此方多用于黄体期及安胎患者。李教授指出，此方能健黄体，而促进黄体发育必须肝、脾、肾三脏同调。黄体期肾中阴消阳长，此时应当平补阴阳；另外，此期发挥重要作用的还有脾胃与肝。景岳云："然血气之化由于水谷，水谷盛则血气亦盛，水谷衰则血气亦衰，而水谷之海，又在阳明。在月经之本，所重在冲脉，所重在胃气，所在心脾生化之源耳。"排卵后，天癸之精以化血，后天脾胃受气取汁而化赤为血，藏于肝，通于冲脉，若此时受孕，则血下聚以养胎；若未受孕，则肝主疏泄而下为月水。故曰月经为经络之余。可见黄体期肝、脾、肾三脏功能共同发挥作用，故治疗应当在补肾的基础上顾及肝脾。自拟方的处方基础，是用熟地黄、桑寄生、续断、菟丝子为君，体现出周期用药以补肾为主的特点；用墨旱莲补肝血；太子参、春砂仁健脾益气，以体现补肝体、健脾气的用药特点。

【治疗绝技】李教授最擅长治疗不孕症。其在《种子要诀》中对于不孕症的治疗有详细的论述。第一，种子先调经。调经种子之法，重在调理肾、肝、脾。补肾应重在补肾气、养肾精，补肝应重在养肝阴、疏肝气，补脾应重在健脾和胃，以达到整体调理脏腑气血、冲任督带的目的。同时调经应当审虚实、清标本。第二，助孕必治带。第三，配偶要精壮。第四，氤氲时交合。《女科经纶》引袁了凡之言曰："凡妇人一月经行一度，必有一日氤氲之候……顺而施之，则成胎矣。"《妇科玉尺》更明确指出氤氲之候，一月止有一日，一日止有一时，可见前人已经意识到妇人有排卵的日期。"氤氲之候"指排卵期，又称真机期，会有黏性白带增多，或伴有下腹部微胀，有求偶的感觉。若在此时交合，则妊娠的概率大。要掌握好排卵期，最常用的方法是测基础体温、检查宫颈黏液量、B超检测卵泡的发育程度、晨尿检测黄体生成素的峰值。当卵泡增大至18 mm时，表明卵泡接近成熟。接近排卵，适时交合，可增加受孕的机会。第五，怡情才易孕。七情所伤，可以影响人体的生理活动，损及脏腑、经络、气血，尤其是造成气血的逆乱。因而重视身心疾病对不孕症的影响是治疗的一个重要措施。第六，饮食需宜忌。中医学认为药食同源，合理适当的膳食对不同人体的素质及不同原因的不孕有一定的帮助。如肾阳虚所致虚寒、宫冷不孕者，可用温补之品，附子煲狗肉、当归羊肉汤、鹿茸炖公鸡、核桃煲猪腰、鸡子糯米酒、黄芪生肉汤等，均可起到温肾壮阳暖宫的效果。忌食寒凉生冷之品，如冷饮、香蕉、雪梨、凉粉等。肾阴虚所致的肾精不足、冲任亏虚之不孕者，可服用滋阴养精之品，如花胶瘦肉汤、虫草炖水鸭、燕窝鸡丝羹等，忌服温补燥热之品。气血虚之不孕可服用益气养血之品，如当归大枣鸡蛋茶、竹丝鸡糯米粥、熟地杞子瘦肉汤（放入少许陈皮或春砂仁）、排骨圆肉汤、莲藕红豆鲫鱼汤等。脾虚夹湿之不孕，可服用莲子鸡蛋茶、山药鱿鱼汤（放入陈皮少许）、芡实薏米羹、莲子糯米大枣粥、茯苓黄芪瘦肉汤，少食或忌食肥甘炙煿、寒凉、生冷之品。肝郁不孕可服食百合鸡蛋茶、麦肉大枣糯米粥、鲜奶炖鸡蛋、黄花菜鲫鱼汤等，少食温补、辛辣、煎炸之品。瘤痕之不孕可服用乌龟炖土茯苓汤、鳖甲炖山药汤、田七花旗参茶、蝎子瘦肉汤、昆布海藻瘦肉汤（伴有甲亢者不宜）、海带绿豆汤等。第七，育儿求端庄。

【验案赏析】患者，女，35岁，2015年3月2日初诊，以"稽留流产清宫后月经量少1年"为主诉，既往月经量正常，清宫后月经尚规律，4天净，量少，无需卫生巾，每日垫护垫可，色暗红，行经期下腹胀满不适，经前乳房胀痛、腰酸、怕冷、小便清长。与配偶同居未避孕未孕半年。外院彩超提示排卵期内膜5 mm，内膜及内膜下未见明显血流信号，基础性激素正常。形体偏瘦，就诊时眼中含泪。诊断为月经过少，证型为肾阳虚血瘀，治以补肾活血行气。末次月经2015年2月27日。处方：紫河车10 g，熟地黄10 g，菟丝子10 g，续断10 g，桑寄生10 g，当归10 g，鸡血藤30 g，赤芍

10 g，香附 10 g，郁金 6 g。水煎服，共 10 剂，日 1 剂。嘱增加牛奶、豆浆、鸡蛋等高蛋白饮食，每天运动 1 小时。

3 月 13 日二诊：复查阴道彩超，内膜 7 mm，右卵巢见成熟卵泡。处方：紫河车 10 g，紫石英 10 g，鹿角霜 10 g，熟地黄 10 g，菟丝子 10 g，续断 10 g，桑寄生 10 g，当归 10 g，香附 10 g，牛膝 10 g，白芍 6 g。共 10 剂，日 1 剂。嘱同房，2~3 天同房 1 次，继续高蛋白饮食及运动。

3 月 28 日三诊：患者自测尿妊娠试验阳性，予抽血提示血 hCG 251 IU/L，患者喜极而泣。

【按语】患者有宫腔操作史，既往月经正常，考虑清宫损伤部分内膜导致内膜偏薄、月经量少。患者腰酸怕冷，小便清长，此为典型肾阳虚之证；经血色暗红、下腹胀满为瘀血阻络、不通则痛之象；患者稽留流产痛失骨肉，加之流产后半年未孕，心理负担大，导致肝郁。此为典型肾虚血瘀夹肝郁证型，也是大部分内膜薄致不孕患者的常见证型。初诊李教授以紫河车、熟地黄、菟丝子、续断、桑寄生补肾阳、填肾精；当归、鸡血藤、赤芍养血活血，改善内膜血流；佐香附、郁金行气疏肝。气行则血自行，气血调和则胞脉通，肾精盛则胞宫藏泻有度。二诊内膜已增厚，且正值排卵期，加入鹿角霜血肉有情之品，佐以牛膝、紫石英进一步温肾暖宫助孕，为孕卵着床做准备，同时嘱患者高蛋白饮食加强营养、锻炼身体以提升正气。万事俱备，嘱氤氲之时交合，两精相搏，合而成孕。

参 考 文 献

［1］刘群，李茵，王秀芳．李丽芸辨治子宫性不孕经验撷要［J］.中国中医药信息杂志，2018，25（3）：123 - 124.

［2］郑晨思，温丹婷，梁国荣．李丽芸教授治疗不孕不育的经验［J］.时珍国医国药，2015，26（5）：1228 - 1229.

丁彩飞教授运用针刺治疗排卵障碍性不孕症临床经验

【名医简介】丁彩飞，主任中医师，杭州市政协委员，浙江省杏林工程领军人才，省级名中医，浙江中医药大学硕士研究生导师，浙江省中西医结合医院生殖中心主任，国家临床重点专科（中医妇科）学术带头人。现任中国性学会中西医结合生殖医学分会主任委员，中华中医药学会生殖医学专业委员会副主任委员，中国中药协会中医药适宜技术专业委员会常委，中华中医药学会妇科分会委员。从事临床工作30余年，发表学术论文110余篇，主持及参与国家级、省部级、厅局级课题40项，获省中医药科技创新二等奖、三等奖6项，杭州市科技进步三等奖3项，主编与参编著作5部。

【学术思想】丁教授指出，虽排卵障碍性不孕病因复杂，但总属于脏腑气血功能失调，胞宫化生不能，肾精未在"的候"适时而至，两精不能相搏，合而成孕，多责之于肝肾两脏。

【诊断思路】女子能正常受孕的关键是肾－天癸－冲任－胞宫轴系统的正常协调运行。现代社会很多女性因先天肾气不足、后天肾精失养、手术器械损伤冲任胞宫，导致肾精亏虚，气血冲任失调，出现卵泡发育异常或卵泡排出障碍，不能摄精成孕。丁彩飞教授认为，肾为先天之本，肾藏精、系胞，是生殖之根本，肾－天癸－冲任－胞宫轴功能失调，阴阳、气血、津液失调就会导致卵泡发育异常、卵泡黄素化等排卵障碍。此外，现代社会女性生活压力与精神压力与日俱增，肝的疏泄功能往往受焦虑、抑郁等情绪影响。若疏泄太过，相火妄动而致肾精走泄，血脉失养而身瘦不孕；若疏泄不足，冲任血海瘀阻不畅，而女子以血为本，任何情况的胞宫失养均难以摄精成孕。

【治疗方法】

1. 肝郁血虚型：症见月经经行不规律，先后无定期，经量或多或少，经色淡红。常可伴胸胁满闷，乳房、小腹胀痛，嗳气善太息，见闷闷不乐、情绪低落或烦躁易怒，腰膝酸软，纳差，舌苔白或薄黄，脉弦。此证辨证归肝经、冲任二脉，常因肝气郁结、气滞血瘀致经血不畅，久病则由瘀而虚，治以疏肝养血、活血调经为主。取肝俞、期门、行间、太冲、血海等穴位疏肝理气活血，气海、关元、带脉、子宫、气冲、阴陵泉、三阴交、足三里等穴位养血调经。

2. 脾肾阳虚型：症见经行不畅且月经量少，色淡质稀，常伴少腹隐痛，得温则痛减。平素面色㿠白，形寒肢冷，腰膝酸软，体质虚弱，夜寐差，苔薄白，脉沉迟细弱。此证辨证归肾、脾经，常见形体瘦弱、先天气血元气不足之人，治以健脾补肾、温阳固本为主。取气海、中极、关元、子宫、命门、肾俞、关元俞、涌泉温阳固本，中脘、足三里、三阴交、脾俞、胃俞、三焦俞益气健脾。同时在神阙、关元穴处施以附子饼灸。取附子温阳散寒之功效，结合艾灸使药力通达十二经脉，暖胞宫、壮肾阳、逐寒湿、调气血。

3. 痰湿阻络型：症见经行不畅，经期延后甚至闭经，月经量少，色淡，质稠，带下量多。多形体肥胖，困倦乏力，胸闷呕恶，面浮肢肿，头重如裹，心悸气短。舌体胖大，齿痕明显，舌苔白腻，脉滑，溲黄，便溏黏滞，常伴有里急后重。此证归属脾、胃经，多见于平素形体肥胖、缺乏运动且好食肥甘厚腻之人。因三焦气机不畅而至水湿内停，聚湿成痰，痰阻经络，特别是腹部肥胖之人，阻碍任脉、带脉致血海闭塞，带脉不通而不能排卵受孕。治以燥湿化痰、养血调经为主。取中脘、天枢、大横、丰隆、足三里、阴陵泉、阳陵泉、脾俞、胃俞、内廷等穴位燥湿化痰，中极、关元、子宫、带脉、血海、三阴交、太溪等穴位养血调经。

4. 瘀阻胞宫型：症见月经先后无定期，抑或闭经，经量或多或少，经色紫暗，可见血块。经行不畅伴少腹疼痛，痛则拒按。舌质暗，舌下青筋怒张，苔薄，脉弦涩。此证辨证归属冲任二脉，常见于血瘀体质之人，冲任二脉气血不畅则胞宫瘀阻，血瘀胞中则子不得下。故治以活血化瘀、逐瘀通经为主。取合谷、外关、天枢、血海、阳陵泉、三阴交、太溪、太冲等穴位活血化瘀，中极、关元、子宫，气冲、带脉、肾俞等穴位调经为重。

【治疗绝技】丁教授依据月经周期性的节律特点，将各期治疗归纳如下：①卵泡期（月经第8～14天）：血海空虚，以补阴益肾养血为主，多选用中极、气海、关元、命门、子宫、足三里、三阴交、太溪等任督二脉、肾经穴位，以促进卵泡的正常发育。②排卵期（月经第15～21天）：重阴转阳形成氤氲之气的重要时期，故重视温阳补肾，行气活血，促进卵子的发育成熟并顺利排出，取穴以神阙、气海、关元、中极、冲门、子宫、带脉、血海等冲、带二脉穴较为常用。③黄体期（月经第22～28天）：亦叫经前期，血海满溢，为月经来潮做准备。主要以疏肝理气、温肾助阳为主，取穴以肝俞、肾俞、期门、气海、关元、阴陵泉、三阴交、太溪、太冲等穴位为主。④月经期（月经第1～7天）：行经期，胞宫血海疏泄为主，经血按时而下，以疏泄经气、养血调经为要，一般不做针灸治疗。但如出现痛经、月经量少等症状，则取三阴交、关元、气海等穴位只灸不针。丁教授建议针灸频率为2～3日针刺1次，在保证患者依从性良好的同时，可以让机体在针刺刺激后适应，达到自我平衡，结合月经周期，指导试孕，从而获得更好的疗效。当卵泡平均直径达到18 mm以上，卵泡成熟，则可每天针刺以促进卵子排出，防止其出现未破裂卵泡黄素化可能。在临床治疗中，对于该病的治疗方案，在针灸的基础上，常结合苍附导痰汤、八珍汤、开郁种玉汤、桃红四物汤等中药行益气、疏泄、化痰、活络之功，调节女性月经周期，适应阴阳交替规律，从而达到孕育子嗣的目的。丁教授指出，胚胎的形成与世间万物一样，其化生均有自然的时机。因此，在不孕症的治疗过程中，强调夫妻同治，且需结合现代医学技术，通过基础体温、卵巢功能测定、妇科超声检查等，在卵泡发育的合适时机，选择子宫内膜容受的合理时期同房，以达到孕育的目的。

【验案赏析】 刘某，女，23岁，已婚。2020年4月4日初诊。主诉：月经后期10年，未避孕未孕1年。现病史：患者10年前初潮后即出现月经后期，周期40～120天，当地医院诊断为"多囊卵巢综合征"，间断口服炔雌醇环丙孕酮半年。1年前结婚，夫妻同居，性生活正常，未避孕未孕。2019年5月当地医院生殖激素检查提示：睾酮异常，余无殊。B超：双侧卵巢多囊样改变。刻下：形体肥胖，困倦乏力，末次月经2020年1月5日。体格检查：身高158 cm，体重68 kg，体质指数27.2 kg/m²。四肢多毛，阴毛浓密。舌质淡，苔白腻，脉细滑。西医诊断：原发不孕，多囊卵巢综合征。中医诊断：不孕病，月经后期病，辨证属痰湿阻络。治宜燥湿化痰，活血调经。给予针灸治疗，取穴：中脘、天枢、大横、丰隆、足三里、脾俞、胃俞、内廷等穴位燥湿化痰，中极、关元、子宫、带脉、血海、三阴交、太溪等穴位活血调经。具体操作：患者取仰卧位，用0.35 mm×50 mm针灸针，直刺穴位，施平补平泻法，在中极、关元、子宫、足三里、三阴交施艾炷灸，每次留针约30分钟，每周治疗3次，连续10次为1个疗程，嘱控制饮食，控制体重，同时配合口服苍附导痰汤合四物汤加减，具体处方如下：苍术9 g，醋香附10 g，姜半夏、陈皮各9 g，茯苓12 g，赤芍10 g，当归12 g，川芎、熟地黄各10 g，砂仁5 g（后下），荷叶10 g，菊花6 g，决明子、生山楂9 g，炙甘草5 g。1天1剂，水煎服，早晚各150 mL分服。配合针刺治疗2个疗程，经期停服中药。2个疗程后患者自诉困倦乏力消失，体重减轻4 kg，月经周期基本正常（30～35天）。监测卵泡，于2020年7月29日行阴道B超：双侧内膜厚0.68 cm，右卵巢可见一成熟卵泡，大小2.2 cm×2.1 cm×1.7 cm。予神阙隔姜灸，气海、关元、子宫针刺配合艾炷灸连续3天，中药在前方基础上，去荷叶、菊花、决明子、生山楂，加重补肾活血药物，菟丝子15 g，淫羊藿12 g，丹参15 g，茺蔚子10 g，月季花

6 g。8 月 12 日测血激素提示妊娠，后定期监测血激素及观察超声变化，产科随诊，2021 年 4 月足月顺产一女。

【按语】此证归属脾、胃经，多见于平素形体肥胖、缺乏运动且好食肥甘厚腻之人。因三焦气机不畅而致水湿内停，聚湿成痰，痰阻经络，特别是腹部肥胖之人，阻碍任脉、带脉致血海闭塞，带脉不通而不能排卵受孕。清代名医陈士铎在《石室秘录》中提及："带脉之间必然无力，精即射入胞胎，安能胜任乎。"故治以燥湿化痰、养血调经为主，予苍附导痰汤合四物汤。

参 考 文 献

[1] 高亮，俞佳，杨欣. 丁彩飞运用针刺治疗排卵障碍性不孕症临床经验［J］.浙江中西医结合杂志，2022，32（1）：3－4，10.

第二节　子宫内膜异位症与子宫腺肌病

王成荣教授运用白莲散结汤治疗火热瘀结型子宫内膜异位症经验

【经典名方】五味消毒饮（出自《医宗金鉴》）

组成：金银花、野菊花、蒲公英、紫花地丁、紫背天葵子各五钱（15 g）。

用法：水一盅，煎八分，加无灰酒半盅，再滚二三沸时，热服，被盖出汗为度。

原文：清热解毒，消散疔疮。疔疮初起，发热恶寒，疮形如粟，坚硬根深，状如铁钉，以及痈疡疔肿，红肿热痛，舌红苔黄，脉数。

【学术思想】王老临证采取病证结合的思维方式辨证，审证求因，立法施治。临床辨证除四诊外，王老必借助盆腔检查、血常规、血沉及阴道 B 超等理化检验辅助诊查，以其所获信息作为临床辨证的重要参考。如血沉是王老作为判断炎症沉寂抑或向愈的重要指标，并以此指导立法制方遣药。如血沉升高，警示病邪趋盛，病势趋进。治疗则采取清热、解毒、通腑之法，或兼理气；如血沉正常，表明正盛邪衰，病势趋退，治则予疏肝理气或化瘀散结。

【诊断思路】 王老根据慢性盆腔炎性疾病患者症状、体征及辅助检查结果，结合临床经验，通常将其辨为肝郁气滞、热毒壅滞、火热瘀结三种基本证候，并分别以疏肝理气行滞、清热解毒、化瘀散结作为基本治法。

【治疗方法】 宗"必伏其所主，而先其所因"原则，王老根据五味消毒饮自拟白莲散结汤清热解毒、化瘀散结，用于治疗火热瘀结型妇科疾病。君药：半枝莲 30 g，白花蛇舌草 30 g；臣药：皂角刺 10 g，土鳖虫 12 g，莪术 15 g；佐药：仙茅 15 g，淫羊藿 15 g；使药：猪苓 20 g。

【治疗绝技】 妇人的多种疾病，基本病机多可责之于瘀，而致瘀的发病诱因众说纷纭。王老熟读病机十九条理论，继承前人关于火热论的研究，结合女子以血为用，需经历经、胎、产、乳的生理阶段，常常出现"有余于气，不足于血"，况且妇人易情志内郁、偏嗜辛辣厚味等特殊的生理特点，更易出现火热体质，基于此，王老提出了妇人诸多疾病，尤其是诸多妇科杂病，多可从火热瘀结论治。冲、任二脉皆起于胞宫，冲脉是多气多血之海，冲气过旺容易化火，若损伤脉络迫血妄行，使血溢于脉外即成离经之血，是为瘀血；瘀血日久蕴热，又可煎灼血液成块，进一步加重瘀血，从而形成火热瘀结的胶着之态。白莲散结汤组方中针对火热瘀结证的主要致病病机，半枝莲、白花蛇舌草清热解毒、化瘀消肿，是为君药；臣药中皂角刺消肿排脓，土鳖虫、莪术活血逐瘀，三者共同增强君药的活血祛瘀、消积之力；仙茅、淫羊藿温补下元，能加强肾的气化作用为佐药；猪苓利水渗湿、引邪下行为使药。

【验案赏析】 代某，女，26 岁。2014 年 8 月 25 日初诊。主诉：经行腹痛 5 年，自行触及右下腹包块 1 天。月经史：13 岁初潮，经行 5~6 天，约 30 天一潮，平素经量偏多，色暗红，夹血块，每次用卫生巾约 2 包，经行下腹坠胀痛，伴腰胀痛，肛门坠胀，无放射痛。否认性生活史。病史：患者昨日自觉右下腹可触及包块，无明显腹胀、腹痛，今日前来我院就诊。神清，精神可，纳食可，眠差，二便正常。舌质红，苔薄黄，脉弦滑。肛检：外阴未婚式；子宫前位，活动，正常大小，质地中等，无压痛；宫后壁散在触痛结节，右附件区扪及大小约 5 cm 囊性包块，形态规则，似与宫体粘连，活动差，压痛明显，左附件区稍增厚，无压痛。辅助检查：2014 年 8 月 24 日 B 超提示子宫内膜 1.3 cm，右附件囊性团块（6.5 cm×3.3 cm），有分隔，内可见光点样回声，巧克力囊肿？血常规正常。肿瘤标记物：CA125

107.64 U/mL，CA199 43.33 U/mL。中医诊断：癥瘕（火热瘀结证）。西医诊断：子宫内膜异位症。建议入院，但患者拒绝手术治疗，拟行中医保守治疗。治法：清热解毒，化瘀散结。方药：白莲散结汤加减。组成：皂角刺10 g，莪术15 g，三棱15 g，牡蛎20 g，半枝莲20 g，白花蛇舌草20 g，浙贝母10 g，川楝子10 g，延胡索15 g，川牛膝30 g，昆布15 g，黄柏10 g。6剂，联合中医综合治疗（中药封包、灌肠等治疗）。

2014年9月1日二诊：月经来潮，停用灌肠，继续白莲散结汤口服及外用封包治疗。

2014年9月6日三诊：末次月经9月1日，现阴道少许流血，无腰酸、腹痛等不适，复查B超示子宫内膜0.5 cm，右附件区查见一囊性结节，大小约1.8 cm×1.5 cm，透声不佳，有分隔，内见少许光点样回声，巧克力囊肿？继服白莲散结汤加减。住院期间前后共服白莲散结汤21剂。

随访：出院后患者间断于我科门诊口服中药治疗3个月经周期，自诉经期腹痛明显缓解。

【按语】该患者为青年女性，平素嗜食辛辣，加之四川属湿地，难免体内湿热蕴结，蕴结日久又可阻碍血行，瘀血乃生，热灼冲任，血溢脉外，随经行周期而发，日久离经之血可形成癥瘕瘀滞于冲任、胞宫。白莲散结汤可起到清热解毒、化瘀散结之效，化已成之块，安脉内之血。配合中药直肠滴入的中医传统外治法，作用迅速、直达病所，一定程度上避免了加重肝脏负担，且无其他不良反应。

参 考 文 献

[1] 王辉礞，魏智慧，严春玲．王成荣主任医师辨治慢性盆腔炎性疾病经验介绍［J］．新中医，2012，44（6）：202-203.

[2] 路凤阳．基于白莲散结汤探讨川派妇科名医王成荣火热瘀结思想的临床应用［D］．成都：成都中医药大学，2018.

[3] 魏智慧，王辉礞，董岷．王成荣治疗盆腔炎性包块经验撷要［J］．陕西中医学院学报，2010，33（2）：18-19.

[4] 王辉礞，严春玲，陈淑涛．王成荣经验方白莲散结汤的临床应用［J］．四川中医，2012，30（5）：1-3.

王子瑜教授运用圣愈汤治疗子宫内膜异位症经验

【名医简介】王子瑜，北京中医药大学附属东直门医院妇科教授，1942年拜苏北名医徐子盘先生（中医世家）为师，学习中医理论《内经》《伤寒》《金匮要略》《本草纲目》经典及时病《温病条辨》等名著，并随师应诊 5 年。曾任中国中医药学会妇科委员会常务理事、中国中医药学会华北妇科委员会副主任委员、北京中医药学会理事、妇科委员会副主任委员等职。享受国务院特殊津贴专家。被评为首批全国中医药名老专家带徒导师。

【经典名方】圣愈汤（出自《医宗金鉴》）

组成：生地黄 20 g，熟地黄 20 g，白芍 15 g，川芎 8 g，人参（一般用潞党参）20 g，当归 15 g，黄芪 18 g。

用法：上药㕮咀，都作一服。用水 600 mL，煎至 300 mL，去滓，稍热，不拘时服。

原文：四物汤加人参、黄芪，治一切失血过多，阴亏气弱，烦热作渴，睡卧不宁者。

【学术思想】子宫内膜组织包括内膜的腺体和间质生长在子宫腔以外的身体其他部位就称为子宫内膜异位症。病变多累及卵巢和盆腔腹膜，也可见于宫颈、直肠阴道隔、会阴侧切伤口或腹壁手术切口等处，脐、肺、四肢等远隔部位罕见，好发于生育年龄的妇女。近年来，子宫内膜异位症发病率在国内外均呈上升趋势，成为妇科常见病。中医学无子宫内膜异位症病名，属中医学血瘀型痛经范畴，有的亦可归于癥瘕、不孕、月经不调等。王老认为其病机为情志不畅，肝气不舒，冲任气血运行不畅，瘀血阻滞胞宫、胞脉，"不通则痛"。同时，根据异位内膜脱落出血的后果，也相当于中医之"离经之血"，离经之血积聚于局部，则成"瘀血"。瘀血为病理产物，又反过来成为致病因素，导致患者腹痛拒按，可扪及有形包块或结节等，经血夹有血块，舌质暗，脉弦涩。因此，王老认为瘀血是产生子宫内膜异位症症状和体征的关键。有人用血液流变学作为观察指标，结果表明子宫内膜异位症患者的全血黏度呈增高趋势，证实了子宫内膜异位症的"瘀血"状态。瘀血成因又有虚实寒热的不同，如气滞血瘀、寒凝血瘀、热郁瘀阻、湿热瘀结、气虚血瘀、阳虚血瘀、肾虚血瘀等，故在活血化瘀的同时，应详审造成瘀血的原因，或疏肝行气，或温经散寒，或清热凉血，或利湿化痰，或健脾益气等，以达到治病求本的目的。

【诊断思路】 王老认为子宫内膜异位症多由于肝气不舒，病位多在胞宫胞脉，为肝经所过之处，故临床以气滞血瘀为多见，气行则血行，气滞则血瘀。常选用延胡索、乌药、没药等行气之品或血中气药，以助气行血活血；另外，血得寒则凝，得温则行，应选用肉桂等温经散寒之品，起到温通血活之目的，使气血调达，瘀去痛消。子宫内膜异位症痛经的周期性发作，与月经周期的生理环境有关，经前冲任血海由空虚到满盈欲溢之际，冲任胞脉气实血盛，加上素体因素或致病因素的干扰，则气血易阻滞不通而发痛经。经行时瘀块随经血排出，疼痛减轻，经净后冲任气血趋于平和，致病因素尚不足以引起冲任胞脉瘀阻，故平时无腹痛。因病因不除，故疼痛伴随月经周期反复出现；离经之血去无出路，越积越重，故疼痛渐进性加重。

【治疗方法】 王老善用周疗法治疗子宫内膜异位症。子宫内膜异位症的病因病机为瘀血内阻，以实证为主，故经前和经行初期，治宜活血化瘀，消积散结，祛瘀生新。药用：丹参、赤芍、白芍、桃仁、水蛭、乌药、延胡索、没药等。加减：痛甚加血竭粉；肛门坠痛加荔枝核；经血夹块加石见穿、莪术；子宫腺肌病加苏木、皂角刺；四肢厥冷加制川乌头；恶心呕吐加吴茱萸、川椒等；合并卵巢囊肿加桂枝茯苓丸；腰痛加生杜仲。诸药合用，气血调畅，"通则不痛"。经后为冲任血海从溢泻至空虚，根据虚则补之的原则，治宜益气养血，以圣愈汤加减。药物组成：熟地黄 20 g，白芍 15 g，川芎 8 g，党参 20 g，当归 15 g，黄芪 18 g。加减：肥胖加丹参 15 g，枳实 15 g，白术 15 g；纳差加砂仁 6 g；腰痛加续断 15 g，杜仲 15 g，菟丝子 20 g；大便干加肉苁蓉 15 g，女贞子 15 g；痤疮加刺蒺藜 10 g，蒲公英 15 g；输卵管不通加王不留行 15 g，炮穿山甲 10 g；阳虚加巴戟天 10 g，石楠叶 10 g；耳鸣加灵磁石 15 g；大便不成形加白术 15 g。诸药合用，扶正祛邪。

【治疗绝技】 王老常使用对药、角药治疗子宫内膜异位症。王老沿袭古方用药思想，选取丹参–当归–赤芍组成角药，搭建活血化瘀之框架。丹参味苦，性微寒，专入心肝经，可活血通经止痛、清心凉血消痈。《医学衷中参西录》云："当归为生血、活血之主药。"现代药理学研究表明丹参具有抗血小板凝集与血栓形成的作用。当归所含挥发油可改善血流动力指标，降低血液黏稠度。赤芍同样具有抗血小板聚集的作用。有文献表明血小板活化后可推动子宫内膜异位症的病理发展，因此具有抗血小板作用的活血化瘀类中药在一定程度可以有效治疗子宫内膜异位症。

盆腔包块为子宫内膜异位症的常见体征，王老认为在治疗上应着重活血散结消癥。当归可补血活血、调经止痛，石见穿性凉味苦，善清热解毒、活血化瘀镇痛、消肿散结祛湿。当归其性善动，入气药则补气，入血药则补血，入升提药则提气，入逐药则逐血，因此与石见穿配伍为对药，一静一动，相辅相成。石见穿清热活血散结之力强，当归既活血又可养血和血，两药相配可共奏活血消癥、散结止痛之效。王老常于组方中加用石见穿 15 g、当归 10 g 缩小异位病灶所致小于 5 cm 的盆腔包块，临床疗效显著。

王老在用药过程中始终坚持固护正气的思想，以赤白芍相配，一散一收，一泻一补，增加其扶正养血之功，使活血而不伤血。瘀血阻络，久而化热，热伤津液，故可能出现阴虚夹瘀的症状，如潮热汗出、心烦急躁、失眠等。王老常用赤白芍各 10 g 以活血滋阴养血，改善症状。

王老重视女子以血为本之思想，莪术专消气中之血，破血而不破气，正如李时珍言"术入肝，治气中血"；水蛭其性"迟缓善入"，善于破坚积而又不伤新生之血。二药相互配伍可增强破血消癥的作用，尤善于治疗癥瘕。王老临床中若遇巧克力囊肿患者，常使用此对药缩小癥块体积。此外，二者皆破血而不伤气，再次体现王老固护正气思想。《重订通俗伤寒论》云："邪凑气分则伤气，邪凑血分则伤血，气血既伤则正气必虚。"如临床中患者为血瘀重症，痛经剧烈不可忍者，常配伍血竭粉 3 g 冲服以缓解症状。

王老认为子宫内膜异位症病位在胞宫，而肝经循行胞宫，且女子善郁，肝失疏泄，气机不畅，不通则痛，因此在一派活血化瘀药之中配伍疏肝行气药物。子宫内膜异位症最典型的症状即为继发性痛经，王老在缓解患者经期或经前下腹胀痛，且胀甚于痛，并伴有精神抑郁、胸胁乳房胀痛等症状时常用此三味药。三药相配，标本同治，皆入肝经，可疏肝气，散气滞，止经痛。常用剂量为延胡索 10 g，香附 10 g，荔枝核 15 g。

【验案赏析】于某，女，28 岁。2001 年 10 月 20 日初诊。经行腹部疼痛难忍，需服止痛药或肌内注射止痛针才能缓解，月经量少，血块大，血块下则痛减，腹冷，腰坠痛，肛门坠痛，进行性加重，怀孕后疼痛减轻，生育后又出现经前及经期疼痛，进行性加重。刻诊：经前脾气暴躁，乳房胀痛，大便干燥，月经规律，末次月经 2001 年 10 月 1 日，量中，色暗红，夹血块，

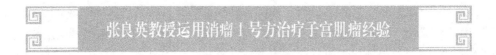

舌质紫暗，脉弦涩。B超提示：子宫内膜异位症。中医诊断：痛经。证属气滞血瘀，胞脉阻滞，不通则痛，瘀久成癥。治宜疏肝理气，活血化瘀消癥。予基本方加减。药物组成：丹参 20 g，赤芍、白芍各 10 g，桃仁 10 g，水蛭 10 g，延胡索 10 g，制没药 10 g，益母草 15 g，皂角刺 10 g，肉桂 10 g，香附 10 g，生杜仲 10 g，荔枝核 15 g。日 1 剂，水煎服。

二诊：2001 年 10 月 28 日。月经来潮，本次经行腹痛及肛门坠胀明显减轻，仅觉腰酸，经前烦躁亦减轻。予圣愈汤加减。药物组成：熟地黄 20 g，白芍 15 g，川芎 8 g，党参 20 g，当归 15 g，黄芪 18 g，续断 15 g，杜仲 15 g，菟丝子 20 g，香附 6 g，肉苁蓉 15 g。嘱每逢经前服上方 5 剂，治疗 3 个周期后，痛经未作。平时服双耳饮。银耳 15 g，黑木耳 15 g。将上 2 味泡发后加水煮软烂，加红糖少量调服。每日 1 次，连服 1 个月。

【按语】王老认为本例患者子宫内膜异位症为瘀血内阻，以实证为主，故经前和经行初期，治宜活血化瘀，消积散结，祛瘀生新，根据经验给予患者对药、角药以活血散瘀；经后为冲任血海从溢泻至空虚，根据虚则补之的原则，治宜益气养血，以圣愈汤加减。

参 考 文 献

[1] 王梓凝，薛晓鸥．王子瑜教授使用对药、角药治疗子宫内膜异位症经验 [J]．环球中医药，2022，15（2）：273 - 275．

[2] 张春玲，宋昌红．王子瑜教授治疗子宫内膜异位症经验 [J]．河北中医，2006，28（6）：409 - 410．

[3] 张丽．王子瑜教授治疗子宫内膜异位症痛经的经验总结 [D]．北京：北京中医药大学，2007．

张良英教授运用消瘤 1 号方治疗子宫肌瘤经验

【经典名方】血府逐瘀汤（出自《医林改错》）

组成：桃仁四钱（12 g），红花三钱（9 g），当归三钱（9 g），生地黄三钱（9 g），川芎一钱半（4.5 g），赤芍二钱（6 g），牛膝三钱（9 g），桔梗一钱半（4.5 g），柴胡一钱（3 g），枳壳二钱（6 g），甘草一钱（3 g）。

用法：水煎服。

原文：活血祛瘀，行气止痛。治上焦瘀血，头痛胸痛，胸闷呃逆，失眠不寐，心悸怔忡，瘀血发热，舌质暗红，边有瘀斑或瘀点，唇暗或两目暗黑，脉涩或弦紧；妇人血瘀经闭不行，痛经，肌肤甲错，日晡潮热；脱疽、白疕、云雾移睛、青盲等目疾。（现用于高血压、精神分裂症、脑震荡后遗症、慢性粒细胞性白血病、血栓性静脉炎、色素沉着、性功能低下、更年期综合征、顽固性头痛、顽固性低热、眼底出血等属瘀血内阻、日久不愈者。）

【学术思想】张教授擅长中医妇科疾病诊治、善于辨证施治、精于理法方药、衷中参西、擅治疑难病和急性病，在临床治疗过程中，张教授的学术思想有五大方面：①师古不泥古，临床求真知；②脏腑功能失常导致妇科疾病，其中以肾、脾、肝的病机尤为重要；③治疗妇科疾病，运用多种治疗方法，以辨证论治为主导思想，根据病种、病情的特殊性，采用辨病与辨证相结合的论治方法，治疗时注重血、气、精的顾护，衷中参西，融会贯通，适时运用，突显疗效；④深研本草，遣方考究，用药精当；⑤治未病，提倡养、防并重。

【诊断思路】子宫肌瘤属于中医学"癥瘕"范畴，表现为腹中有形结块。癥瘕可因经期、产后，血室正开，胞脉空虚，风寒湿入侵胞宫，凝滞气血成瘀；或房事不节，损伤胞脉，则血瘀胞宫；或素体脾虚，饮食劳倦伤脾，脾失健运致痰湿内停，并与瘀血互结；或情志所伤，肝气郁结，气滞致血瘀；或经、孕、产、乳、手术等耗伤气血，气虚运血无力，气血失和，气虚血迟等，均可导致瘀血阻滞，结而不散，久之则成癥瘕。

张教授认为在形成子宫肌瘤的过程中，不论是气虚、气郁、寒凝、湿滞、痰阻、瘀血等，都可导致机体气机运行受阻，不能健运血液，瘀血内停，结于胞中，聚集成块，日益渐大而成子宫肌瘤，因此，气滞血瘀贯穿疾病的始终。故子宫肌瘤的形成机制主要是气滞血瘀，结而不散，停聚下腹胞宫内外。气聚为瘕、血结为癥，日久成为癥瘕积块。张教授认为，此病要标本兼治，对子宫肌瘤的治疗应首重行气化瘀消癥。理由是本病主要责之气滞血瘀，治疗重点在气与血。首先是行气以运血，因气机不畅则滞而不行，气不行则血不运，血液没有气的推动则停而成瘀。其次是化瘀消癥，瘀血内结于胞宫，形成有形之积块，日久而成癥瘕，又气滞之因未除，新的瘀血仍有形成，瘀血与癥瘕并存，治疗兼顾两者，必须活血化瘀与软坚散结药物相配伍，使瘀血化、癥瘕消。所以理气药物与活血化瘀、软坚散结药物要配合应用，使之气行瘀化癥消。正如《女科经纶》中言："痞癖癥瘕，不外气之所聚，血之所凝，故治法不过破血行气。"张教授治疗子宫肌瘤除首重行气化瘀消癥之外，还依据子宫肌瘤形成较慢的特点，考虑到病久体虚，若长期服化瘀之品，难免损伤脾胃，虚实夹杂，故不单纯祛邪，避免损伤正气，造成正气愈虚，无力祛邪外出，反致积块日益增大的不良后果。因此，顾护脾胃之健脾法应配合施治。

【治疗方法】 张教授基于以上对本病病机和治法的认识，结合临床用药经验，自拟了治疗子宫肌瘤的基础方：消瘤Ⅰ号方，由血府逐瘀汤化裁而来。药物组成：枳壳 10 g，川芎 10 g，桃仁 12 g，赤芍 12 g，三棱 10 g，夏枯草 12 g，荔枝核 12 g，当归 15 g，白术 12 g，甘草 6 g。服用方法：水煎400 mL，分两次温服，每剂服两天。临床施治时辨病与辨证相结合，根据病情酌情加减：伴神倦乏力、头晕目眩等气虚明显者加党参、黄芪；面色萎黄、心悸失眠等血虚者加白芍、熟地黄；腰腿酸软无力、手足心热、咽干心烦等阴虚火旺者加丹皮、沙参；胸闷、咳痰量多色白、口干不思饮等痰湿重者加二陈汤；经行量多、经期延长、带下量多色黄等湿热重者加薏苡仁、黄柏。

【治疗绝技】 张教授立方主要依据气聚为痞、血结为癥，气血运行不畅，阻滞胞脉日久聚集成为癥瘕的机制。气滞则血不行，血属阴而主静，血不能自行，有赖于气的推动，气行则血行，气滞则血瘀，瘀聚成痞，故需理气之品使气行能运血，方中枳壳、川芎、荔枝核、三棱等行气散结。其中枳壳为理气要药，行气消积，化痰消痞；川芎有行气之功，通达气血，为血中之气药；荔枝核行气散结；三棱行气破血以消积止痛；四药之中以枳壳专治于气为统领，血中之气药川芎引经，配以软坚散结三棱、荔枝核，既能行气，又能活血，还能散结消癥，可谓选药之精妙。癥瘕已成，必须化瘀消癥，方中川芎、桃仁、赤芍活血化瘀，三味药中，川芎性温、赤芍微寒、桃仁性平，故活血而不动血；夏枯草、荔枝核、三棱软坚散结，行气止痛；三棱与川芎相伍既行气又活血。土为万物之母，为恐化瘀之品久用伤及脾胃，故方中配当归、白术、甘草益气健脾，补中，当归又有补血之用，体现了治未病的思想。全方10味药共奏理气活血、软坚散结、益气健脾的功效，使结块软散，气行瘀化，癥消而不伤正。

【验案赏析】 张某，女，37 岁，已婚，2010 年 10 月 19 日初诊。主诉：发现子宫肌瘤 4 年。4 年前体检时 B 超检查有子宫小肌瘤，因无特殊不适，当时未治疗。今年以来月经量增多，每天约用 10 片卫生巾，故于 10 月 15 日复查B超提示子宫多发性肌瘤及右侧卵巢囊肿。月经史：（7~8）/（27~28）天，末次月经2010年9月27日，量多，色暗，有血块，白带量多，色黄。生育史：1-0-2-1。检查资料：2010年10月15日B超检查：子宫肌瘤并腺肌病，最大肌瘤为2.3 cm×2.3 cm×1.7 cm；子宫内膜增厚；右侧卵巢内囊性结构性质待诊，大小为3.6 cm×3.1 cm。诊断：子宫肌瘤、月经过多。患者舌质暗红，舌边有瘀点，苔黄，脉滑数。辨证属湿热瘀阻。治疗：化瘀消癥，清热除湿，给经验方消瘤Ⅰ号加减：枳壳10 g，川芎10 g，桃仁12 g，赤芍12 g，三棱10 g，荔枝核12 g，白术12 g，茯苓15 g，薏苡仁20 g，黄柏10 g，败酱草12 g，甘草6 g，5剂；月经期健脾益气摄血，佐以清热化瘀，方用止崩Ⅰ号加减：炙黄芪20 g，党参15 g，白术12 g，白芍15 g，阿胶10 g，益母草12 g，丹皮10 g，芡实12 g，炙升麻4 g，甘草6 g。4剂，水煎服，每日服2次，1剂服2日，饭后1小时服。

2010年11月19日二诊：治疗后月经量减少，每天用7~8片卫生巾，带下量减少，色白，舌质暗红，舌边有瘀点，苔白，脉滑数。末次月经2010年11月22日。消瘤Ⅰ号方中去薏苡仁、败酱草，黄柏减量为6 g，止崩Ⅰ号守方。服法同上。

2010年12月20日三诊：月经量渐减少，带下量已正常。末次月经2010年12月19日。消瘤Ⅰ号方中去黄柏、茯苓，加夏枯草12 g、当归10 g。共服10剂，煎服法同前。

2011年1月28日四诊：月经量减少，经期6~7天，余无特殊。末次月经2011年1月18日。当日复查B超：子宫多发肌瘤（最大1.5 cm×1.3 cm）；右侧卵巢内小囊声像（大小为2.2 cm×1.8 cm）。用消瘤Ⅰ号继续治疗。

【按语】本病是瘀血阻滞，加之湿热之邪相搏，久则结为癥瘕，邪热内扰，血失统摄则经行量多；湿热下注，损伤带脉则带下量多，色黄。治疗以消瘤Ⅰ号方为基础进行加减，因有湿热去除当归滋腻之性。患者是子宫肌瘤与卵巢囊肿并存，减少软坚散结的夏枯草，加茯苓、薏苡仁、黄柏、败酱草以清热健脾除湿，淡渗利水，以利于囊肿的消除。因经行时经量多，故灵活运用止崩Ⅰ号方，减去原方补肾滋腻药物，主要以健脾益气摄血药物为主，少佐清热化瘀之品。在治疗中因湿热渐除，故逐渐减去方中清热除湿药物，加强消瘤固本的治疗，选用夏枯草与当归，攻邪而不伤正。整个治疗过程中，张教授辨病与辨证结合，随症加减。

参 考 文 献

[1] 赵文方. 张良英教授学术思想总结和治疗子宫肌瘤临床研究 [D]. 昆明：云南中医
学院，2011.

[2] 赵文方. 张良英教授应用消瘤Ⅰ号治疗子宫肌瘤的经验 [J]. 云南中医学院学报，
2011，34（4）：29-30，44.

徐升阳教授运用少腹逐瘀汤治疗子宫腺肌病痛经经验

【经典名方】少腹逐瘀汤（出自《医林改错》）

组成：小茴香（炒）7粒，干姜（炒）0.6 g，延胡索3 g，没药（研）6 g，当归9 g，川芎6 g，官桂3 g，赤芍6 g，蒲黄9 g，五灵脂（炒）6 g。

用法：每日1剂，水煎，分2~3次服。

原文：少腹积块，疼痛或不痛，或痛而无积块，或少腹胀满，或经期腰酸、小腹胀，或月经一月见三五次，接连不断，断而又来，其色或紫或黑，或有血块，或崩或漏，兼少腹疼痛，或粉红兼白带者。

【学术思想】徐老认为子宫腺肌病痛经属少腹蓄瘀证，治疗当按月经周期、经前期及经期逐瘀止痛，经后期化瘀消癥。

【诊断思路】徐老认为本病"瘀血"既是致病因素，又是其病理实质，故临床上应抓住"瘀血"这个关键病机，根据"通则不痛"的原则，将逐瘀通络贯穿于本病的治疗过程。由于女性特有的生理特点，瘀血随月经周期阴阳的消长转化而发生，故治疗应根据血海的盈亏，结合月经周期采用不同治法。经前期或行经期子宫由藏转泻，血海由满到溢，此时气血均当以下为主，以通为顺。其瘀在血海，治当化瘀通络，畅逐脉络以止痛。但血随气行，故应少佐行气之品，取少腹逐瘀汤加减。

【治疗方法】徐老治疗子宫肌瘤症痛经运用少腹逐瘀汤加减。原方去小茴香、没药、五灵脂三味，方中当归配合赤芍以活血，配合白芍以养血；加川芎以行血中之气；"血得寒则凝，得温则行"，少佐肉桂、干姜温经散寒，通达下焦；延胡索既入血分，又入气分，专于行气活血止痛；蒲黄生用，重在活血祛瘀。徐老在临床上又喜用细辛一味，以加强通脉散寒止痛之效。细辛此药，本长于止痛，其气盛而味烈，有升发辛散、开通诸窍之功，再佐以清热之黄芩以制肉桂、细辛等辛温，且现代试验研究认为黄芩有良好的镇痛镇静作用。

【治疗绝技】徐老认为治疗子宫腺肌病痛经，经后期应化瘀消癥。经后期血室已闭，离经之血去无出路，壅阻日久，胞宫瘀血不能及时排出，越积越重，形成癥块，蓄于体内，使气血运行失常，进而导致脏腑功能失调。故治疗应化瘀消癥，以消散少腹陈旧之瘀血，予桃核承气汤合抵当汤加减。方中予桃仁活血行瘀，消散积血，桂枝温经通络，临床研究表明，二者配伍能使血流动力学的异常得到改善，大黄攻下力强，逐脏腑血分之瘀，为攻坚之药。另用抵当汤中水蛭、土鳖虫等虫类药物破除血分陈旧之瘀，故徐老临床上常以此二方加减。再选用活血散结之山甲，消积止痛之莪术等药，收效甚佳。

【验案赏析】程某，女，38 岁，职员。2008 年 3 月 19 日初诊。患者足月产一胎，人流 6 次，月经基本对月，7 天净，量中等。2006 年 3 月经行腹痛，查 B 超示子宫腺肌病。于外院行射频消融术，术后痛减。2007 年 1 月经行腹痛又作，B 超示子宫后壁增厚，回声不均匀，见数个低回声灶，边界欠清，提示子宫腺肌病复发。现经前数日即感腰痛，下腹胀满，肛门坠胀，经来腹痛加重，需服止痛片止痛，经血夹块，痛时形寒，汗出，持续 3 天痛缓。舌边暗，苔薄白，脉细弦。末次月经 2008 年 2 月 26 日。诊断：痛经（少腹蓄瘀）。经前治以逐瘀通络止痛，方用少腹逐瘀汤加减。处方：当归 10 g，赤白芍各 12 g，川芎 10 g，生地黄 12 g，香附 10 g，干姜 8 g，肉桂 6 g，延胡索 15 g，生蒲黄 10 g，吴茱萸 6 g，细辛 3 g，黄芩 12 g，炙甘草 5 g。

二诊：2008 年 3 月 26 日。上方已服 7 剂，3 月 21 日月经来潮，仅痛 1 日，腹痛尚可忍受，未服止痛片，血色转红，量增，舌暗红，苔薄白，脉细。足见少腹之瘀渐化，经后守逐瘀攻积大法，取桃核承气汤合抵当汤加减。处方：当归 10 g，赤白芍各 12 g，川芎 8 g，生地黄 12 g，桃仁 10 g，土鳖虫 10 g，水蛭 6 g，桂枝 8 g，穿山甲 10 g，延胡索 15 g，熟大黄 8 g，香附 10 g，莪术 8 g，炙甘草 5 g。

【按语】患者持续治疗半年，经前或经期按首方、经后按次方服用，治疗期间或伴有头痛、夜尿频数、乏力、乳胀等症，略予加减 1～2 味药。治疗期间经行 9 次，服药 3 个月后腹痛逐渐减轻，第 4 个月基本不痛，仅感下腹微胀，停药 3 个月电话随访腹痛未再发作。

参 考 文 献

[1] 张畅. 徐升阳主任治疗子宫腺肌病痛经的经验 [J]. 光明中医, 2014, 29 (3): 457-458.

朱南孙教授运用紫蛇消瘤断经汤 治疗更年期子宫肌瘤经验

【经典名方】二至丸（出自《中国药典》）

组成：女贞子（蒸）500 g，墨旱莲 500 g。

用法：以上二味，女贞子粉碎成细粉，过筛；墨旱莲加水煎煮 2 次，每次 1 小时，合并煎液，滤过，滤液浓缩至适量，加炼蜜 60 g 及水适量，与上述粉末泛丸，干燥，即得。口服，一次 9 g，一日 2 次。

原文：补益肝肾，滋阴止血。用于肝肾阴虚，眩晕耳鸣，咽干鼻燥，腰膝酸痛，月经量多。

【学术思想】朱教授对中医药辨证治疗子宫肌瘤颇有心得，其认为，更年期前后，癥结胞中，肾水已亏，肝火偏旺，基本病机为气滞血瘀、肾虚肝旺，应遵"五旬经水未断者，应断其经水，癥结自缩"的原则，宜攻补兼施，辨证上体现"乙癸同源，肝肾为纲"的思想，治以清肝益肾，软坚消癥。

【诊断思路】子宫肌瘤属中医癥瘕、石瘕范畴。中医学认为，子宫肌瘤的主要病因病机是气血瘀滞、痰热内蕴、痰湿阻滞，有形之邪凝结不散，停聚下焦胞宫而逐渐形成。治法多遵从"坚者削之，客者除之"或"攻补兼施"之法，以活血化瘀、软坚散结为主，佐以理气、祛痰、清热、益气等治法。《血证论》曰："故凡血症，总以祛瘀为要。"治疗本病应以祛邪为主。然而正虚也是本病的重要病机，《医宗必读》曰："积之成也，正气不足，而后邪居之。"因此，在用药之时应以祛邪为主，但不宜攻伐过度。更年期子宫肌瘤患者需根据其特殊的生理病理特点仔细辨证论治。更年期妇女冲任虚衰，肝脾肾功能失调，病程日久，血瘀痰凝，湿热内蕴，治以"清热燥湿，养血调冲任"。

【治疗方法】药物组成：紫草、白花蛇舌草、石见穿、生牡蛎各 30 g，女贞子、墨旱莲、夏枯草各 15 g，大蓟、小蓟 12 g。方中紫草清热凉血活血，解毒消肿。现代药理研究结果表明，其提取物有很强的拮抗雌激素作用，既可以抑制肿瘤，还有抗生育、止血的作用。白花蛇舌草清热解毒，消瘤防癌。女贞子与墨旱莲合用为二至丸，滋补肝肾、凉血止血。夏枯草清热消肿散结。石见穿清热解毒，活血通经，消癥止痛。生牡蛎平肝潜阳，软坚散结。大蓟、小蓟凉血止血，散瘀解毒消痈。紫草在临床上多用于血热毒盛之斑疹紫黑、麻疹不透，或外用以治疗痈疽疮疡、湿疹瘙痒、水火烫伤等，然《医林改错》中指出紫草"补心，缓肝，散瘀，活血"，可见紫草除了清热解毒，也具有活血散瘀、缓肝理气的效果。全方配伍攻补兼施、清肝益肾、化瘀消癥，使瘤消血止，断经防癌，适宜更年期阴血亏虚、肝火旺盛、胞宫瘀结者。实验研究结果表明，紫蛇消瘤断经汤可以调整卵巢的内分泌功能，降低血清雌二醇、孕酮水平，减少干扰素－α的含量，降低炎症反应、修复子宫肌细胞，同时使 PTEN 蛋白的表达上调，从而抑制子宫肌瘤的生长。临床研究发现，紫蛇消瘤断经汤对肝旺肾虚型围绝经期子宫肌瘤伴月经过多者可以有效减少月经量，中医证候和生活质量也得到明显改善，子宫肌瘤大小也无明显增长，并且未发现明显不良反应。

【治疗绝技】朱教授按月经周期辨治。经期恐妄行量多，不应攻伐太过伤及气血，故重在化瘀止血，肝旺血热者佐以清肝凉血固冲；肾虚肝旺者佐以清肝益肾摄冲；气虚者佐以益气化瘀固冲。经净后，阴血耗损，在消癥结的同时兼顾气血，佐以滋肝肾养阴血。平时冲脉气盛，可活血化瘀、软坚散结。其次要依体质强弱辨治。年轻气盛者，因其正气充盛，正邪相搏，以实证为主，宜攻为主，力求消癥，即使邪陷较深也能耐受攻伐之药，常用三棱、莪术、刘寄奴、皂角刺、菝葜等。年近七七，正气渐虚，肾气渐衰，应攻补兼施，但需避免过度补益而致邪气留恋难以祛除。临证时切记不可将年龄作为区分正邪的主因，青年女性亦可因房劳多产、多次流刮、思虑过度等耗损肝肾阴血，故而应当遵循辨证结果。更年期前后，肾虚肝旺，久病体虚，宜攻补兼施。扶正，即健脾养肝益肾，健脾多用四君子汤，益气养血多用参芪四物，平补肝肾多用枸杞子、菟丝子、覆盆子等。

朱教授治疗妇科疾病时擅用药对，如莪术、白术合用，一补一消，攻补兼施；益母草、仙鹤草合用，活血止血，通涩兼施；桑螵蛸、海螵蛸合用，补肾固摄；柴胡、延胡索合用，疏肝解郁，理气止痛。另外，治疗月经量多，朱教授善用茜草、仙鹤草、桑螵蛸、海螵蛸、芡实等，属热，多加地榆、侧柏叶、椿根皮清热凉血止血；属瘀，加大黄炭、炮姜、三七粉（冲服）等化瘀止血；子宫肌瘤压迫刺激肠道、膀胱，腹泻者，多配白头翁、香连丸清热止痢；小便频数、淋漓涩痛者，加金钱草、车前草、海金沙清热通淋；腹痛者，伍蒲公英、红藤、乳香、没药、柴胡、延胡索等清热化瘀，疏利冲任。

朱教授认为治疗妇科疾病时要注重情志。孙思邈《备急千金要方》提到："女子嗜欲多于丈夫，感病倍于男子，加以慈恋、爱憎、嫉妒、忧恚，染着坚牢，情不自抑。"《灵枢·百病始生》认为忧怒可形成"凝血蕴里而不散"，说明情志所伤可致瘀，这和子宫肌瘤的中医病机"瘀血内阻"是相互吻合的。更年期妇女常伴肝之疏泄失常，肝气郁结，应当予以疏利方能调畅，故应加入疏肝理气之品，并佐以益肾，常用夏枯草、石见穿、生牡蛎、女贞子、墨旱莲等。肝气疏泄太过而乘脾犯胃，肝郁脾虚，脾失健运，可见大便溏薄。脾虚明显时，常加炮姜炭、熟大黄炭收敛；若仍不见好转则当暂缓攻伐，予参苓白术散加减，健脾益气以固护正气。

【验案赏析】孙某，52 岁，工人。2012 年 4 月 14 日初诊。主诉：月经淋漓不净 2 月余。该患者平素月经周期 28～30 天，经期 5～7 天，量多，痛经。生育史：1 - 0 - 1 - 1。末次月经 2012 年 2 月 11 日，量多如崩，1 周后经量渐少，咖啡色，伴小腹隐痛、乳胀、腰酸。2012 年 1 月 B 超示子宫浆膜下肌瘤，大小约 46 mm×56 mm×45 mm。刻下：经血量中，色红夹血块，神疲乏力，纳可，嗜睡，二便调，舌暗偏红，边有瘀紫，胎腻少津，脉细弦数。证属肝旺肾虚，瘀阻胞中，冲任不固。治宜祛瘀止血，益气固冲。处方：党参、生黄芪各 20 g，炒白术、陈棕榈炭、玉米须、海螵蛸各 12 g，炮姜炭、炙甘草各 6 g，蒲黄炭 10 g，大黄炭 9 g，花蕊石 30 g，茜草 15 g。7 剂。

4 月 21 日二诊：服上方 5 剂后血止。神疲嗜睡好转，仍觉腰酸，舌脉如前。出血经久，阴血耗损，肝火旺盛。治宜益肾平肝，化瘀固冲。生地黄、生地榆、蒲黄炭、鹿衔草、炒荆芥、女贞子、墨旱莲各 15 g，陈棕榈炭、赤石脂各 12 g，柴胡 6 g，黄芩、半夏各 9 g。7 剂。

4 月 28 日三诊：精神好转，腰酸减轻，口干，舌暗红，边有瘀斑，苔薄少津，脉弦细数。证属肾虚肝旺，瘀阻胞宫，治宜益肾平肝，化瘀消癥。处方：紫草、白花蛇舌草、生牡蛎、石见穿各 30 g，夏枯草、女贞子、墨旱莲各 15 g，生蒲黄 10 g，茜草、浙贝母、大蓟、小蓟各 12 g。7 剂。

5 月 21 日四诊：此次经水延期 3 个月至 5 月 12 日而转经，6 日净，量中。舌暗偏红，脉弦细数，继续以上方出入治疗。此后按月经周期变化调治，经间期滋肾平肝，软坚消癥；经期淋漓则益肾清肝，化瘀固冲，随症加减。调治 1 年，经水每 3 ~ 4 个月一行，经量减少，5 ~ 6 日净，面色红润，纳调寐安。2013 年 1 月 B 超检查提示子宫肌瘤已缩至 30 mm × 35 mm × 28 mm，子宫肌瘤明显缩小。

【按语】本案患者时值更年期，经水未断，肾虚肝旺，兼有实瘤，瘀热交阻，热迫血室，冲任不固，崩漏不止。初诊以党参、黄芪健脾益气摄冲；蒲黄炭、陈棕榈炭祛瘀止血；大黄炭清热凉血、祛瘀行滞，炮姜炭温经止血，两药合用一寒一热、一走一守，寒热相济，通涩并举，是治疗血瘀崩漏常用药对；玉米须、茜草清热凉血止血；海螵蛸、花蕊石化瘀收敛止血。全方以祛瘀为主，热随瘀下而经血得止。二诊血止后滋肾平肝，化瘀固冲。三诊继以消瘤散结，用紫草、白花蛇舌草、生牡蛎、夏枯草等消瘤断经，经水断则瘤自消。月经先期、量多淋漓是子宫肌瘤的常见症状，日久损及气血，故消瘤须按照月经周期变化，攻伐有时，消癥不动血，止血不留瘀。本例患者年届更年，肾气已亏，应攻补兼施，缓收其效，以达到消肿散结、缩短经期、减少经量、延长周期直至促其绝经之目的。

参 考 文 献

[1] 何晓霞 . 朱南孙运用紫蛇消瘤断经汤治疗更年期子宫肌瘤经验介绍 [J]. 新中医，2020，52（2）：189 - 191.

[2] 赵莉，曹琛，卢敏 . 朱南孙教授治疗子宫肌瘤经验简介 [J]. 新中医，2010，42（10）：130 - 131.

[3] 胡国华 . 朱南孙老中医治疗子宫肌瘤 [J]. 天津中医，1992（6）：4 - 5.

第三节 多囊卵巢综合征

柴松岩教授运用自拟温肾养血除湿汤治疗多囊卵巢综合征经验

【经典名方】温肾养血除湿汤

组成：菟丝子 15 g，当归 10 g，杜仲 10 g，蛇床子 3 g，川芎 5 g，益母

草 10 g，月季花 6 g，夏枯草 10 g，车前子 10 g，薏苡仁 12 g，白术 10 g，香附 10 g。

用法：常法煎服。

【学术思想】柴老自 1962 年起就主攻闭经等病症，在多年的临床工作中发现，卵巢早衰的患者中肾阴不足者居多。柴老认为，肾阴不足、血海空虚为此病之根本；而阴阳平衡失调，五行生克失衡，又可影响其他脏腑，尤以心、肝、脾为主。肾阴不足，精亏血少，天癸不足，冲任血虚，胞宫失于濡养则经水渐断；乙癸同源，肾阴不足，精亏不能化血则肝肾阴虚，肝失柔养；水不涵木，肝阳上亢，则见肝火旺盛证候；风木横逆，木郁克脾，损伤脾胃而中焦升降失衡；肾阴亏虚，肾水不能上济心火，心火独亢，出现心火亢盛的证候。上述病因病机致临床可见易怒、焦虑不安或情绪低落、郁郁寡欢等精神症状，也多可出现纳差、大便秘结不爽等脾胃虚弱的表现。若肾水不足，木气不生，不能荣养四肢肌肤，如《济阴纲目》云："肾水绝，则木气不荣，而四肢干痿，故多怒，鬓发焦，筋骨痿。"临床多见卵巢早衰者出现形体瘦弱、皮肤干燥、皱纹等老年化表现，此类患者舌质多绛红或嫩红，少苔，脉象多沉细或细滑无力。

【诊断思路】柴老认为多囊卵巢综合征为本虚标实之证。本虚是指肾虚血虚，标实是指痰湿瘀阻。肾虚：肾为生长发育经孕之本，《素问·上古天真论》云："女子七岁，肾气盛，齿更发长，二七而天癸至，任脉通，太冲脉盛，月事以时下，故有子。"多囊卵巢综合征患者之肾虚多为先天禀赋不足，表现为多发于青春期，子宫偏小，卵子不能发育成熟排出，而见月经稀发、闭经、不孕。血虚：女子"以血为主，以血为用"，血是生长发育经孕之物质基础，多囊卵巢综合征患者之血虚为后天损伤，部分患者继发于人流、药流、服避孕药后，可见经少、经闭、继发不孕。痰湿：丹溪云："若是肥盛妇人，秉受甚厚，恣于酒食之人，经血不调，不能成胎，谓之躯脂满溢，闭塞子宫，宜行湿燥痰。"多囊卵巢综合征患者之痰湿，为先天体质因素加之后天喂养不当、饮食不节，表现为痤疮、肥胖、多毛。由于多囊卵巢综合征临床表现多样，如月经稀发、闭经、不孕、肥胖、多毛、痤疮等，故柴老认为其证型也不能用单纯的肾虚、血虚、痰湿辨其证，提出以"肾虚血虚痰湿"之证概之，立"温肾养血，除湿调经"之法治之，拟"温肾养血除湿汤"之方疗之。

【治疗方法】君药菟丝子、当归。菟丝子，性辛平味甘，入肝肾经，补肾，偏于温补肾阳；当归，性辛温味甘，入肝、心、脾经，养血、活血。柴老用二药共同作为君药，说明在治疗多囊卵巢综合征时，温肾与养血同等重要，要温肾养血并举。臣药杜仲、蛇床子、川芎、益母草、月季花。杜仲，性温味甘，归肝肾经，具有温补肝肾之效，《本草汇言》："凡下焦之虚，非杜仲不补。"柴老认为杜仲有走下之性，入下焦冲任，在此助菟丝子温肾调经。蛇床子，性辛温味苦，具有温肾壮阳燥湿之功效，对于多囊卵巢综合征湿浊重者效佳。川芎、益母草、月季花为妇科养血活血调经之要药，助当归养血活血调经。佐药夏枯草、车前子、薏苡仁、白术。夏枯草清肝热散郁结；车前子走下清热通利；薏苡仁最善利水；白术健脾燥湿。柴老用夏枯草、车前子作为佐药，因此二药性微寒与温肾养血之君药相佐，可缓其燥性，夏枯草有散性、车前子有通利走下之性兼可调经。柴老认为多囊卵巢综合征为本虚（肾虚血虚）而标实（痰湿）之证，薏苡仁、白术除湿浊之实邪，与温肾养血补虚之法相佐。使药香附，性辛平、味微苦微甘，归肝、脾、三焦经，辛能通行、苦能疏泄、微甘缓急，为妇科要药。《本草纲目》："乃气病之总司，女科之主帅也。"柴老用香附作为使药，调动诸药发挥作用。前来妇科就诊的本病患者以闭经、不孕者居多，另有以痤疮、肥胖者往皮肤科、内科就诊。一经确诊为多囊卵巢综合征则大多在妇科就诊。根据多囊卵巢综合征"本虚而标实"的这一病机特点，柴老以益肾养血除湿汤作为基础方，根据病患主诉及四诊合参，随症加减治疗：①湿浊重时先除湿，以舌象为依据，尤其是初诊用药，舌苔厚腻者，方中重用薏苡仁 30 g 或加土茯苓 20 g、枳壳 10 g。②除湿后补虚，以脉象为依据，脉细弱无力者，温肾养血，不急于活血，尤其不可破血加阿胶珠 12 g、丹参 12 g。③待肾脉旺盛、血海充盈即可活血调经促孕，方中加苏木 10 g、三棱 10 g。

【治疗绝技】柴老认为，卵巢早衰的病机关键在于肾阴不足，血海空虚，治疗应着重以养阴为主。柴老常把血海比作可以吸水的毛巾、经血比作水向患者解释：如果毛巾很干，再用力去拧，即便能够拧出几滴水，仅仅会使原本就不湿润的毛巾变得更干；如果毛巾吸饱了水，很轻易地就可以拧出水来。因此她在治疗此类疾病时，绝不因经闭不行而妄用活血、破血之品。最常用的滋阴养血药物有熟地黄、当归、女贞子、墨旱莲、首乌、白芍、阿胶珠、枸杞子、石斛等，此类药物多归属肝、肾二经，肝肾同源，互补互助。同时常配伍一些滋阴润肺之品，如沙参、百合、天冬等，以金生水，补肺启肾。并依《医贯·阴阳论》"阴阳又各互为其根，阳根于阴，阴根于阳；无阳则阴无以生，无阴则阳无以化"之说，多配伍一、二味药性微温或平和的补益脾肾阳气的菟丝子、续断、山药、杜仲、桑寄生等，以阳中求阴；但补而不敢过于辛温，以免更灼阴液而致水枯。另外，根据患者的不同病因和主要症状，常佐以活血、理气、清热等药物。对有血瘀征象者，常加用川芎、桃仁、益母草、茜草、泽兰、苏木、月季花、丹参等活血化瘀之品，既可促进血液运行，又可去除滋阴养血药物的滋腻之性；但少用三棱、莪术、水蛭等破血之物。对于心烦易怒、失眠、情志异常、精神紧张者佐以玫瑰花、合欢皮、绿萼梅、柴胡、首乌藤、广木香等疏肝解郁之品。正如《傅青主女科》所云："治法必须散心肝脾之郁，而大补其肾水，仍大补其心肝脾之气，则精溢而经水自通矣。"对于有病毒感染史或经化疗等药物治疗后或因服用减肥药物等造成卵巢早衰者，柴老认为均属"毒热"之外邪致病，用药时审病求因，加用清热解毒的银花、莲子心、荷叶、地骨皮、蒲公英、生甘草等，既可以祛毒热之邪，又可抑上炎的心肝之火，使得阴阳调和，脏腑平衡。对于因肠燥津枯所致的大便干结患者，仅用全瓜蒌、郁李仁、肉苁蓉、当归等润肠以通便，而不用荡涤峻下之品，以防加重阴液的流失。

【验案赏析】患者，女，36岁。2007年11月2日初诊。主诉：不孕11年，闭经6个月。现病史：患者已婚11年，未避孕未孕11年，孕0产0，曾于2005年、2006年与2007年三次试管婴儿均失败。以往月经4天/3～6个月，量少，痛经（-）。现闭经6个月，BBT单相，舌暗淡，苔白厚腻，脉细弦无力。激素六项检查：FSH 4.22 mIU/mL，LH 13.59 mIU/mL，E_2 68.34 ng/mL，T 1.52 ng/dL，P 0.7 ng/mL，PRL 13.16 ng/mL。B超：多囊卵巢综合征表现。中医诊断：不孕症，闭经；西医诊断：多囊卵巢综合征。中医辨证：肾虚血虚痰湿证。辨证分析：患者未避孕未孕11年，闭经6个月，证属中医学"不孕、闭经"范畴，患者曾人工助孕未果，现闭经6个月，舌暗淡，苔白厚腻，脉弦细无力，均为肾虚血虚兼痰湿之象。治法：益肾养血，除湿调经。处方：温肾养血除湿汤加土茯苓20 g、枳壳10 g，水煎服，日1剂，20剂，忌酸辣。

二诊（2007年11月30日）：患者服药后于11月22日经潮，量少，色黑，行经3天，无腹痛，BBT单相，舌暗，苔白，脉细弦滑。患者经一诊除湿益肾养血治疗后，月经来潮初见成效，但基础体温单相无排卵，二诊加强温肾养血，予益肾养血除湿汤加桑寄生20 g、阿胶珠12 g，20剂。

三诊（2007 年 12 月 27 日）：患者 12 月 20 日月经来潮，基础体温双相，舌暗淡，苔薄白，脉细滑。12 月 23 日查性激素六项：FSH 6.24 mIU/mL，LH 7.72 mIU/mL，E$_2$ 51.56 ng/mL，T 0.86 ng/dL。患者经益肾养血除湿治疗，疗效显著，卵巢排卵功能恢复，肾脉渐盛，血海充盈，可稍加活血以促孕，予益肾养血除湿汤加苏木 10 g，14 剂，嘱月经后第 5 天服。

随访（2008 年 4 月 22 日）：患者 2008 年 1 月 21 日、2008 年 2 月 20 日均月经来潮，BBT 均双相，现孕 2 个月，2008 年 4 月 15 日 B 超：早孕，单活胎。

【按语】根据患者舌脉象，舌暗淡，苔白厚腻，脉弦细无力，为肾虚血虚兼痰湿之象，予温肾养血除湿汤加土茯苓 20 g，枳壳 10 g。土茯苓除湿通络；因患者长期未孕，情绪紧张，予枳壳宽胸开结、行气。二诊月经来潮，予阿胶珠滋阴补肾，桑寄生补肝肾。

参 考 文 献

[1] 濮凌云，许昕. 柴松岩以自拟温肾养血除湿汤治疗多囊卵巢综合征的经验 [J]. 北京中医药，2011，30（11）：813 - 814.

[2] 滕秀香. 柴松岩辨证治疗卵巢早衰经验 [J]. 中国中医药信息杂志，2011，18（11）：92 - 93，107.

段亚亭教授运用益气健脾祛湿方治疗肥胖型多囊卵巢综合征经验

【经典名方】参苓白术散（出自《太平惠民和剂局方》）

组成：莲子肉（去皮）、薏苡仁、西砂仁、桔梗（炒至深黄色）各一斤，白扁豆（姜汁浸，去皮，微炒）一斤半，白茯苓、人参（去芦）、甘草（炒）、白术、山药各二斤。

用法：上为细末，每服二钱（6 g），枣汤调下，小儿量岁数加减服。

原文：治脾胃虚弱，饮食不进，多困少力，中满痞噎，心忪气喘，呕吐泄泻及伤寒咳嗽。此药中和不热，久服养气育神，醒脾悦色，顺正辟邪。

【学术思想】段老认为，先天肾气要靠后天脾气运化的精微物质不断充养，肾阳虚影响脾的运化，肝气郁滞化火，肝旺克脾，不论是肾气不足，还是肝疏泄失常，最终都会影响脾的运化，因此脾在多囊卵巢综合征的发病中起主导作用。

【诊断思路】段老认为多囊卵巢综合征肾虚为本，湿阻为标。肾气充盛，肾阴阳平衡，是月经来潮、孕育胚胎的前提与关键。肾为先天之本，元气之根，主藏精气，具有促进生长发育和生殖的功能。若肾气不充，肾阳虚衰不能化生精血为天癸，则冲不盛，任不通，诸经之血不能汇集冲任下注胞宫而形成闭经，出现生殖功能减退，性腺及第二性征萎缩或衰退。段老认为肾主水，若肾脏功能失调，则水液代谢失常，水湿内停，湿聚成痰，痰湿阻络，故而发生月经失调、经水稀发、闭经、肥胖等症。段老认为脾主运化水湿，痰湿的形成，源于脾胃运化功能受损，脾气虚衰，运化失调，水精不能四布，反化为饮，聚而成痰，痰饮黏滞，阻滞气机，气机升降失常，影响冲任通盛，痰湿不化，壅塞子宫，不能摄精成孕。临床表现为月经失调、不孕、形体肥胖，尤其是腹部肥满松软，胸腹痞满，口中黏腻，带下量多，舌质淡、苔厚腻或舌体胖大有齿痕，脉滑。

【治疗方法】段老根据中医理论及临床经验，对多囊卵巢综合征，以健脾益气祛湿调经为主要治疗，自拟益气健脾祛湿方进行加减，由参苓白术散化裁而来，临床疗效显著。主要药物为党参30 g，黄芪30 g，白术15 g，山药30 g，茯苓15 g，法半夏15 g，熟地20 g，当归15 g，川芎10 g，泽兰20 g。《傅青主女科》指出："肥胖之湿，实非外邪，乃脾土之内病也。病机根本在脾虚，治法必须以泄水化痰为主，然徒泄水化痰，而不急补脾胃之气，则阳气不旺，湿痰不去，人先病矣。"段老指出治疗要强调健脾补气化痰，脾气强则痰自消，不能一味地见痰就泄水化痰，健脾补气是治疗的关键。文中提出用加味补中益气汤，方药妙在提脾气而升于上，作云作雨，则水湿反利于下行，助胃气而消于下，为津为液，则痰涎转易于上化，不必用消化之品以损其肥，而肥自无碍，不必用浚决之味以开其窍，而窍自通。临床遣方用药根据辨证情况有所加减。兼肾虚者，多诉夜尿频，腰膝酸软，脱发，治以健脾补肾填精，加巴戟天15 g，淫羊藿15 g，菟丝子30 g，女贞子30 g，山茱萸20 g；脾虚湿盛肥胖者，多诉乏力、痰多、白带多，治以健脾化痰祛湿消脂，加泽泻15 g，荷叶15 g，山楂30 g，胆南星15 g，苍术30 g，陈皮12 g；脾虚肝郁者，多性情急躁、面部痤疮、口苦、白带黄，治以健脾疏肝清热调经，加丹皮10 g，栀子10 g，白芍20 g，柴胡12 g，郁金15 g。

【治疗绝技】段老治疗多囊卵巢综合征的辅助疗法较为独特，因为临床上约 90% 的多囊卵巢综合征患者合并胰岛素抵抗，故段老建议中药治疗的同时给予口服二甲双胍，服药方法为每次 0.5 g、日 3 次、饭中服。一般疗程为 3 个月。另外，经研究证实，穴位埋线有调节代谢的作用，尤其对多囊卵巢综合征的患者，有促进卵泡发育的作用，故段老建议治疗本病时配合穴位埋线，主要穴位有中脘、丰隆、三阴交、足三里、关元、气海、归来、中极、血海等，1 个月两次，连续治疗 3 个月。

【验案赏析】吕某，女，24 岁。2020 年 6 月 13 日就诊。主诉：月经稀发 3 年，近 3 年伴体重增加 10 kg。初潮 14 岁，月经周期 1～6 个月，经期 5～7 天、量少、色淡红，无明显血块，月经第 1 天有轻微下腹胀痛，经前无明显乳房胀痛，末次月经为 2020 年 3 月 22 日。既往曾间断口服炔雌醇环丙孕酮治疗半年。否认性生活。症见面部痤疮，疲倦乏力，偶喉中有痰，喜食甜品，大便粘厕，舌淡，苔白厚腻，脉滑。2020 年 3 月 25 日检查经期女性激素六项：FSH 3.47 mIU/mL，LH 11.23 mIU/mL，P 0.25 ng/mL，T 0.71 ng/mL，E_2 28.00 pg/mL，PRL 21.52 ng/mL。空腹胰岛素 126.6 pmol/L，3 小时胰岛素 487.1 pmol/L。妇科经腹部彩超示双侧卵巢多囊样改变，子宫内膜 6 mm。中医诊断为月经后期（脾虚痰湿证）；西医诊断为多囊卵巢综合征、胰岛素抵抗。治以健脾化痰祛湿调经。药用党参 30 g，黄芪 30 g，山药 30 g，茯苓 15 g，白术 20 g，神曲 15 g，香附 15 g，苍术 30 g，山楂 30 g，陈皮 15 g，泽泻 20 g，法半夏 15 g，熟地黄 20 g，巴戟天 20 g，当归 15 g，川芎 15 g。共 10 剂，日 1 剂，水煎分 3 次温服。并给予二甲双胍 0.5 g、bid、饭中服。配合穴位埋线，并嘱少食甜食，多运动，少熬夜，规律生活。

2020 年 6 月 23 日二诊：2 天前月经来潮、量少，无明显痛经。面部痤疮及疲倦感明显好转，体重较前降低 1.5 kg，舌淡红、苔薄腻、脉滑。上方去神曲、泽泻，加桃仁 10 g、红花 12 g。共 10 剂，日 1 剂，水煎分 3 次温服。继续给予二甲双胍 0.5 g、bid、饭中服，嘱月经干净后继续穴位埋线治疗。

2020 年 8 月 28 日三诊：近 2 个月月经基本正常来潮，经期复查激素及胰岛素：FSH 6.20 mIU/mL，LH 7.05 mIU/mL，P 0.35 ng/mL，T 0.57 ng/mL，E_2 38.00 pg/mL，PRL 34.52 ng/mL；空腹胰岛素 106.7 pmol/L，3 小时胰岛素 221.1 pmol/L。

【按语】方中党参益气健脾，黄芪补气升阳，黄精补气养阴、润肺益肾，熟地黄、填精益髓、滋补肝肾、调理冲任，泽泻、香附、法半夏健脾祛湿行气。诸药合用，共奏补肾祛湿行气调经之功。同时，段老认为肥胖型多囊卵巢综合征多合并胰岛素抵抗，治疗常用中西结合方法，结合检验报告，并根据不同需求采用个体化治疗方案，如月经失调且胰岛素抵抗者予以中药加二甲双胍调整糖代谢功能。

参 考 文 献

[1] 张利梅，黄方，王彩霞. 段亚亭治疗肥胖型多囊卵巢综合征验案［J］. 实用中医药杂志，2019，35（5）：614－615.

[2] 刘三洪，夏敏，颜田赅. 国医大师段亚亭治疗多囊卵巢综合征相关不孕症经验［J］. 四川中医，2020，38（1）：6－8.

[3] 张利梅，段亚亭，夏敏. 段亚亭从脾论治多囊卵巢综合征经验［J］. 实用中医药杂志，2021，37（8）：1436－1437.

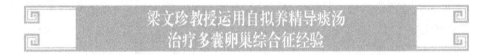

梁文珍教授运用自拟养精导痰汤
治疗多囊卵巢综合征经验

【经典名方】

1. 左归饮（出自《景岳全书》）

组成：熟地黄二三钱至一二两（9～30 g），山药二钱（6 g），枸杞子二钱（6 g），炙甘草一钱（3 g），茯苓一钱半（4.5 g），山茱萸一二钱（3～6 g，畏酸者少用之）。

用法：常法煎服。

原文：真阴不足，症见腰酸遗泄，头晕目眩，口燥咽干，盗汗，舌红苔少，脉细数。

2. 四君子汤（出自《太平惠民和剂局方》）

组成：人参（去芦）、甘草（炙）、茯苓（去皮）、白术各等分。

用法：每服二钱，水一盏，煎至七分，通口服，不拘时，入盐少许，白汤点亦得。

原文：治荣卫气虚，脏腑怯弱，心腹胀满，全不思食，肠鸣泄泻，呕哕吐逆，大宜服之。常服温和脾胃，进益饮食，辟寒邪瘴雾气。

【学术思想】 梁教授根据中医理论及多年的临床经验认为，多囊卵巢综合征病因或因先天不足，或为后天失养，或为七情所伤，病机为本虚标实，虚实夹杂，以肾虚为本，以痰瘀阻滞为标。

【诊断思路】 梁教授认为肾主藏精，主骨生髓，亦主胞胎，若先天禀赋不足或后天伤肾，天癸乏源或迟至，可发生闭经、月经迟发；肾阳的主要功能有温煦、运动、兴奋、化气与生殖作用。若肾阳虚，鼓动无力，生殖之精排泄受阻，肾中阴阳生化阻滞，致血海不能如期满盈而经期后退；若肾气不充，肾阳虚衰，不能化生精血为天癸，则冲不盛，任不通，诸经之血不能汇集冲任而形成闭经。脾为后天之本，气主运化水谷精微及水湿，升清降浊；脾又为生痰之源，土失温煦或素体肥胖，或饮食不节易困遏脾阳，壅滞中焦，助湿生痰；或过度安逸，气血运行不畅，脾胃气血壅滞，脾胃腐熟运化功能失常，水谷精微不归正化，蕴湿蒸痰。现代生活节奏加快，人们紧张、抑郁、情志不舒，肝气郁滞，失于疏泄，肝气横逆，则脾胃受制，运化失司，湿聚痰盛，则见体胖壮盛；肺居上焦而合皮毛，若肝气郁滞化火犯肺，则肺之郁蒸腾颜面，表现为面部痤疮，毛发浓密；肝肾同居下焦，肝血肾精乙癸同源互补，所以肝失疏泄、气郁日久，化火灼伤肝阴进而损伤肾阴、肾阳，这也是本病患者临床表现每有肾虚见证的重要原因。在此认识的基础上，以补肾为主，兼治瘀湿为基本治法。

【治疗方法】 梁教授认为肾主生殖，其精宜填不宜泄，肾虚瘀滞湿热者，益肾不可温燥，补肾同时不忘健脾养血以保证气血生化有源；梁教授亦认为利湿不可苦泄，化瘀不可克伐。以自拟方养精导痰汤加减，药用当归、党参、枸杞子、菟丝子、清半夏、陈皮、白术、泽兰、川牛膝、白芥子。《景岳全书痰饮》云："痰即水也，其本在肾，其标在脾""五脏之病，虽俱能生痰，然无不由乎脾肾，盖脾主湿，湿动则为痰；肾主水，水泛亦为痰，故痰之化无不在脾，而痰之本无不在肾"，故用枸杞子、菟丝子为君药，平补肾之阴阳。党参、黄芪、白术健脾益气，是为臣药，使"脾健则湿无以停，痰无以生"。女子以血为本，所谓"血脉流通，病不得生"，当归活血补血，泽兰活血化瘀，清半夏、陈皮燥湿化痰，茵陈清利湿热，白芥子祛寒痰湿滞，可达皮里膜外，使气血宣通为佐药。川牛膝疏利冲任，引血下行，为使药之用。若面额长有痤疮加金银花、天花粉，甘寒微苦，清络凉血，降火泄浊；若形体肥胖、痰多加土茯苓。纵观全方，诸药共奏补肾健脾、化痰祛瘀利湿之功。

【治疗绝技】 梁教授治疗多囊卵巢综合征常用以下药对。

生地黄、山药：生地黄性寒味苦，归心、肝、肾经，能清热凉血，养阴生津。《珍珠囊》："凉血，生血，补肾水真阴。"《本经逢原》："干地黄，内专凉血滋阴，外润皮肤荣泽，病人虚而有热者宜加用之。"山药性平，味甘，归脾肺肾经，可益气养阴，补脾肺肾，与生地黄配用，更增滋阴补肾之功，适用于肾阴虚之证。

胆南星、白芥子：胆南星性苦味凉，归肝经，能清热化痰；白芥子辛散温通，利气散结，化痰通络。《本草经疏》谓："能搜剔内外痰结及胸膈寒痰，冷涎壅塞者殊效。"《本草求真》载："能治胁下及皮里膜外之痰，非此不达盖辛能入肺，温能散表，痰在胁下及皮里膜外，得此辛温以为搜剔，则内外宣通，而无阻隔窠囊留滞之患矣。"两药配对后，减温燥之性，增祛痰之功，且能利气行滞，通络宣散，宜于痰湿壅滞之月经后期、闭经、带下等症。

天花粉、川楝子：两药味苦、性寒，入胃经。天花粉甘、酸、微苦，微寒，入肺胃经，功善清热降火，生津止渴，消肿排脓。《本草纲目》谓："止渴润枯，微苦降火。"《日华子诸家本草》："通小肠，排脓，消肿毒，生肌长肉，消扑损瘀血。治热狂时疾，乳痈，发背，痔瘘疮疖。"《本草言》："能开郁结，降痰火，并能治之。"川楝子苦泄入肝，苦、寒、有小毒，归肝、胃、小肠、膀胱经，苦寒降泄，能清肝火、泄郁热、行气止痛。天花粉配以川楝子，则苦泄、苦降之性亦显，清肝、降火、除湿而不克伐，适宜于肝火内蕴、湿热熏蒸诸证。

泽兰、川牛膝：川牛膝味苦性平，入肝、肾经，破血而善下行，活血通经，强筋骨，利关节。《本草经疏》载："走而能补，性善下行。"配味苦、辛散、活血行瘀但性较和缓之泽兰，行而不伐，散而不燥。

党参、菟丝子：党参甘平，补脾养胃，健运中气；其健脾运而不燥，滋胃阴而不湿，养血而不滋腻，鼓舞清阳，振动中气；菟丝子味辛、甘，性平，归肾、肝、脾经，补肾益精，养肝明目，助脾生津，辛以润燥，甘以补虚，为平补阴阳之品，此二药相伍既可平补脾肾，亦能补益气。

白术、党参：白术味甘、苦，性温，归脾、胃经，能补脾益胃，助运止泻；党参性味甘平，归脾肺经，补脾养胃，二药共奏补益脾胃、健运中气之功。

菟丝子、白术：菟丝子味辛、甘，性平，归肾、肝、脾经，补肾益精，养肝明目，配以补脾益胃之白术，补肾同时佐以健胃，使补而不胀。

生地黄、枸杞子：生地黄味甘、苦、性寒，归心、肝、肺经，可养阴津，清热凉血润燥，其性甘寒质润，亦可清热生津止渴；枸杞子味甘性平，归肝、肾经，滋补肝肾。

【验案赏析】许某，女，22 岁，大学生，未婚。患者于 2012 年 7 月 13 日因"月经 44 天未潮"就诊，12 岁初潮，7 天/1～2 月余。2007 年前量少，之后量可。近 5 年月经周期推后。2008 年查出多囊卵巢综合征。现身高 163 cm，体重 52 kg。末次月经 2012 年 5 月 30 日，量可，色暗红质稠，少许血块。纳寐便调，舌暗红、苔薄白、脉沉细。查女性激素六项：E_2 133.8 pmol/L，T 2.06 nmol/L，PRL 414.0 ng/mL，LH 10.78 mIU/mL，FSH 5.25 mIU/mL，P 2.04 ng/mL。B 超示右侧卵巢 44 cm×20 cm×24 cm，左侧卵巢 47 cm×29 cm×43 cm，双侧卵巢探及大小相似的多个小卵泡回声。西医诊断为多囊卵巢综合征。中医辨证属肾虚血瘀型，以补肾健脾、活血化瘀为大法，予养精汤加减：当归 10 g，三棱 10 g，赤芍 10 g，酒黄精 10 g，女贞子 10 g，太子参 10 g，菟丝子 10 g，枸杞子 10 g，炒白术 10 g，三七粉 3 g，泽兰 10 g，川牛膝 10 g，金银花 10 g，莪术 10 g，生地黄 10 g。10 剂，水煎服，嘱者注意饮食，勿食肥甘厚腻之品，坚持参加适量的体育运动。

二诊：8 月 23 日。月经仍未潮，面额部痤疮，余无不适，舌红苔润脉沉滑，以补肾健脾、导痰除湿为主，予养精导痰汤加减：金银花 10 g，生地黄 10 g，山茱萸 10 g，北沙参 10 g，丹参 10 g，山药 10 g，土茯苓 10 g，女贞子 10 g，黄芪 10 g，菟丝子 10 g，当归 10 g，川芎 5 g，薏苡仁 10 g，枸杞子 10 g。10 剂，水煎服。

三诊：9 月 6 日。量较前少，色暗红，有血块，腹拒按，经前乳房胀痛。继予上方加减。此后 3 个月患者就诊，月经周期基本正常。

【按语】该患者 22 岁，月经后期而至，肾水不足，方以生地黄、枸杞子、女贞子、山药滋肾填精，以太子参、黄芪、白术健脾益气，补后天养先天。肾阴不足，多夹瘀滞，生地黄滋阴益肾，凉血消瘀；配伍当归、菟丝子之辛散，使诸补药补中有行，无滞邪留瘀之弊。丹参、莪术为血中之气药，理气行滞而兼养血和血、宽中助运之效；金银花配牛膝疏利冲任；三七粉、泽兰、川牛膝活血化瘀调经，意取瘀去隧通、血自归经之效，全方寓行于补，精生血长，滞行瘀消，冲任调和，奇恒自安。之后临证中辨证用药使患者月经基本归于周期。

参 考 文 献

[1] 孙丽丽. 基于数据挖掘的梁文珍教授治疗多囊卵巢综合征用药经验研究 [D]. 合肥: 安徽中医药大学, 2014.

[2] 徐云霞. 梁文珍治疗多囊卵巢综合征经验 [J]. 中医药临床杂志, 2014, 26 (4): 339 – 340.

魏绍斌教授运用自拟方治疗多囊卵巢综合征经验

【经典名方】寿胎丸（出自《医学衷中参西录》）

组成：菟丝子（炒熟）四两（120 g），桑寄生二两（60 g），续断二两（60 g），真阿胶二两（60 g）。

用法：上药将前三味轧细，水化阿胶和为丸，一分重（千足一分）。每服二十丸，开水送下日再服。

原文：寿胎丸治滑胎。菟丝子（炒熟）四两，桑寄生二两，续断二两，真阿胶二两。上药将前三味轧细，水化阿胶和为丸，一分重（千足一分）。每服二十丸，开水送下日再服。气虚者加人参二两，大气陷者加生黄芪三两，食少者加炒白术二两，凉者加炒补骨脂二两，热者加生地二两。

【学术思想】魏教授认为本病的病因病机主要是以肾虚肝郁为本，血瘀湿阻为标。肾藏精，精能化血，血能生精，精血同源且相互滋生，是月经的物质基础。若肾精不足，冲任气血乏源，无以下注胞宫，则表现为经水后期或闭经。卵子乃先天生殖之精，其发育成熟与肾精的充盛密切相关，正常排卵又有赖于肾阳的鼓动、肝气的疏泄。

【诊断思路】肾阴亏虚使卵子缺乏物质基础，发育障碍；肾阳虚损则既不能鼓舞肾阴生长滋化，又使气血运行无力而瘀滞冲任胞脉，排卵缺乏动力，导致卵泡发育不良或闭锁，不能顺利排出，故肾虚是月经异常、排卵障碍的根本原因。排卵和月经正常还有赖于肝的调节。育龄女性素多肝郁，本病又表现为月经紊乱或不孕，使患者担忧自身健康和嗣育问题，若求子心切或家庭社会压力大则肝郁更甚，导致血海蓄溢开合与子宫藏泻失度、月经失常。综上，肾虚肝郁共为多囊卵巢综合征病机之本。肾虚肝郁可导致水湿内停，气血瘀滞，壅阻冲任胞脉，使卵巢增大，包膜增厚，卵子发育及排出障碍，而致月经后期、量少、闭经、不孕；湿性困阻气机，影响血液的运行，湿瘀内阻，郁久化热，可致皮肤油脂分泌旺盛、痤疮、多毛、便秘；痰湿壅盛则见肥胖、痰多、脘痞纳呆、头昏困重或腹泻便溏。血瘀、湿阻在多囊卵巢综合征的发病过程中虽作为标证出现，但在其病情发展过程中又可以反果为因，阻滞气机，郁遏肾阳而导致肝郁、肾虚更甚，湿瘀胶结致病，缠绵难愈。故肾虚肝郁、湿瘀内阻是多囊卵巢综合征的核心病机，亦符合其复杂的病理实质。

【**治疗方法**】鉴于多囊卵巢综合征有特定的临床表现和实验室指标异常，魏教授认为对于该病的治疗，应将辨证与辨病相结合。根据鹿特丹标准，抓住肾虚肝郁、湿瘀内阻的核心病机，又根据多年临床经验将就诊的多囊卵巢综合征患者按体质特征分为两类，即体型偏胖、偏阳虚的患者（肥胖型）和体型偏瘦、偏阴虚的患者（消瘦型），并按分类分别创制了寿胎薏苡汤、三才乌梅汤2个治疗多囊卵巢综合征的经验方根，临床上根据患者具体情况，辨证加减用药即可，颇具疗效。

1. 寿胎薏苡之方，补泻兼施之功。肥胖型多囊卵巢综合征患者临床常见面部痤疮、多毛、胰岛素抵抗和高雄激素血症等特征，魏教授常辨证为肾虚夹痰湿，予寿胎薏苡汤加减，其组成为菟丝子、桑寄生、续断、赤小豆、淡竹叶、荷叶、葛根、黄芪、薏苡仁、白扁豆、覆盆子、佛手、鸡血藤、南沙参等，其中寿胎丸补肝肾强筋骨；赤小豆、淡竹叶、荷叶以其清心解毒、升阳利水之力调节体内水液代谢；葛根有类雌激素作用，可以改善多囊卵巢综合征大鼠卵巢功能和血清异常性激素水平；薏苡仁、白扁豆健脾化湿，既培补气血生化之源又防止痰湿再生；佛手、鸡血藤疏肝活血行气调经；南沙参、黄芪以扶正气。全方有补有泻，标本兼治，共奏补肾疏肝、活血利湿之妙。

2. 三才乌梅之妙，寒温并用之法。消瘦型多囊卵巢综合征患者临床常见手足心发热、口干欲饮等阴虚内热症状，魏教授多辨证为肾阴虚内热型，于三才乌梅汤加减治疗，每获良效。此方由南沙参、天冬、麦冬、乌梅、葛根、石斛、淡竹叶、荷叶、赤小豆、益母草等组成。其中三才补气阴之不足，乌梅酸甘化阴生津；葛根、石斛有类雌激素的作用；淡竹叶、荷叶、赤小豆以其清心解毒、升阳利水之力调节体内水液代谢；益母草活血调经利湿。全方寒热并用，补泻兼施，共奏补肝肾之阴、利湿调经之效。探究其寒热并用的组方思想来源：临床应用寒热并用方治疗糖尿病患者能有效降低胰岛素的临床报道，并且方中具有降脂药理学功效的中药如淡竹叶、荷叶、赤小豆、决明子、山楂、葛根、玉竹等能起到调节胰岛素代谢的作用。魏教授认为本方在应用于以下3类不适合服用二甲双胍类药物的多囊卵巢综合征患者中体现了独特的优势：①有肝功能损害者；②有严重消化道反应者；③胰岛素升高不明显者。

【治疗绝技】魏教授在诊疗多囊卵巢综合征时思路清晰，目标明确，紧紧抓住她临床多年总结出来的"三大环节"，解决患者最迫切的问题。①针对有生育要求的患者，以月经不调、排卵障碍为主症的，予以中西医结合的治疗方法，尽快使患者月经规律来潮，并在调经助孕期间密切监测卵泡发育及排卵情况，适时因人给予促卵泡发育、促排卵的治疗。魏教授善在月经中期加入温阳和辛散的药物以鼓动促排卵，并嘱咐患者多做攀爬运动，后期多从脾肾阳虚论之。②针对无生育要求的以调经为主要目的患者，雄激素升高明显，无明显胰岛素抵抗的，利用中药改善卵巢排卵功能，调节内分泌紊乱，月经自然逐渐规律。治疗上以调经降雄为主，魏教授根据多年临床经验总结出雄激素偏高的患者存在瘀血内阻的病理基础，加入补气活血之药对如黄芪、丹参，可有效降低雄激素。并且多囊卵巢综合征导致的月经不调，主要表现为漏-闭交替，即漏下与闭经交替出现，与其稀发排卵有关，辨证多从肾水不足、肝郁血滞论之。魏教授认为宜尽早治疗、长期治疗、分期治疗、巩固治疗以逐渐恢复生殖轴的功能。③针对伴有胰岛素抵抗和（或）胰岛素升高、无生育要求的以调经为主要目的的患者，以调经降糖、恢复胰岛功能为主，魏教授总结多年的临床经验认为高胰岛素血症的形成是痰湿和瘀血胶结日久的结果，故治疗上加入活血化痰祛湿药物如淡竹叶、荷叶、赤小豆可有效降低胰岛素水平。因此类患者远期有并发糖尿病、高脂血症的风险，故必要时应配合西药治疗，符合上文所提及的3类不适合服用二甲双胍治疗的患者可予以中药降胰岛素治疗。

魏教授认为多囊卵巢综合征的治疗在辨证结合辨病用药的基础上，尚应遵循女性特殊生理周期，依照月经周期分而治之，方可奏效。①经后期：阴长阳消，治疗重点在于养"阴"，养阴部位重点在于肾，肾之阴阳互根，阴不可无阳，阳化气，非气无以化形。故用药以补肾活血养阴为重，稍佐补阳。补肾养阴的目的在于促进卵泡发育，使之尽早成熟，多选用生地黄、熟地黄、女贞子、麦冬、黄精、山药等药物。活血的目的在于改善卵巢血液循环，同时引药到达病所，常用药物有当归、丹参。补阳常选用菟丝子、巴戟天、覆盆子等，以提高卵泡的优势化环境。②经间期：重阴必阳，治以疏肝理气、活血通络为要，以促进排卵。魏教授认为无论是肾阴虚还是肾阳虚，都将发生因虚致瘀的病理改变，致冲任气血瘀滞，阻碍卵子排出。冲任流通，气血畅达，卵子才能顺利排出。冲任之流通，取决于肝之疏泄，气血畅达。多选用当归、丹参、香附、柴胡、地龙、皂角刺、路路通等。③经前期：此期阳长阴消，经历12～14天，其阳长至重，魏教授从临床观察，认为阳长不及较多，故治法常以补阳为主，以顺应生理变化，促周期正常演变。治应补阳疏肝，理气调经，常用续断、肉苁蓉、菟丝子、巴戟天等促使子宫内膜正常增长，改善子宫内膜局部微环境，为经水来潮或着床打好基础。④经期：重阳转阴，魏教授认为经过上述3个时期对肾中阴阳的调理治疗之后，在排除早孕的前提下，可采用养血活血、行气化瘀之法使经血运行通畅，常选用鸡血藤、川芎、当归、制香附、延胡索等。针对月经逾期久未至者，排除妊娠后，可酌情选用三川汤（川芎、川牛膝、川红花）等，促使经血来潮。若用药10剂月经仍未来潮，即转入经后期的治疗，以免损伤正气。

扩展给药途径，建立综合疗法，魏教授在辨证治疗、对证用药的基础上，采用多途径给药、按时辰施治、内外合治的综合治疗方法。①中成药：定坤丹半粒，每日2次。因其具有调节免疫、有类雌激素样作用，魏教授用其促排卵取得较好的临床效果。通脉大生片和补益调经合剂（院内制剂）具有补肾益精、益气养血、调经助孕之效，魏教授用之以助中药汤剂药力。②食疗方：魏教授通过长期临床实践，结合相关文献资料，并根据三因制宜及简、便的原则，新创涌泉散药膳。全方由南沙参、莲子肉、石斛、当归、香菇、胡萝卜、赤小豆及猪棒子骨组成，共奏补肾疏肝、活血利湿之效。③耳穴：魏教授用此促排卵，常取内分泌、皮质下、卵巢、心、肝、脾、肾等穴位，每次选3～4穴，双耳贴压，每个月经周期的经后期及排卵期贴2～3次。夏季可留置1～3天，冬季留置7～10天。④辨证足疗法：魏教授独具匠心，利用使用过的中药药渣进行最后一道煮沸，待水温降至足感可接受时足浴，因为药材对证足疗效果更佳，足疗具有温经活血、调经助孕之功效。⑤针灸：魏教授根据月经周期采用不同手法针刺治疗多囊卵巢综合征无排卵性不孕症，在月经第5～9天采用补法针刺脾俞、肾俞、气海、三阴交、足三里、内关、期门；月经第12～15天采用平补平泻针法针刺肾俞、命门、中极、血海、行间、子宫。每个月经周期为1个疗程。补肾健脾，佐以疏肝法可促卵子生长；而通调肝脾、行瘀化滞，佐以补肾法可利于卵子排出。⑥温灸和艾灸：魏教授取其具有温经散寒、通络止痛、温化寒湿、调经助孕促排卵之功效，广泛用于无明显阴虚或热象者，经净后施灸5～7次，每日或隔日1次，排卵后有生育要求者停用。

【验案赏析】肖某，女，17岁。以"月经周期推后3年"于2016年12月18日就诊。患者近3年月经7/（30～50）天，量中，色鲜红。现已停经4个月，末次月经2016年8月23日，前次月经2016年7月10日。现症：情绪急躁，精神差，神疲乏力，面部多发痤疮，大便黏腻不成形，舌红胖大、边有齿痕，苔薄白，脉弦滑。身高156 cm，体重58 kg，BMI 23.8 kg/m²。辅助检查：2016年11月8日性激素：E_2 50.70 pg/mL，P 0.57 ng/mL，T 53.11 ng/dL，LH 21.95 mIU/mL，FSH 6.68 mIU/mL，PRL 528.5 uLU/mL；胰岛素释放试验：INS 9.02 mIU/L，1h INS 112.70 mIU/L，2h INS 93.62 mIU/L，3hINS 48.15 mIU/L。B超：子宫4.1 cm×3.7 cm×3.5 cm，内膜0.3 cm（单）；双侧卵巢探十数个小卵泡，最大约0.6 cm×0.8 cm。诊断：月经后期（多囊卵巢综合征）。辨证：肾虚肝郁脾虚夹湿；处方：健固寿胎加减。药用：党参15 g，白术15 g，茯苓10 g，薏苡仁20 g，巴戟天15 g，菟丝子15 g，寄生15 g，续断15 g，黄芪15 g，粉葛15 g，生山楂15 g，山药15 g，醋香附10 g，丹参15 g，白芷15 g，炒麦芽15 g，12剂。耳穴调经治疗1次。醋酸甲羟孕酮片2 mg×1包，一次2片，一天2次。

2017年2月18日二诊：末次月经（服黄体酮撤血）2017年1月23日。情绪急躁，压力大，面部痤疮较前好转，舌淡红胖大、边有齿痕、苔薄白，脉弦滑。拟前方去白芷、炒麦芽加川芎10 g，川牛膝15 g，8剂。

2017年3月25日三诊：末次月经2017年2月28日。情绪可，面部痤疮少发，体重较前减轻，纳眠可，二便调，舌淡红胖大、边有齿痕，苔薄白，脉弦细。处方拟上方去香附、川芎、牛膝，改党参为南沙参20 g，加鸡血藤15 g，8剂。

2017年4月29日四诊：末次月经2017年4月2日。面部痤疮减少，体重54 kg，纳眠可，二便调，舌淡胖、有齿痕、苔薄白，脉细。续服上方8剂，并嘱患者注意饮食，控制体重，加强锻炼。

【按语】在本证中，魏教授采用中西医结合治疗的方式，双管齐下，协同治疗。中药处方取健固寿胎加减。患者年龄尚小，肾气不充，脾虚症状典型，故以健固汤补脾渗湿，从健脾入手，切入病机。配合寿胎丸，寿胎丸在于内补肾气，充盛先天之精气，配合健固汤培补后天，先后天两相合滋，互为促进。临证加减上加用黄芪、山药平补脾胃，从根源上解决痰湿内生，合用山楂，一者健脾和胃消食，二者活血化瘀通经，疗效更著；另外，女子以肝为先天，虽临证上肝郁证候不甚明显，治疗上讲究整体辨证论治，非见症用药，故而于本证中，五脏互损，在治疗上配合疏肝大法，治不离本，合用香附、丹参、麦芽走入厥阴，疏肝活血。本证患者表现为高雄激素及高催乳素，LH/FSH＞3，且伴随胰岛素抵抗，患者年岁尚小，已停经4个月，以黄体酮撤血来潮，积极采用中西医结合治疗。二诊时，魏教授于处方上加用活血化瘀之川芎、川牛膝，旨在增强调经之功，以期恢复月经规律的同时调节内分泌稳定。三诊时，患者月经周期规律初见端倪，此时以健脾益肾为主，佐以活血化瘀续调，以巩固疗效。四诊时，患者月经基本能按时来潮，且量、色、质未见明显异常，面部痤疮好转，体重减轻，余症缓解。

参 考 文 献

[1] 朱淑仪，魏绍斌. 魏绍斌教授从肝脾肾三脏论治多囊卵巢综合征经验撷菁 [J]. 世界最新医学信息文摘，2018，18（68）：228－229，232.

[2] 冯婷婷，魏绍斌. 魏绍斌教授治疗多囊卵巢综合征的诊疗思路与方法 [J]. 中华中医药杂志，2013，28（11）：3287－3289.

韩延华教授运用补肾活血调经汤治疗肾虚肝郁型多囊卵巢综合征经验

【经典名方】左归丸（出自《景岳全书》）

组成：熟地黄八两（240 g），山药（炒）四两（120 g），枸杞子四两（120 g），山茱萸肉四两（120 g），川牛膝（酒洗，蒸熟，精滑者不用）三两（90 g），菟丝子（制）四两（120 g），鹿胶（敲碎，炒珠）四两（120 g），龟胶（切碎，炒珠）四两（120 g）。

用法：上先将熟地黄蒸烂杵膏，加炼蜜为丸，如梧桐子大。空腹时用滚汤或淡盐汤送下100丸。

原文：滋阴补肾，益精养血。治真阴肾水不足，不能滋养营卫，渐至衰弱，或虚热往来，自汗盗汗，或遗淋不禁，或眼花耳聋，或口燥舌干，或腰酸腿软。

【学术思想】 韩教授在中医理论及其父韩百灵的"肝肾学说"的基础上，通过长期的临床实践及妇科疾病的发病特点创造性地提出"肝主冲任"的理论，并将其用于指导多囊卵巢综合征的治疗，往往收到理想疗效。

【诊断思路】 从脏腑辨证，韩教授认为多囊卵巢综合征的发生与肾、肝、脾三脏密切相关，尤责之于肝肾。肾虚肝郁为本病的基本病机，补肾活血、疏肝理气是其治疗原则。肾虚为致病之本，气滞、血瘀、痰湿为致病之标。

【治疗方法】 韩教授在治疗肾虚精血亏少、冲任不足而致的以月经后期、量少、色黑有块，腰膝酸软，倦怠乏力，面色晦暗，有色素斑，肌肤甲错等为主症的多囊卵巢综合征患者时，辨证为肾虚血瘀型，重以补肾而活血调经，引用左归丸补肾滋阴加血府逐瘀汤活血化瘀之意，自创补肾活血调冲汤加减。方中重用熟地黄、山药、枸杞子滋补肝肾、补血填精，菟丝子、巴戟天强筋壮骨；又配以大量的活血调经药物，如当归、川芎、益母草、丹参、赤芍等，在补肾基础上活血调冲，而使经自调。

随症加减：若偏于肾阳虚，症见形寒肢冷、小腹冷痛、尿频便溏等，韩延华教授常加肉桂、覆盆子、小茴香等温补肾阳、温经散寒；若症见背部冷、恶风，韩教授常加川椒温督脉，以扶阳；若见子宫发育不良，韩延华教授常加紫河车、龟甲等血肉有情之品。如患者服药后出现大便溏，减去熟地黄等滋腻药物，加炒山药、炒白术、茯苓等健脾止泻之药；若出现乳房胀痛，加王不留行、通草等疏肝理气止痛药物；若出现腰酸腰痛，加骨碎补、狗脊等补肝肾强腰脊以止痛；若面部痤疮严重，给予白鲜皮、白蒺藜等清热燥湿、祛风解毒以消痤。

【治疗绝技】 1. 临床多囊卵巢综合征患者多是由于不孕、崩漏、月经不调等就诊。历代医籍强调"种子必先调经"。因此，韩教授认为多囊卵巢综合征的治疗以调经为首务。首先了解患者的既往月经及治疗情况，查性激素水平和子宫发育情况，了解患者的性腺轴功能。若患者雌、孕激素水平低、子宫偏小，在中医辨证论治基础上加菟丝子、巴戟天等有雌激素样作用的药物及紫河车、海龙等血肉有情之品促进子宫的发育。月经后期、闭经的患者，在结合舌、脉的同时还需结合 B 超结果，进行选方用药。若患者脉象沉细，子宫内膜小于 7 mm，不宜用活血调经药或黄体酮等强行刮宫，而应以滋肾填精养血为要，即韩教授主张的"经满则自溢"；若患者脉象弦滑，乳房略胀，子宫内膜超过 8 mm，方可采用补肾活血调经或疏肝理气以调经。若患者停经超过 3 个月，服用中药效果不明显时，可配合西药人工周期以调经。对于多囊卵巢综合征所致崩漏者，若出血量大或淋漓出血时间久并伴贫血，韩教授常采用塞流以治标，并配合炒蒲黄、炒五灵脂以活血祛瘀止血，使瘀血去而新血生。血止后，再结合患者舌、脉，澄源、复旧以调经。

2. 韩教授治病注重求本，多囊卵巢综合征的发生，以肾虚肝郁为本，气滞、血瘀、痰湿为标。痰湿的形成主要与脾肾气化功能失常、津液代谢障碍有关。《景岳全书·痰饮》指出："五脏之病，虽俱能生痰，然无由乎脾肾，盖脾主湿，湿动则为痰；肾主水，水泛亦为痰，故痰之化无不在脾，而痰之本无不在肾。"因此，韩延华教授常主张补肾以健脾，补肾以除痰。

3. 韩教授主张月经周期未建立时用中药与西药联合强化治疗，待月经周期建立后将中药做成水丸服用，不仅服用方便，而且减少患者经济负担，又能巩固疗效。

【验案赏析】徐某，女，25 岁，未婚。2016 年 10 月 22 日初诊。患者因月经 8 个月一行就诊。16 岁初潮，（6～7）/（40～45）天。自高中始因学习压力过大而出现月经失调，2～3 个月一行，甚则长达半年之久。末次月经 2016 年 2 月 20 日。平素腰痛、头晕、神疲乏力、面部及背部痤疮、心烦易怒、颈部黑棘皮症状较明显，体型肥胖，身高 156 cm，体重 83 kg。查体：舌体偏大，暗淡，苔白，脉弦细。辅助检查：B 超示子宫稍小（27 mm × 23 mm × 30 mm），双侧卵巢内可见直径 <9 mm 以下滤泡 12 个以上，呈项链状分布，提示多囊卵巢综合征；甲状腺功能未见异常；空腹血糖 6.3 mmol/L，180 分钟血糖 7.2 mmol/L，180 分钟胰岛素 26 μU/mL；2016 年 10 月 10 日血清性激素六项检查提示 FSH 3.87 mU/mL，LH 20.04 mU/mL，PRL 0.28 ng/mL，E_2 46.08 pg/mL，P 0.52 ng/dL。DSH 180.00 μg/dL，AND 3.67 ng/mL，SBG 14.8 nmol/L。辨证：肾虚肝郁，冲任失调。中医诊断：闭经；西医诊断：多囊卵巢综合征。治法：益肾调肝，活血调经。处方：补肾活血调冲汤加减。组成：生地黄 20 g，杜仲 15 g，山茱萸 15 g，菟丝子 15 g，巴戟天 15 g，柴胡 15 g，香附 10 g，丹参 20 g，赤芍 15 g，当归 15 g，怀牛膝 15 g，山药 15 g，龟甲 20 g，生甘草 5 g。10 剂，水煎服。嘱患者增加运动减轻体重。

二诊：2017 年 12 月 12 日。患者自觉服药后症状明显缓解，大便略稀，每日2~3次，偶有腰痛、神疲乏力，现正值经期第3天，色暗，质黏，少许血块。守上方去当归、丹参，加白术15 g。服法同前。

三诊：2018年1月5日。患者自觉服药后头晕消失，其他症状明显减轻，体重79.4 kg。舌质略暗，苔薄白，脉略滑。考虑经期将近，守原方加益母草15 g。水煎服，经期量多时停服。

四诊：2018年2月20日。现月经干净3天，自觉腰酸，黑棘皮症状明显改善，舌体正常大小，苔薄白，脉和缓。方药以加味育阴汤加减治疗：熟地黄20 g，山药15 g，山茱萸15 g，杜仲15 g，菟丝子15 g，巴戟天15 g，丹参15 g，香附15 g，白芍15 g，怀牛膝15 g，苍术15 g，狗脊15 g，鳖甲15 g。

五诊：2018年5月26日。近2个月经水基本如期而至，诸症明显改善，体重降至73.5 kg。按前方加减化裁，再服10剂。末次月经2018年6月8日。次日复查血清性激素六项：LH/FSH>2.43，空腹血糖6.0 mmol/L，180分钟血糖6.2 mmol/L，180分钟胰岛素15.6 μU/mL。嘱患者停服汤剂，给予胎宝胶囊和育阴丸调治，用陈皮水送服，并坚持控制饮食、增加运动减轻体重，避免精神过度紧张，遵此法继续治疗10个月，月经基本恢复正常。

【按语】患者发病于青春期，为先天发育不足，精血未充，血海不能按时满溢，故发为月经稀发。平素腰痛、神疲乏力、头晕、子宫发育稍小，均为肾虚所致。韩教授认为，该患者以肾虚为本，水不涵木，累及于肝，致肝失疏泄，气郁而不畅。方中予以菟丝子、巴戟天温补肾中阳气；龟甲滋补肾中之阴，与菟丝子、巴戟天同用调和肾中阴阳，从而达到精血旺盛、血海满盈；杜仲、山药、山茱萸补益肝肾，滋养先天，促进精血生成；当归养血活血，其味辛散，乃气中血药；柴胡、香附疏肝解郁，使肝郁得以条达；生地黄、赤芍、丹参清热活血化瘀，凉血不留瘀，活血不动血，且透达肝经郁热；甘草健脾益气，使营血生化有源；怀牛膝活血通经，引血下行，使血汇聚于冲任二脉，为月经来潮做准备。全方使肾虚得补，肝郁得疏，兼顾活血化瘀，补益脾气，气血兼顾，共达益肾调肝、活血调经之效。此外，韩教授另强调注重该患者的身心治疗，在使用药物治疗的同时，应要求患者调整心态，调畅情志，减轻精神压力，增强信心，以便促进疾病的康复。

参 考 文 献

[1] 蔡淑侠，韩延华，冯聪. 韩延华教授诊治多囊卵巢综合征经验[J]. 长春中医药大学学报，2017，33（4）：563-565.

［2］匡洪影，刘莎，韩延华．韩延华教授治疗多囊卵巢综合征经验撷菁［J］．中医药学报，2020，48（6）：23－26.

丁启后教授运用左归丸治疗肝肾阴虚型多囊卵巢综合征经验

【名医简介】丁启后，曾师承擅长中医妇科、中医古典医籍与中药学研究的中医大家、一代名医、原贵州省卫生厅副厅长、中医研究所所长、留日学者王聘贤先生多年，得其真传。1965 年奉调贵阳中医学院执教。曾任贵阳中医学院中药教研室主任、药学系副主任，贵州省第六届人民代表大会代表，第七届、第八届人民代表大会常务委员，贵州省中医药学会常务理事。整理恩师王聘贤遗著和妇科经验并出版多部相关书籍；指导传承人总结妇科经验参编多部著作；多次参与编审全国高等中医药院校中药学教材。对中医妇科、中药学造诣精深。

【经典名方】左归丸（出自《景岳全书》）

组成：熟地黄八两（240 g），山药（炒）四两（120 g），枸杞子四两（120 g），山茱萸肉四两（120 g），川牛膝（酒洗，蒸熟，精滑者不用）三两（90 g），菟丝子（制）四两（120 g），鹿胶（敲碎，炒珠）四两（120 g），龟胶（切碎，炒珠）四两（120 g）。

用法：上先将熟地黄蒸烂杵膏，加炼蜜为丸，如梧桐子大。空腹时用滚汤或淡盐汤送下 100 丸。

原文：滋阴补肾，益精养血。治真阴肾水不足，不能滋养营卫，渐至衰弱，或虚热往来，自汗盗汗，或遗淋不禁，或眼花耳聋，或口燥舌干，或腰酸腿软。

【学术思想】丁老认为多囊卵巢综合征常由禀赋不足、素体亏虚、多孕多产、劳倦内伤、情志刺激等导致。病变脏腑主要责之于肾、脾、肝。肾脾虚亏、阴阳失调、气血不和为本；痰湿壅滞、肝郁血瘀、痰瘀内阻为标。主要病机：一是肾脾阳虚，痰湿蕴结体内，痰湿脂膜阻滞冲任胞宫；二是肝肾阴亏，血海空虚；三是肝郁血瘀，血海不能按时满盈，冲任不能相资。以上导致月经稀发、闭经、不孕、肥胖；郁热内生，见痤疮、多毛等。丁老主张以健脾温肾、滋养肝肾、燥湿化痰、疏肝活血为多囊卵巢综合征的治疗方法。

【诊断思路】丁老将多囊卵巢综合征的辨证论治分为气虚痰湿型、肝郁血瘀型、阴虚肝郁型。①气虚痰湿型：常形体肥胖，月经稀发，月经量少或闭经，不孕，或颜面痤疮，多毛；神疲嗜睡，畏寒肢冷，头晕耳鸣，腰膝酸软，纳少便溏，胸闷痰多，带下量多清稀，或面浮肢肿。舌体胖大，舌苔白腻，脉沉迟无力或沉细滑。②肝郁血瘀型：月经稀发，月经量少或闭经，经来腹痛，经色紫暗夹血块，不孕，或颜面痤疮，面长暗斑；胸胁或少腹胀刺痛，经前加重，郁郁寡欢；舌暗或有瘀斑，脉沉弦或沉涩。③阴虚肝郁型：常形体不胖，月经稀少或闭经，或经来淋漓不净，不孕，颜面痤疮或多毛；咽干口燥，头晕耳鸣，两目干涩、失眠多梦，腰膝酸痛，心烦易怒，胸胁疼痛；舌暗红，薄黄少苔，脉细数。

【治疗方法】丁老治疗多囊卵巢综合征选方用药主要有两个特点：一是遵古方而不泥古方，应用灵活。如肝肾阴亏证的多囊卵巢综合征，选用古方左归丸，尊重原方重用熟地黄，全方采用。如阴虚生热，口干咽燥，常加天冬、麦冬、玉竹、地骨皮等养阴清热，生津止渴；如面长痤疮，加北沙参、玄参、连翘、金银花养阴清热，凉血解毒；如肾阴不足，至心肾不交，失眠多梦，心悸不宁，常加酸枣仁、柏子仁、五味子、莲子心、炙远志、百合等清心敛阴，养心安神，交通心肾。治疗痰湿瘀阻型的多囊卵巢综合征常用古方苓桂术甘汤和苍附导痰丸，常原方应用，灵活加味。如面浮肢肿，常加胆南星、泽兰、益母草涤痰、活血、消水湿；腹胀纳呆，加神曲、砂仁开胃醒脾，助脾化；畏寒肢冷明显，白带量多，加制附子、淫羊藿、巴戟天以温化寒湿，温肾助阳；方中常加当归、川芎调经助孕。可见丁老遵古方而不泥古方，应用灵活。二是经验方的灵活应用。丁老总结了不少临床行之有效的经验方，如肝郁气滞、肾虚痰瘀多囊卵巢综合征所致不孕症，用自拟疏肝活血种玉汤常获良效。该方肝肾与气血同调，郁滞与痰瘀并祛，寓补益于祛邪之中，组方缜密，药用精当。总之，丁老治疗多囊卵巢综合征有独到的见解和经验。

【治疗绝技】丁老治疗多囊卵巢综合征常用以下对药：

益母草配泽兰：益母草味辛、苦、性凉，归心、肝、膀胱经，具活血祛瘀、消水调经之功。泽兰味苦、辛、微温，归肝、脾经，具活血化瘀、行水消肿之功。二药配伍治疗多囊卵巢综合征痰湿壅滞，痰瘀阻络，见形体肥胖、带下量多者，予以行水消肿，活血化瘀，助化痰湿，祛除瘀滞。

香附配郁金：香附性平，味辛、微苦，入肝经，具疏肝理气、调经止痛之功。郁金辛、苦，性寒，归肝、心、肺经，具行气化瘀、清心解郁之功。二药配伍治疗多囊卵巢综合征肝气郁结、气血瘀滞致月经量稀少、经闭、痛经、胸腹胀刺痛等症，使气行血行，血行气畅，冲任胞脉通利。

神曲配砂仁：神曲性温、味甘、辛，归脾、胃经，具健脾和胃、醒脾消食之功。砂仁味辛，性温，归脾、胃、肾经，具温脾化湿、开胃理气之功。二药配伍治疗多囊卵巢综合征见脾虚难运、痰滞食积、脘腹胀满、食欲缺乏等症。

桂枝配制附子：桂枝辛、甘、温，归肺、心、膀胱经，具解表和营、通阳散寒、温化水气、通络活血之功。制附子辛、甘，大热，归心、肾、脾经，具补火助阳、散寒止痛之功。二药配伍治疗多囊卵巢综合征脾肾阳虚、阴寒内盛、痰瘀阻胞、宫寒不孕、闭经、痛经等症。桂枝擅温经散寒，通阳化水，通络活血；制附子擅补火助阳，消阴寒水湿，两者相得益彰。

白芥子配法半夏：白芥子性温，味辛，入手太阴经，有温里化痰、开宣肺气、透达经络、散结消肿之功，尤善祛寒痰及皮里膜外之痰。法半夏辛、温，归脾、胃、肺经，有燥湿化痰、和胃止呕之功。二药配伍治疗多囊卵巢综合征脾肾阳虚、阴寒内盛、痰瘀阻胞，见胸胁胀满、反胃泛恶、呕吐痰涎、纳呆便溏等症。

【验案赏析】肖某，女，28岁，贵阳清镇牛场镇农民。因葡萄胎后不避孕2年未孕，于2003年8月20日初诊。自述5年前结婚，婚后半年受孕早孕反应重，停经3个月后出现阴道流血伴小腹隐胀痛，到当地县医院诊断为葡萄胎，当即收住院，按葡萄胎常规处理清宫2次，述第1次清宫出血较多，第2次清宫术后阴道流血半月干净。出院后常感口干舌燥、夜间盗汗、手足心烦热、腰膝痠软、睡眠不实。月经3个月复潮，量少明显用纸2片。以后月经常推后2～3月一次，量不多。患者遵医嘱用避孕套避孕2年后试孕而2年未孕，在农村未明确诊断和规范治疗。因盼子心切，每至月经逾期不来，常有早孕反应，月经来潮后又失望不已。就诊时患者形体消瘦，少言寡语，面有暗斑，问及病情潸然泪下。除上述症状外，还有乳胀胸闷、带下量少等症状。月经仍为2～3月来潮一次，量不多，色暗有小血块。舌体瘦暗红，苔薄黄少津，脉沉细数。就诊时已停经42天，B超提示双卵巢多囊样改变，子宫内膜4 mm。子宫输卵管碘油造影术示子宫形态正常，双侧输卵管通畅，无结核征象。女性性激素检查：FSH 7.52 IU/L，LH 18.21 IU/L，

PRL 22.01，E_2 72.12 ng/L，Pro 2.17μg/L，T 1.67μg/L；LH/FSH > 2.0。中医诊断：不孕（肝肾阴虚，肝郁血瘀）；西医诊断：①多囊卵巢综合征；②继发不孕。拟滋养肝肾、疏肝活血、调经助孕法治疗。选方：左归丸加味。组成：熟地黄 30 g，菟丝子 15 g，龟甲胶（烊化）15 g，鹿角胶（烊化）15 g 山药 15 g，山茱萸 12 g，枸杞子 15 g，怀牛膝 12 g，柴胡 10 g，丹参 15 g，当归 15 g，川芎 15 g，香附 15 g，玉竹 15 g，地骨皮 12 g。每日 1 剂，水煎内服，每日 3 次，每次 200 mL。嘱其注意情绪调理，少食辛辣油腻食物，鼓励患者树立信心有望生子。如服药后无不适，上方服至经来，月经期停服，月经干净 2 天后继续服药。

二诊（2003 年 9 月 30 日）：服药 5 周后月经在 5 天前来潮（周期 77 天），经量稍增，3 天净，经来腰膝酸软、口干盗汗乳胀症状均有减轻。情绪较初诊时明显好转，可见笑颜。方不更张续服至经来。

三诊（2003 年 11 月 22 日）：服药 50 天，月经在 7 天前来潮，量增多，用卫生巾 7 片，5 天净，余症改善明显。上方续服并嘱患者经来 3 天复查女性性激素。

四诊（2004 年 1 月 5 日）：月经 40 天来潮，经量尚可，来潮第 3 天复查女性性激素 LH/FSH 比值已正常。上方去丹参、怀牛膝、柴胡，加覆盆子 15 g，续服至月经来潮后停药试孕。

五诊（2004 年 5 月 5 日）：末次月经 3 月 16 日，已停经 50 天，尿 hCG 阳性，B 超提示宫内妊娠。

【按语】患者因葡萄胎后二次清宫，流血较多，阴血大亏，血海空乏，致月经稀少；口干舌燥，夜间盗汗，手足心烦热，腰膝酸软，睡眠不实，带下量少等症，均因肝肾阴虚、精血不足所致；因数年不孕，盼子心切，情怀不疏，久致肝郁血瘀，面有暗斑，乳胀胸闷；气机郁滞，致冲任不畅，加重月经稀少。肝肾阴虚，冲任阻滞，不能摄精成孕。丁老用左归丸加味获效，方中重用熟地黄为君药，甘温滋肾，填补真阴；菟丝子、枸杞子补肝肾，益精血；鹿角胶、龟板胶合用，可沟通任督二脉，共助熟地黄益精填髓、滋补真阴之力；山药、山茱萸滋肾补脾固精，涩精敛汗；牛膝补肝肾、壮腰膝并引药下行。丁老在上方中加柴胡、香附疏肝理气；丹参、当归、川芎养血活血调经；玉竹、地骨皮养阴清热。诸药合用，滋补肝肾，益精填藏，疏肝活血，调经助孕，使多年不孕治愈。

参 考 文 献

［1］丁丽仙. 名老中医丁启后治疗多囊卵巢综合征导致不孕案例举隅［J］. 光明中医，
　　2013，28（12）：2626 – 2627.
［2］丁丽仙. 名老中医丁启后诊治多囊卵巢综合征的经验介绍［J］. 贵阳中医学院学报，
　　2013，35（3）：1 – 2.

匡继林教授运用自拟方治疗多囊卵巢综合征经验

【名医简介】 匡继林，女，中西结合妇科博士，主任医师、教授、知名专家，博士研究生导师。现任湖南中医药大学第二附属医院（湖南省中医院）妇科主任，第三批国家级名老中医谢剑南教授的学术继承人，现为国家中医管理局重点专病不孕症专科负责人。被评为湖南省自然科学基金评审专家、湖南中医药管理局科研咨询专家库成员、湖南省科技奖励评审专家库成员。主持及参与多项省厅级及国家级科研课题，并获得多项科技进步奖。在国家核心刊物发表专业论文 30 余篇，出版学术专著 4 部。对妇科各种疾病均有其独到的见解，特别擅长于治疗不孕症（输卵管炎性不孕及多囊卵巢等引起的排卵功能障碍性不孕）、盆腔炎、习惯性流产、功能失调性子宫出血、子宫内膜异位症等妇科疑难杂症。

【经典名方】 归芍地黄汤（出自《症因脉治》）

组成：当归，白芍，生地，丹皮，茯苓，山药，山茱萸，泽泻。

用法：水煎服。

原文：吐血咯血总论，外感吐血：发热烦躁，面赤目赤，口干唇红，夜不得卧，从口吐出，纯血无痰，此外感吐血之症也。若脉芤而涩者，归芍地黄汤。

【学术思想】 匡教授治疗多囊卵巢综合征遵循辨病为先、明确诊断，根据月经周期 4 个时期的不同生理特点及患者体质进行"辨疾病 – 辨时期 – 辨体质"的临床三维辨治，提出以"调肾本、和肝脾、益气血、行冲任、养胞宫、促进卵泡发育与排卵，进而恢复正常月经"的多囊卵巢综合征治疗大法，辨病辨证相结合，因时制宜、因人制宜，临床疗效显著。

【诊断思路】 匡教授认为肾主封藏，肝主疏泄，肾气闭藏可防肝气疏泄太过，肝气疏泄可使肾气封藏有度；而肾虚则闭藏无能，肝气疏泄失职，气机不宣，血为气滞，运行不畅，冲任受阻遂致本病。肾为先天之本，脾为后天之本，肾精不足，先天无法温养激发后天致脾虚，脾失运化，水谷精微不布，日久聚而化湿成痰；痰湿阻滞冲任二脉，经血不得下行而至月经后期、量少，甚至闭经而难以受孕。

【治疗方法】

1. 经后期相当于"卵泡期"，此期主要以阴精不足为生理特点，因经后血海空虚，气血阴阳俱虚，机体处于阴生阳长状态，卵泡处于发育阶段。而"经水出诸肾""经本于肾"，故可通过封藏的肾气充养阴精，此期应采用滋肾补肾的治则，以利先天经血的转化及后天水谷的不断化生，使阴水、精气渐复至盛，为排卵奠定基础，主方用促卵泡汤加减，主要药物组成有熟地黄、首乌、枸杞子、黄精、墨旱莲、当归、山药、菟丝子、肉苁蓉、续断、丹参、女贞子等。按月经周期激素的变化结合中医的认识遣方，如在卵泡发育期，处方用促卵泡汤，用药如熟地黄、首乌、枸杞子、墨旱莲、当归、山药、续断、丹参、女贞子、黄精等，以补肾养血为主；而根据阴阳学说，"壮火食气""少火生气"，故在滋阴补肾药中佐以菟丝子、肉苁蓉等补阳药以阳中求阴，使阴精生化无穷。

2. 经间期相当于"排卵期"，此期阴精充盛、气血充盛至"重阴阶段"，卵泡发育成熟，重阴必阳，在肾阳的温煦之下，便开始了月经周期中的第一次阴阳转化，转化的结果是排卵、黄体形成、子宫内膜由增生期转成分泌期。此期主方用促排卵汤加减，药物组成有当归、茺蔚子、丹参、桃仁、鸡血藤、赤芍、泽兰、香附、菟丝子、红花、续断等，肾阴虚加女贞子、墨旱莲，肾阳虚加仙茅、淫羊藿。排卵期是阴阳转换之时，需加助阳药及活血化瘀之品以促进排卵，治疗上应采取补肾养血，活血化瘀，因势利导，促进排卵。处方用促排卵汤，用药处方当以补肾温阳佐以化瘀之品，用药如续断、菟丝子、丹参、桃仁、鸡血藤、赤芍、泽兰、香附、红花；如活血药无效，可加小剂量破瘀消癥的虫类药如水蛭、地鳖虫等。现代药理研究发现补肾养血药可显著增强大鼠子宫及卵巢重量，提高血清雌激素含量，增加大鼠卵巢的卵泡数及卵泡直径。

3. 经前期相当于现代医学的"黄体期""子宫内膜分泌期"，此期阴血由生至化，机体由阴转阳，阳气逐渐增长，血海逐渐充盈，黄体由成熟至退化，子宫内膜处于分泌中、晚期，月经将至，此期属于"阳长阶段"。故治疗上应着重于阳，以维持基础体温的高相水平。然肾为水火之脏，"静则藏，动则泄"，因此宜温肾调肝，佐以引血下行，调补冲任，以水中补火，阴中求阳，达到阴阳平衡、黄体发育良好的状态。方用促黄体汤，主要药物为柴胡、白芍、熟地黄、菟丝子、当归、枸杞子、墨旱莲、续断、香附、川芎、益母草、淫羊藿、鹿角胶等加减。若处黄体形成期，处方当以补肾固冲任为主，佐以行气活血化瘀之品，促进阴阳顺利转化的黄体汤，以熟地黄、菟丝子、淫羊藿、续断、桑寄生、鹿角胶等补肾助阳以促进黄体功能，从而改善内分泌系统的调节功能；若处黄体萎缩期，处方当以理气活血调经为主，药物组成有制香附、川芎、归尾、益母草、熟地黄、菟丝子等加味活血理气调经，顺利过渡进入月经期。

4. 月经期，此期气血阴阳俱盛，血海由满而溢，子宫内膜脱落，基础体温骤降，月经来潮，阳长至极，重阳必阴，实现了月经周期中阴阳的第二次转化，为"阴化阶段"。治疗上，方用活血通经汤，药物组成有丹参、赤芍、泽兰、益母草、香附、川牛膝、熟地黄、川芎、白芍、桃仁、红花、淫羊藿、山楂、菟丝子、当归、枸杞子等。在月经期，处方当以补肾通经为主，用桃红四物汤等加川牛膝、益母草以加强活血调经功效及祛瘀生津作用，促月经畅下为顺，方以通为顺，活血理气调经，因势利导，促进子宫内膜脱落，使瘀血去，新血生，继而开始新周期的轮回。

【治疗绝技】匡教授采用西医检测方法明确多囊卵巢综合征诊断，根据月经周期4个时期的不同生理特点及患者体质进行"辨疾病－辨时期－辨体质"临床三维辨治。①辨病为先，明确诊断。②辨别时期，依时构案。匡继林教授模拟现代医学的"乙黄周期"，即卵泡期、排卵期、黄体期及月经期4个不同时期多囊卵巢综合征患者进行辨证处方，构建多囊卵巢综合征周期治疗方案。匡教授认为多囊卵巢综合征的发病以肾虚为本，涉及肝脾、气血、冲任、胞宫、卵泡发育与排卵异常，提出以"调肾本、和肝脾、益气血、行冲任、养胞宫、促进卵泡发育与排卵，进而恢复正常月经"的多囊卵巢综合征治疗大法，贯穿于周期治疗之中。另外，匡教授善于兼辨体质，随症加减。月经周期不同时期根据患者体质情况进行药物加减：气虚体质加党参、黄芪、白术等；血虚体质加当归、熟地黄等，补血药加重用量；阴虚体质加女贞子、墨旱莲，阴虚体质出现口干，在肾阴虚的基础上加葛根、玄参、麦冬，阴虚体质出现情绪焦虑、心烦易怒、口干口苦，在阴虚的基础上加丹皮、栀子；阳虚体质加仙茅、淫羊藿，阳虚体质伴随出现睡眠差、怕冷，在阳虚的基础上加炙远志、酸枣仁、夜交藤；肾虚而阴阳体征不明显，加女贞子、墨旱莲、淫羊藿；痰湿体质加薏苡仁、竹茹、陈皮、法半夏、香附、茯苓等。

【验案赏析】李某，女，28岁，职员。2015年6月22日初诊。主诉：月经紊乱2年，停经3个月。患者自诉既往月经规律，14岁初潮，行经5~6天，周期28~30天，量中等，色暗红，无痛经。2年前行人流术后月经紊乱，行经4~5天，周期45天~3个月，末次月经2015年3月10日，经量较既往减少，色暗红，无痛经。现症见：下腹无胀痛，偶腰酸痛，精神欠佳，无口干口苦，身体偏瘦，面部痤疮，夜寐安，二便调，舌质暗红，苔薄白，脉沉涩。既往体健，否认药物、食物过敏史，已婚，孕2产0人流2，丈夫体健；父亲有糖尿病、高血压病史，母亲体健。妇科检查：外阴已婚型，阴毛浓密呈菱形分布同肛毛相连；阴道畅，内可见少量白色分泌物；宫颈光滑，大小、质地可；子宫前位，大小、活动度可。双附件未扪及明显异常。辅助检查：尿hCG阴性；阴道腔内彩超示子宫大小50 mm×43 mm×40 mm，子宫内膜厚约9 mm，双侧卵巢40 mm×30 mm×30 mm（左），42 mm×38 mm×29 mm（右），双侧卵巢多囊样改变；空腹血糖5.6 mmol/L，胰岛素25.5 mmol/L；性激素六项：FSH 5.12 IU/L，LH 13.25 IU/L，T 2.51 ng/mL，PRL 20.28 ng/mL，E_2 29 ng/mL。西医诊断：多囊卵巢综合征；中医诊断：月经后期，肾虚血瘀证。治法：补肾活血，化瘀通经。方用补肾活血调肝汤加味。组成：枸杞子10 g，菟丝子10 g，女贞子10 g，墨旱莲10 g，黄精10 g，紫石英30 g，益母草30 g，柴胡6 g，当归10 g，川芎6 g，桃仁10 g，红花10 g，赤芍10 g，丹参10 g，路路通10 g，甘草6 g。7剂，日1剂，水煎服，分早晚两次温服。患者血清胰岛素偏高，嘱同时服二甲双胍1片，一天一次改善胰岛素抵抗。

二诊：2014年7月1日。患者诉上药服至第6剂，月经来潮，末次月经2015年6月27日，量中等，色鲜红，无痛经。今为月经第4天，舌质暗红，苔薄白，脉沉细。无特殊不适，遂予促卵泡汤加减以滋阴补肾养血，"经水出诸肾"，肾为经水之源，肾阴为月经来源的物质基础。治法以滋肾益阴养血为主。但阴阳互根，故不忘补阳兼顾肾气，药用熟地黄15 g，首乌15 g，菟丝子15 g，枸杞子15 g，墨旱莲15 g，女贞子15 g，肉苁蓉10 g，淫羊藿15 g，当归10 g，山药15 g，甘草6 g。7剂。

三诊：2015年7月12日。患者诉腰酸痛，余无特殊不适，舌质暗红，苔薄白，脉沉细。予以促排卵汤补肾养血，活血化瘀，药用当归10 g，茺蔚子10 g，丹参10 g，桃仁10 g，鸡血藤15 g，香附10 g，赤芍10 g，泽兰10 g，莲子10 g，红花10 g，菟丝子15 g，女贞子15 g，墨旱莲15 g，续断15 g，杜仲10 g，甘草6 g。5剂。

四诊：2015年7月17日。患者诉近日白带量多，如蛋清样，无外阴瘙痒，左下腹阴胀痛，无腰酸痛，自测排卵试纸阳性，余无特殊不适，舌质暗红，苔薄白，脉细。从患者临床表现来看，患者有排卵迹象，今予促黄体汤加味，药用柴胡10 g，白芍10 g，熟地黄15 g，菟丝子15 g，当归10 g，枸杞子15 g，墨旱莲15 g，续断15 g，何首乌10 g，女贞子10 g，山药15 g，丹参10 g，川牛膝10 g，甘草6 g。10剂。

此后患者定期复诊，在"辨疾病－辨时期－辨体质"的治疗指导原则下予中药治疗3疗程后，患者月经规律来潮，复查阴道腔内彩超示子宫大小49 mm×42 mm×41 mm，双侧卵巢40 mm×30 mm×30 mm（左），42 mm×38 mm×29 mm（右），双侧附件未见明显异常。半年后电话随访患者，月经规律，量色质均正常。

【按语】本例患者根据月经周期延迟，面部痤疮，阴毛浓密，结合其盆腔彩超结果及LH/FSH＞2，诊断为多囊卵巢综合征。根据患者发病诱因，人流术后，加之偶腰酸痛，结合舌脉象，辨证为肾虚血瘀，匡教授根据中药人工周期，以补肾为根本，兼顾肝、脾，灵活化裁，病证结合，兼辨体质，用药平和，滋而不腻，温而不燥，通而不破，疗效确切，值得临床推广。且现代药理研究显示，补肾活血的中药对下丘脑－垂体－卵巢－子宫轴有多层次、多靶点器官的调节作用，可显著加强雌激素对子宫的促进作用，增强垂体的应激能力和卵巢内激素受体水平。

参 考 文 献

[1] 刘奇英，徐佳，匡继林．匡继林教授治疗多囊卵巢综合征的辨治思路［J］．湖南中医药大学学报，2016，36（5）：54－57.

第四节　外阴白色病变

魏绍斌教授运用归芍左归饮治疗外阴白色病变经验

【经典名方】 左归饮（出自《景岳全书》）

组成：熟地黄二三钱至一二两（9～30 g），山药二钱（6 g），枸杞子二钱（6 g），炙甘草一钱（3 g），茯苓一钱半（4.5 g），山茱萸一二钱（3～6 g，畏酸者少用之）。

用法：常法煎服。

原文：真阴不足，症见腰酸遗泄，头晕目眩，口燥咽干，盗汗，舌红苔少，脉细数。

【学术思想】 张三锡《医学准绳六要·治法汇》指出"瘦人燥痒属阴虚"，魏教授认为本病的病变部位虽在外阴，但其发生与脏腑、经络、气血密切相关。肾开窍于二阴，藏精主生殖，荣阴器。肝之经脉绕阴器，主藏血。故外阴白色病变发病内因当为肝肾阴虚，而风、热、燥、湿、瘀为致病之外因，内因为本，外因为标。

【诊断思路】 魏教授认为女阴的正常与否能反映肾中精气和肝血的盛衰，肾之阴精充足，肝之阴血旺盛，阴窍得精血濡润，则外阴发育正常，色泽濡润。若先天不足，胎堕甚密，久病失养，或年老肾虚等，皆可耗伤肾精，肾精不足无精化血，则肝血亏虚。血虚阴部肌肤失于濡养而致色素减退或萎缩；血虚生风化燥，致风燥阻络，或恰遇风、热、燥、湿之邪客于阴部，使阴部经络阻滞，蕴久血络瘀阻，均可致阴部瘙痒；瘀阻日久，甚至瘀滞不通，可致阴部皮肤增厚。魏教授在临床观察中指出，患者抗病能力低下，或久居潮湿、阴暗、湿热及干燥风冷的环境中，或嗜食辛辣肥甘厚腻之物，均易致外阴白色病变的发生。

【治疗方法】 魏教授根据外阴白色病变以肝肾阴虚为本，风、热、燥、湿、瘀为标的病机，针对外阴瘙痒，夜甚，或伴有外阴干涩疼痛及外阴黏膜变白、粗糙、萎缩或增生破裂等症状，以益肾养肝为治疗大法，采用中药内服配合外洗、外搽，收效颇佳。内服药以归芍左归饮为基础随症加减。基本方药为当归、白芍、熟地黄、山药、山茱萸、枸杞子、茯苓、甘草。左归饮出自《景岳全书》，原方主治真阴不足、腰酸遗精、盗汗、口燥咽干、口渴欲饮等。方中熟地黄补血养阴，填精益髓。《本草纲目》言："填骨髓，长肌肉，生精血。补五脏内伤不足，通血脉，利耳目，黑须发，男子五劳七伤，女子伤中胞漏，经候不调，胎产百病。"山药健脾补虚，滋肾益精，润皮毛。枸杞子甘平而润，能补肾、润肺、生精、益气，现代药理研究证明其有调节免疫、抗衰老、保护生殖系统等作用。茯苓健脾利水渗湿、宁心。山茱萸补益肝肾，现代药理证明其具有调节免疫的作用，可扶助正气，防止疾病复发。炙甘草益气补虚。魏教授在原方基础上加用当归以补血活血，白芍以柔肝养血，正所谓"治风先治血，血行风自灭"，诸药合用，益肾养肝，气血同调。

【治疗绝技】 魏教授临床随症加减，若瘙痒严重，表明血虚生风化燥，酌加鸡血藤、防风、地肤子、荆芥养血祛风止痒。如外阴皲裂和溃疡，是为阴疮，为湿热下陷所致，则在益肾养肝的基础上加土茯苓、大青叶、连翘清热除湿敛疮；若外阴肥厚粗糙，表明局部气血瘀阻，加用鸡血藤、丹参、莪术活血通络；少气无力、头晕自汗、外阴萎缩者，加黄芪补气敛疮；情绪急躁、失眠多梦者，加香附、佛手、酸枣仁、首乌藤疏肝解郁、养心安神；带下量多色黄者，加苍术、黄柏清热除湿止带。

魏教授强调，外阴白色病变属妇科疑难杂症，患者多病程长久，治疗此病，一定要内外合治，综合调理，方能见效。魏教授自拟中药熏洗方，药如蛇床子、苦参、黄柏、地肤子、生荆芥、白鲜皮、防风、丹皮、补骨脂等，煎水，先熏蒸、后坐浴。蛇床子苦能除湿，辛能润肾，甘能益脾，温能散寒；地肤子、黄柏、苦参共奏清热燥湿止痒之功；白鲜皮、生荆芥、防风均可祛风燥湿止痒；补骨脂壮肾阳，温脾阳，暖丹田，现代药理研究证实，其含有丰富的维生素 E，可促进皮肤黏膜血液循环，同时具有色素新生作用。临床上，魏教授或以白黄苦参洗剂熏洗，再外搽黄芪霜，瘙痒严重者，可用地塞米松研末与黄芪霜调和后外搽。现代药理研究表明，黄芪可扩张外周微血管，加快微循环血流速度，还能提高 T 细胞活性，促进肌肤修复。如此内服、熏洗、外搽，三位一体，用于外阴白色病变临床疗效显著。

【验案赏析】 江某，女，36 岁。2015 年 12 月 28 日初诊。2 年前无明显诱因出现外阴瘙痒，夜间尤甚。孕 4 产 1，人流 3 次。某院外阴活检术提示外阴营养不良（鳞状上皮增生，上皮内色素细胞缺失，上皮下纤维组织增生，少量淋巴细胞浸润）。平素白带量少，色白质稠。间断西药外洗、外搽治疗，效果欠佳，瘙痒反复发作。刻诊：患者外阴瘙痒，夜间尤甚，情绪急躁，夜寐难安，乳头干痒，纳可，大便稍干，舌红，苔白而干，脉弦细。妇科检查见两侧小阴唇淡褐色，稍萎缩，大小阴唇间沟有搔抓痕。白带常规检查未见异常。电子阴道镜检查提示外阴色素减退萎缩，外阴营养不良。西医诊断为外阴白色病变，中医诊断为阴痒，证属肝肾阴血亏虚，血虚生风化燥。治宜补益肝肾，养血润燥，祛风止痒。方用归芍左归饮加味，药物组成：当归15 g，白芍20 g，熟地黄15 g，山药15 g，山茱萸15 g，枸杞子15 g，茯苓15 g，甘草6 g，鸡血藤20 g，补骨脂20 g，防风15 g，地肤子15 g，荆芥15 g，香附15 g，酸枣仁15 g。8剂，3天2剂，水煎，每日3次温服，经期不停药。同时予白黄苦参洗剂4瓶，配合温水熏洗外阴，再外搽黄芪霜，经期停用。凡5诊，约3个月之后患者无明显外阴瘙痒，阴唇间沟搔痕痊愈，外阴皮肤较前润泽。

【按语】 外阴白色病变的病因不明，临床缺少有力的防治措施。本病经典的西医治疗方案是口服维生素E及局部应用糖皮质激素、性激素进行保守治疗，用药后症虽可迅速缓解，但停药后易复发，特别令患者不安的是外阴皮肤黏膜始终难以恢复正常形态。魏教授紧紧围绕该病肝肾阴虚之病机，采用中药内服、熏洗、外搽等综合疗法，取得了显著疗效。在解除本病诸症中，以痒痛症状消失最快，多数患者经治1周痒痛症状即消失，然后皮肤颜色、弹性逐渐恢复正常。

参 考 文 献

[1] 赵文娟，屈丽媛，周丽. 魏绍斌教授益肾养肝法治疗外阴白色病变经验［J］. 国医论坛，2017，32（1）：28－29.

韩延华教授运用外阴白斑洗方治疗外阴白斑经验

【经典名方】 外阴白斑洗方（韩延华教授经验方）

组成：苦参25 g，儿茶25 g，枯矾10 g，百部15 g，蛇床子25 g，地肤子 25 g，白鲜皮 25 g，白头翁 25 g，金银花 20 g，连翘 20 g，当归 20 g，炙首乌 30 g，鹤虱子 25 g，黄柏 20 g，补骨脂 25 g。

用法：自拟外阴白斑洗方加水煎煮，每剂煎煮 2 次，每次煎出 600～800 mL 药液，先熏洗 10 分钟，待药液微热用药液反复冲洗患处，最后将患处全部浸入药液中 20 分钟，早晚各一次。

【学术思想】 韩教授认为阴器属于肝，通于肾与膀胱，合于脾胃，督脉络之，带脉束之，冲任渗灌之，阳明润之。故韩教授以补益肝肾、清热祛湿止痒为治疗原则，中西医结合治疗本病。

【诊断思路】 韩教授认为外阴白斑病机，一为肝肾不足，或年老体衰，精血亏损；或久病不愈，阴血不足而致肝肾阴虚，肝脉过阴器，司二阴，肝肾阴虚，精血亏少，冲任血虚阴部肌肤失养，阴虚生风化燥，风动则痒。二为肝经湿热，郁怒伤肝，肝郁化热，肝气犯脾，脾虚湿盛以致湿热互结，而发痒痛。

【治疗方法】 韩教授以补益肝肾、清热祛湿止痒为治疗原则，自拟方药外阴白斑洗方中药熏洗坐浴，配合局部外抹重组人干扰素 α-2b 凝胶与口服育阴丸或妇科养荣胶囊，临床效果满意。

【治疗绝技】 外阴白斑是妇科常见疾病，较难治愈。韩教授认为应该以补益肝肾、清热祛湿止痒为治疗原则。自拟外阴白斑洗方中何首乌归肝肾经，炙用补益精血，现代药理研究表明，首乌有增强免疫、抗炎杀菌的作用；补骨脂补肾壮阳，现代药理研究表明，补骨脂酚有雌激素样作用，可增强免疫功能；苦参、地肤子、白鲜皮、黄柏清热燥湿止痒；白头翁、金银花、连翘清热解毒；枯矾、蛇床子燥湿解毒杀虫，蛇床子有性激素样作用与抗真菌、抗滴虫作用；当归补血活血，既可改善局部血运，促进循环，增强患处代谢能力，又可起到止痛之功。本方从多方面着手，标本兼治，故疗效显著。配合口服育阴丸补气养血，祛风止痒，外抹重组人干扰素 α-2b 凝胶止痒、消炎、抗病毒。内治法与外治法配合，中医治疗与西医治疗配合，全面治疗，标本兼治，故疗效显著。

【验案赏析】 曹某，女，35 岁，2012 年 3 月 20 日初诊。主诉：阴道外阴瘙痒痛时有灼热感 3 年余。现病史：平素腰疼、倦怠、乏力、性情急躁、性交痛，四诊所见：体型偏瘦、面红、舌质红、苔薄黄、脉细数。妇科检查：外阴大小阴唇萎缩，黏膜皮肤菲薄，多处裂痕抓痕，色素脱失，波及肛周，阴道通畅，分泌物量少，质稀，色白，无异味，宫颈呈柱状，表面光滑；触诊：子宫大小正常，无压痛及抬举痛，双侧卵巢未触及。分泌物检查：未见明显异常。中医诊断：阴痒，外阴白斑（肝肾阴虚，外阴失养）。西医诊断：外阴营养不良。治宜补肾养肝，益冲祛邪止痒。方药：三联法治疗（中药熏洗，口服丸药，外涂干扰素）。蛇床子 20 g，地肤子 20 g，白头翁 20 g，金银花 20 g，连翘 20 g，当归 20 g，制何首乌 20 g，鹤虱子 20 g，黄柏 20 g，补骨脂 20 g，黄芪 20 g，10 剂，熏洗坐浴，每天 1 剂，水煎 200 mL，早晚温服。嘱忌食辛辣，勿剧烈运动。口服：育阴丸（院内制剂）。组成：熟地黄、续断、桑寄生、枸杞子、山茱萸、牡蛎、怀牛膝、生杜仲、龟板、女贞子、白芍、阿胶、甘草。外涂：重组人干扰素。连续 3 个月治疗。

【按语】 该患者病史长达 3 年余，全身症状属肝肾阴虚，腰为肾之外府，肾主骨生髓，开窍于二阴，肾虚则腰府失养，腰痛，周身倦怠乏力，外阴失养。肝经循于阴器，肝藏血调情志，肝之阴血亏虚则情志不畅、烦躁易怒，外阴失养，则性交疼痛，再加湿热毒邪浸淫外阴，日久伤正，正虚不能滋润阴器，致使其外阴大小阴唇萎缩，黏膜皮肤菲薄，色素脱失。因气血亏虚则局部瘙痒，治以补肾养肝，益冲祛邪止痒。现代药理研究表明白头翁具有抗阿米巴原虫、阴道滴虫及抗菌等作用，该药入大肠、肝、胃经，能够清热凉血、解毒，与当归、首乌、补骨脂相配伍对肝肾阴虚型疗效尤佳；金银花、连翘清热解毒，与苦参、儿茶、枯矾相配伍对肝经湿热型疗效明显。黄芪补气扶正，托毒生肌，防止局部黏膜萎缩，该病易在春、秋季节复发或加重，应用上述方药外洗，在改善疹痒症状及局部组织弹性、色素复发方面有显著疗效。同时加以口服院内制剂育阴丸（韩老的经验方）补肾填精，益气调冲，缓解周身症状。重组人干扰素局部外搽，加强局部免疫力，协同中药熏洗坐浴。

参 考 文 献

[1] 齐娜，冯聪，韩延华. 韩延华诊治外阴白斑经验 [J]. 河南中医，2017，37（6）：974－976.

第五节　乳腺增生病

【经典名方】毓麟珠（出自《景岳全书》）

组成：人参、白术（土炒）、茯苓、芍药（酒炒）各二两为末（60 g）、川芎、炙甘草各一两（30 g），当归、熟地黄（蒸，捣）、菟丝子（制）各四两（120 g），杜仲（酒炒）、鹿角霜、川椒各60 g。

用法：上为末，炼蜜丸，弹子大。每空心嚼服一、二丸，用酒或白汤送下，或为小丸吞服亦可。

原文：治妇人血气俱虚，经脉不调，或断续，或带浊，或腹痛，或腰酸，或饮食不甘，瘦弱不孕，服一、二斤，即可受胎。凡种子诸方，无以加此。

【学术思想】中西医理论结合认为月经周期中激素水平的变化与阴阳的消长密切相关，乳腺增生病的发生为阴阳消长转化不利所致，与肾、肝两脏关系密切。夏老将治疗妇科疾病的补肾调周疗法引入到乳腺增生性疾病中，疗效显著，经验独特。在月经周期中，经后期以阴为主，阴长至月半达重阴水平，重阴必阳，阴转化为阳，此后阳长阴消，经前阳至重阳，然阴虽消而消中有长，长盛于消，但仍以重阳为主，重阳必阴，转化开始，进入行经期，阳随血泄，让位于阴。这种周期转化，是在肾气-天癸-冲任轴调控下完成的。

【诊断思路】夏老根据妇女月经周期中阴阳消长转化的规律，把女性的一个月经周期分为4个阶段：经后卵泡期、经间排卵期、经前黄体期、行经期。依据各个阶段阴阳消长转化的特点制定相应的治疗措施。经后期以阴长为主，治以补肾养阴，维持阴长至重；排卵期则重阴转阳，开始月经周期中的第一次转化，转化的结果为排卵，治宜补肾调气血促排卵；经前期则以阳长为主，治以补肾助阳，维持阳长至重；行经期则为月经周期中的第二次转化，重阳转阴，月经来潮，此阶段以疏肝理气调经为主。此法适应人体自身规律，增强了患者体质，促进患者康复。夏老认为乳癖之症发于外而根于内，与肾阴阳消长转化之不足有关，即肾虚偏阳，阳长不及，阳不能助肝脾气血以运转。以疏发而致肝郁脾虚，影响到乳层的气血失调，气血不畅，痰湿凝滞，与血瘀蕴结而成斯候。故临证遵循治病求本原则，以补肾调周法为根本治法。佐以疏肝理气、和营活血、化痰软坚等法，常应手辄效。

【治疗方法】在辨治方面，夏老提倡局部疗法与整体疗法相结合，外治与内治相结合，药治与心理疏导相结合。在局部治疗方面，外治可用阳和解凝膏或有消散癥瘕作用的敷贴药膏敷贴乳房肿块处。

【治疗绝技】补肾调周法是夏老创立治疗妇科疾病的经典理论，就是在顺应妇女月经周期演化规律的同时，旨在增强患者体质的治疗方法。整体治疗要从根本上论治，以补肾调阴阳为主，按月经周期的阶段特点进行论治。经后期以滋阴养血为主，常用归芍地黄汤加减。药用当归、白芍、山药、地黄、丹皮、茯苓、泽泻等。排卵期以滋阴为主，佐以助阳，兼调气血，自拟补肾促排卵汤。药用当归、赤芍、白芍、怀山药、地黄、丹皮、茯苓、续断、菟丝子、红花。经前期为阳长期，乳腺增生患者在这个时期乳房肿块往往增大变硬，疼痛加重，夏老认为这个时期治疗最为重要，应养血助阳、软坚散结、疏肝理气，方取毓麟珠合越鞠二陈汤加减。药用当归、白芍、怀山药、丹皮、茯苓、续断、鹿角片、山甲片、菟丝子、五灵脂、青陈皮、制香附、制苍术。行经期以理气调经为主，以利经血排泄，方用越鞠丸合五味调经散加减。药用制香附、制苍术、丹参、五灵脂、生山楂、益母草、赤芍、泽兰等。此外，还当结合患者具体情况辨病与辨证相结合。夏老认为治疗乳腺增生肾气是核心，胞宫和乳房是性腺轴的靶器官。因此治疗乳腺增生从肾入手，通过补肾来平衡肾中水火，兼及心肝脾以治标，按月经周期变化服药，顺应妇女生理阴阳消长的变化规律，从而激发卵巢自身的生理潜能，改善其内环境，达到阴阳平衡，此即所谓"因势利导"。

【验案赏析】秦某，36岁，会计。2004年11月初诊。两乳胀痛渐重2年；乳房胀痛尤以经前期为甚，伴有胸闷烦躁，肋胁作胀，腹胀腰酸。月经史：14326～27，量偏少，色紫红，有血块，经行第1天腹痛；生育史：1-0-1-1。B超示双乳腺结节状增生。刻下经周第23天，乳房胀痛难忍，伴有胸闷烦躁，肋胁作胀，腹胀腰酸，寐欠安，纳可，小便调，大便艰行，舌淡苔腻，脉弦细。夏老按经前期论治，治以补肾助阳，疏肝理气，方取毓麟珠合越鞠丸加减，药用：当归10 g，赤芍10 g，白芍10 g，山药10 g，干地黄 10 g，丹皮 10 g，茯苓 10 g，鹿角片 12 g，五灵脂 10 g，绿萼梅 6 g，制香附 10 g，续断 10 g，钩藤 12 g，青皮 10 g。日 1 剂，水煎服，每日服 2 次，服药 5 剂。

二诊：患者诉服上药乳痛缓解，大便调，仍眠差，适值月经来潮治以疏肝调经，方取越鞠丸合通瘀煎加减，药用：制香附 10 g，续断 10 g，钩藤 12 g，青皮 10 g。日 1 剂，水煎服，每日服 2 次，服药 5 剂。

三诊：患者诉服上药乳痛缓解，大便调，仍眠差，适值月经来潮，治以疏肝调经，方取越鞠丸合通瘀煎加减，药用：制香附 10 g，制苍术 10 g，茯苓 10 g，丹参 10 g，五灵脂 10 g，生山楂 10 g，益母草 10 g，桃仁 10 g，红花 5 g，合欢皮 10 g，龙胆草 15 g，川牛膝 10 g。3 剂。

四诊：患者诉诸证改善，转从经后期论治，以滋阴养血为主，方取二至地黄丸加减，药用：女贞子 12 g，墨旱莲 12 g，山药 10 g，干地黄 10 g，丹皮 10 g，茯苓 10 g，山茱萸 9 g，续断 10 g，桑寄生 12 g，钩藤 12 g，青皮 10 g，绿萼梅 6 g。7 剂。

五诊：服上药后患者诉带下增多，呈拉丝状，予其补肾促排卵汤，同时适当加入调理脾胃之品，药用：紫丹参、赤芍、白芍、山药、山茱萸、丹皮、茯苓、续断、菟丝子、鹿角片、五灵脂各 10 g，广木香 9 g，红花、荆芥各 6 g。7 剂。如此调治 3 个月后，疼痛大有缓解，患者诉唯经前略乳胀，目前尚在调理中。

【按语】乳房不仅是女性最显著的第二性征，也是广义生殖系统中的一个组成部分。乳房的发育、成熟、稳定、既而衰退、萎缩，虽然与肾、肝、胃及冲任等脏腑经络有关，但主要是与肾气、天癸有关，与天癸中的阴阳消长转化的节律运动有关。夏老认为乳腺增生病本质上与阴阳消长转化的周期失调有关，故要从根本上论治，以补肾调阴阳为主，按月经周期的阶段特点进行论治。但其形成与发展，与心肝的关系也很密切，所以在运用调周法的同时兼顾肝和心。如上述病案中佐以钩藤、青皮、绿萼梅、制香附等获效更佳。

参 考 文 献

[1] 景彦林，罗雪，戴慎. 夏桂成运用调周法治疗乳腺增生经验 [J].中医杂志，2006，47（1）：14.

[2] 范欢欢，夏桂成，谈勇. 国医大师夏桂成调理经期用方探析 [J].中华中医药杂志，2017，32（9）：4015-4017.

张震教授运用疏调气机汤治疗乳腺增生症经验

【名医简介】张震，男，云南省中医中药研究院资深研究员、主任医师，硕士研究生导师，云南中医药大学名誉教授。1954 年参加工作，1959 年 7 月起从事中医药临床、科研、教学工作，至今已 60 余年。张震教授临床诊疗经验丰富，理论研究成果丰硕，治学严谨，关注现代中医药研究信息，擅于继承古今前辈诸家学说并有所创新，重视辨证论治，是我国研究证候学的先驱和著名学者。他对常见病的治疗有独到之处，擅治疑难杂症，潜心研究疑难病症的中医药治疗规律。他创建了云岭中医疏调学派，倡导疏调气机为中医药内治大法之一，强调"欲求临床疗效的提高，无忘对患者气机之疏调"的宗旨，在维护肝的正常疏泄功能的同时辅以健脾补肾，以保持人体气机的条畅运行，协调气血阴阳的协调与平衡，促使病体恢复生理常态，而非单纯疏肝解郁。

【经典名方】逍遥散（出自《太平惠民和剂局方》）

组成：甘草（微炙赤）半两（15 g），当归（去苗，微炒），茯苓（去皮，白者）、芍药（白）、白术、柴胡（去苗）各一两（30 g）。

用法：每服二钱，水一大盏，烧生姜一块切破，薄荷少许，同煎至七分，去渣热服，不拘时候。

原文：治血虚劳倦，五心烦热，肢体疼痛，头目昏重，心忪颊赤，口燥咽干，发热盗汗，减食嗜卧，及血热相搏，月水不调，脐腹胀痛，寒热如疟。又疗室女血弱阴虚，荣卫不和，痰嗽潮热，肌体羸瘦，渐成骨蒸。

【学术思想】乳腺增生症属中医经行乳房胀痛范畴，其发病机制为肝气郁结、胃虚痰滞，女性月经前、月经期气血冲脉盛，冲气夹肝胃之气郁结或痰湿阻于乳络，乳络不通，不通则痛，发为乳房胀痛。社会生活中，女性敏感，更易生气郁闷，故而情志失调，疏泄失司，肝经郁滞，气机不畅，气滞于乳络，不通则痛，甚者心情抑郁易怒，胁肋胀痛，月经紊乱，乳房结块。《医学入门·妇人门》提到：妇人多忧思忿怒，忧思过则气结血结，忿怒过则气逆血逆，甚则乳硬胁痛。经前、经期，冲脉气血充盛，肝司冲脉，肝脉夹乳，冲脉过乳，乳络气血郁滞不畅，遂而发病。

另外先天脾虚胃弱，或饮食失节，思虑过度，损伤脾胃气机。亦可见郁怒伤肝，横乘脾土，脾失健运，胃失和降，肝郁脾虚，水湿停留。

　　张老认为人体内气机有序运行是推动和激发人体各种生理活动的根本，使脏腑、经络、气血、阴阳得以平衡协调，构成人体生命运动。气机失常导致人体内出现各种病理状态。肝主疏泄，怒伤肝，抑郁愤懑结聚，无从发泄导致气滞，或劳累思虑累积日久，劳则气耗，思则气结，终致气机郁滞不畅，集结成病。临床上多数乳房胀痛出现于行经前、情绪激动后，或过于劳累、精神紧张之际。表明精神因素、情志刺激与疾病的发生密切相关，由此可见，气郁、气滞、气机不畅是经期乳房胀痛的主要病机。

　　【诊断思路】国医大师张老潜心钻研中医经典，结合自己60年中医临床诊疗经验，继承并发扬中医学理论，形成了以疏调气机为核心、以疏调气机汤为基础方药应用于临床的一套行之有效的治疗体系。《朱小南妇科经验选》谓："经前有胸闷乳胀等症状者，十有六七兼不孕症……情绪不欢，肝气郁滞，木横克土，所以经前有胸腹胀闷不宽、乳部胀痛等情况"，可见从疏利肝气，兼顾脾肾治疗乳腺增生症的合理性。故张老指出"欲求临床疗效的提高，无忘对患者气机之疏调"。经行乳房胀痛以肝气郁结型居多，疏调汤治疗效果显著。

　　【治疗方法】张老认为疏调气机理论在治疗此类疾病时主张以疏肝调气为主体，辅以健脾补肾维护先后天之本，体现了对人体气机失调较全面的治疗理念。疏调气机汤由柴胡10 g、香附10 g、郁金10 g、川芎10 g、枳实10 g、杭芍12 g、丹参10 g、白术10 g、茯苓15 g、山药20 g、淫羊藿15 g、薄荷6 g、生甘草6 g组成。柴胡味苦微寒，归肝胆经，可升举清阳，疏肝解郁，调畅气机，为君药；香附性甘平微辛，入肝经，能疏解肝郁，可通行三焦，是理气之要药；郁金芳香宣透，行气解郁，且其善入气分行气导滞，活跃气机，香附与郁金互相配伍能协同增效；淫羊藿性味甘温，入肝肾经，温补肾阳；山药性味甘平，既能补脾养肝，又可益肾固精；白术性温，味甘、微辛带苦，入脾经和胃经，具有燥湿健脾之功，山药、白术与淫羊藿同用，可强化先后天之本而顾护脾肾。故香附、郁金、白术、山药、淫羊藿共为方中之臣药。丹参味苦微寒，主入肝经血分，有活血祛瘀、通络调经、清心除烦等功效；川芎性味辛温，可活血祛瘀，行气解郁；枳实味苦性微寒，能理气宽中除胀消满，枳实与柴胡互相配伍，一降一升，调畅气机，升清降浊，各得其位；白芍苦酸微寒，有敛阴柔肝、补血、平抑肝阳之作用，与甘草相配则"甘酸化阴",更能发挥白芍柔肝养血缓急之功效;茯苓甘淡性平,甘能补脾,淡可渗湿,其性和平,补而不峻、利而不猛,既能扶正,又可祛邪。以上诸药是为方中之佐药。生甘草,甘,平,归心、肺、脾、胃经,补脾益气,调和诸药,是为方中之使药。以上诸药共同配伍有利于人体的气机条畅运行。

【治疗绝技】国医大师提出以肝为主体,脾肾为两翼,疏调为本,一体两翼,统筹主症与兼症的整体观念。全方升降适宜、组成恰当,共奏疏肝解郁、补益脾肾、调畅气机、理气活血之功效。解气机郁结与行血中凝滞相结合,在驱邪的同时,亦能匡扶人身之正气。主治肝郁不舒,气机失调,其主治与乳腺增生症的病因病机正好契合。临床用疏调气机汤加夏枯草、橘核、昆布、刺蒺藜、浙贝母。其中夏枯草清泻肝火,散郁消结,橘核理气散结止痛,昆布为食药两用之品,可消痰软坚散结,刺蒺藜能疏肝解郁,治乳闭不通,缓解胸胁胀痛不舒。浙贝母可清热化痰,开郁散结。兼有脾虚现象者加山药、薏苡仁以健脾除湿,杜绝痰缘。夹轻症瘀血患者,加泽兰活血祛瘀调经,辛散温通,性平和而不峻,为首选之品。治疗法则为以补肾健脾调冲任扶其本,行气活血消痰化瘀止痛治其标,而疏调气机应贯穿始终。

【验案赏析】患者,女,49岁。2020年6月18日初诊。主诉:反复双侧乳房胀痛半年,加重1周。现病史:患者半年前无明显诱因出现双侧乳房胀痛,有时可扪及硬块,疼痛以月经前明显,月经后症状逐渐减轻。最近1周自觉双侧乳房胀痛明显,月经来潮后乳痛未见减轻,夜间痛醒。月经紊乱8个月,2~3个月行经1次,每次4~5天,量少,色暗,末次月经2020年6月3日。现症见:双乳胀痛明显,有时刺痛,伴烦躁易怒,夜眠欠佳,大小便正常。舌红,苔黄,脉弦数。乳腺B超检查:双乳乳腺增生,左乳囊肿(10点距乳头15 mm处探及7 mm×4 mm无回声结节),右乳多发低回声结节(1点距乳头30 mm处探及7 mm×5 mm低回声结节、9点距乳头26 mm处探及6 mm×3 mm低回声结节)。钼靶检查:双侧乳腺腺病,右乳增生结节(BI RADS Ⅲ类)。中医诊断:乳癖,辨证为肝郁化热;西医诊断:双乳腺增生症。治以疏肝理气,清热解郁。处方:疏调消核汤去淫羊藿、川芎,加生地黄10 g、墨旱莲15 g。共10剂,水煎服,每日3次。2020年7月1日复诊诉:服药后双侧乳房疼痛减轻,烦躁易怒减轻,夜眠仍差,大便干,小便正常。舌淡红,苔薄黄,脉弦滑。守前方,去枳壳、香附,加夜交藤、柏子仁各15 g安神助眠、滋阴润肠。共10剂,水煎服,每日 3 次。2020 年 7 月 20 日三诊：乳房疼痛缓解，烦躁郁闷减轻，夜眠改善，入睡可，二便正常。舌质淡红，舌苔薄白，脉弦。再次行乳腺 B 超检查：双乳乳腺增生，左乳房无回声结节已不可见，右乳房内低回声结节消失。继守前方 10 剂巩固疗效，避免复发。

【按语】肝为刚脏，性喜条达而恶抑郁，主疏泄，肝气有疏通调畅全身气机之功，促进精血津液的运行输布，脾胃之气的升降，情志的舒畅等作用。结合患者舌脉，可知患者肝郁化热伴阴血不足，用墨旱莲、生地黄益阴血；二剂减轻破气化郁，调理阴阳。

参 考 文 献

[1] 田华，石丽琼，周建惠. 国医大师疏调理论治疗乳腺增生症的临床应用体会［J］. 世界最新医学信息文摘，2021，21（81）：27－28.

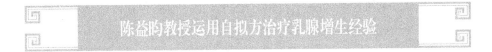

陈益昀教授运用自拟方治疗乳腺增生经验

【经典名方】四海舒郁丸（出自《疡医大全》）

组成：青木香五钱（15 g），陈皮、海蛤粉各三钱（9 g），海带、海藻、昆布、海螵蛸各二十钱（60 g）（俱用滚水泡去盐）。

用法：共研细末。每服三钱，不拘酒、水，日服三次；滓沉在碗底内者，敷气颈上。愈后用黄药子四十钱，生酒 1 升，煮半个时辰，窖七日，去火毒，早晚任饮数杯。

原文：肝脾气郁，致患气瘿，结喉之间，气结如胞，随喜怒消长，甚则妨碍饮食。

【学术思想】陈老学术思想是重视整体观念、辨证必求其本；善用熟方经方，临证灵活变通；用药轻灵平淡，药力纯正专一；重视气机升降，临证每获良效；因势利导，给邪出路。乳癖病理机制多复杂，但主要和肝、脾相关，主要是因气滞痰凝至血瘀，阻止经络而成乳癖。现代医学认为本病发生的机制是卵巢功能失调，黄体期孕酮和睾酮分泌不足，雌激素分泌相对增多，从而激发了乳腺实质过度增生，致使乳腺组织复旧不全而致本病。

【诊断思路】陈老认为乳癖病理机制多由情绪不畅，肝气郁结，致冲任不调，痰凝血瘀，瘀滞成块，阻滞乳络而成癖。陈老治疗乳癖治则以疏肝补肾，活血化瘀，软坚散结。

【治疗方法】 陈老治疗乳腺增生善用经验方，经四海舒郁丸启发，自拟内服中药方予软坚散结，疏肝解郁，活血化瘀，兼以补肾。自拟方药物组成：夏枯草20 g，海藻20 g，浙贝母20 g，穿山甲10 g，三棱10 g，莪术10 g，青皮15 g，当归12 g，瓜蒌15 g，生牡蛎15 g，鹿角胶10 g，淫羊藿15 g。加减：情志抑郁，胸闷不舒者加柴胡12 g，郁金12 g；痛经加延胡索15 g，香附12 g；五心烦热，失眠多梦者加丹皮10 g，栀子10 g，炒酸枣仁30 g；腰酸痛，白带多者加芡实30 g，续断20 g；体虚乏力者加生黄芪30 g，台党参15 g；腹胀纳呆者加焦白术15 g，广砂仁10 g。方中取夏枯草、柴胡、枳壳、青皮、郁金疏肝解郁，理气止痛；三棱、莪术、穿山甲、当归活血化瘀，破气散结，通络止痛，并能促进局部血液循环；浙贝母、生牡蛎、海藻、瓜蒌软坚散结化痰；鹿角胶、淫羊藿温补肾阳，调理冲任，有类似雄性激素作用，能纠正激素分泌失调。诸药合用，使壅者通，郁者达，结者散，坚者消，则乳癖自消。

【治疗绝技】 陈老认为局部外敷药物能加速肿块的消散，因热敷可使局部组织松弛舒展，改善血液循环，增强细胞活动，促进组织再生，从而达到软坚散结、消肿止痛的目的。外敷中药经验方，主要是通过药物离子渗透皮肤，起到活血化瘀、软坚散结作用。经验方药物组成：乳香10 g，没药10 g，姜黄10 g，艾叶10 g，木瓜10 g，黄柏15 g，南星12 g，细辛10 g，蜈蚣2 条，补骨脂10 g，米醋50 mL。用法：中药加水适量煎沸20 分钟，加入米醋再煎5 分钟，取出药渣装入布袋，待温度适中时热敷患处，早晚各1次，每次30 分钟。陈老认为除应用内服外敷药物外，女性还应保持精神舒畅，减少精神压力，注意健康生活方式，才能达到缩短疗程和降低本病复发率的目的。

【验案赏析】 刘某，女，23 岁。2004 年6 月5 日就诊。近1 年来常觉双侧乳房轻度胀痛，月经前1 周及生气后胀痛加重。伴有情志抑郁，烦躁易怒，腰痛，白带多而清稀，月经量少，色暗，有血块。查左侧乳房可触及2.3 cm×2.7 cm、右侧乳房可触及2.4 cm×2.1 cm包块，类圆形，质韧而不硬，挤压痛明显，推之移动。红外线扫描提示：双侧乳腺增生。舌质暗稍淡，苔薄白，脉弦细。中医辨证属肝气郁结，肝肾不足，气血凝滞。治宜疏肝理气，补肾，软坚散结，活血化瘀。药用：夏枯草30 g，海藻30 g，昆布

30 g，浙贝母 10 g，三棱 10 g，莪术 10 g，柴胡 10 g，青皮 12 g，橘核 10 g，瓜蒌 15 g，鹿角霜 20 g，郁金 15 g，香附 12 g。同时用上述中药外敷，日 2 次，每次 30 分钟。服药 1 周，双侧乳房疼痛明显减轻，原方加减服用 42 剂，双侧乳房疼痛及肿块均消失，白带正常，月经量、颜色已转正常。红外线扫描示：双侧乳房云雾状阴影消失，血管清晰度好。

【按语】本例患者为肝气郁滞、痰气凝结所致之气瘿。方用海藻、浙贝母、昆布、化痰软坚散结，助以青皮行气和中；既有行散之力，又具健脾和中之功，为其配伍特点。鹿角胶温补肾阳，调理冲任，能纠正激素分泌失调。诸药合用，使壅者通，郁者达，结者散，坚者消，则乳癖自消。

参 考 文 献

［1］ 赵玉清，陈延斌，陈培媛. 陈益昀治疗乳腺增生症经验［J］. 光明中医，2006，21（3）：36 - 37.

郭诚杰教授运用乳乐冲剂联合针灸治疗乳腺增生经验

【名医简介】郭诚杰，陕西中医药大学教授、主任医师，研究生导师，我国著名针灸专家和中医乳腺病专家。1959 年毕业于陕西中医学院中医师资班，后留校从事针灸教学、临床、科研工作。2014 年参加第二届国医大师评选并入选。曾任陕西针灸学会副会长，陕西卫生厅高级职称评审委员会委员。擅长使用针刺治疗乳腺增生、神经肌肉损伤及内科疑难杂症等，1992 年起享受国务院特殊津贴。

【经典名方】逍遥散（出自《太平惠民和剂局方》）

组成：甘草（微炙赤）半两（15 g），当归（去苗，微炒）、茯苓（去皮，白者）、芍药（白）、白术、柴胡（去苗）各一两（30 g）。

用法：每服二钱，水一大盏，烧生姜一块切破，薄荷少许，同煎至七分，去渣热服，不拘时候。

原文：治血虚劳倦，五心烦热，肢体疼痛，头目昏重，心忪颊赤，口燥咽干，发热盗汗，减食嗜卧，及血热相搏，月水不调，脐腹胀痛，寒热如疟。又疗室女血弱阴虚，荣卫不和，痰嗽潮热，肌体羸瘦，渐成骨蒸。

【学术思想】乳腺增生患者最大的特点是乳痛、乳房包块，其发生或加重多与月经周期、情绪变化和劳累有关，且兼症较多。郭老认为，本病多由思虑伤脾、郁怒伤肝、肝气郁结、气滞痰凝乳络或冲任不调所致，肝郁气滞是本病发生、发展的关键，因而主张以肝为主论治乳腺病，在总的原则指导下"疏、通、调、补"，知常达变。

【诊断思路】根据大量乳腺病的普查和多年的临床经验，郭老将本病辨证分为以下 4 型：肝郁气滞型：胸闷不舒，食欲缺乏，咽中梗阻，月经不调，舌质不红、苔白，脉弦；肝火型：头晕目眩，急躁易怒，胸胁胀痛，口苦咽干，舌红、苔黄，脉弦数；肝肾阴虚型：目干眼花，耳鸣耳聋，腰膝酸软，五心烦热，舌红、少苔，脉弦细；气血两虚型：面色不华，少气无力，易睡易醒，稍动汗出，纳差腹胀，舌淡，脉沉细。

【治疗方法】乳乐冲剂组成：当归、白芍、茯苓各 10 g，柴胡、青皮、香附、延胡索、莪术各 9 g，昆布、黄芪各 15 g，淫羊藿 12 g。功用：疏肝理气，化痰软坚，活血止痛。主治：肝气郁结、痰瘀互结的乳腺增生，每天 2 次，每次 10 g，温开水冲服。方解：方以柴胡辛散疏肝解郁为君，即所谓"肝欲散，急食辛以散之"；配以当归、白芍养血柔肝，缓肝之急，共为臣药，君臣相配，合肝体阴而用阳之性，补肝体，助肝用以疏达肝气。佐以香附疏肝解郁，调畅气机；青皮疏肝破气，性较峻烈；延胡索行气又活血，具有良好的止痛功效；淫羊藿补肾壮阳，温阳化湿；昆布消痰软坚，促使乳中结块消散；以行气消积之力较为峻猛，且能止痛的莪术破血祛瘀，行气止痛。诸药合用，行气活血，消痰化湿，软坚散结，促使乳中结块消散；又以茯苓、炙甘草补中健脾益气，使脾土健旺以御肝乘，共为佐药；使以炙甘草甘缓和中，调和诸药。共成疏肝理气、化痰软坚、活血止痛之剂。加减：肝郁伴乳房发热者，加赤芍 15 g，川芎 9 g，金银花、蒲公英各 20 g，枳壳 10 g；肝郁兼瘀血者，加丹参 20 g，桃仁、红花各 10 g，三七粉（冲服）3～5 g。肝郁乳房结块硬者，加用药物离子导入治疗。

【治疗绝技】郭老依据以上辨证分型结果，结合病位及主要病机，采用针刺治疗。以疏肝健脾、畅阳明之气为法，据证选穴，并随症加减，施以补泻手法，具有止痛快、肿块易消退、疗程短等特点。选穴分 2 组。甲组穴：屋翳、合谷、期门，均双侧。乙组穴：肩井、天宗、肝俞，均双侧。加减配穴：肝火型加太冲、侠溪；肝郁型加阳陵泉；肝肾阴虚型去合谷，加肾俞、太溪；气血两虚型去合谷，加脾俞、足三里；月经不调者去合谷，加三阴交；胸闷肩困者去合谷，加外关。针刺方法：屋翳穴针刺呈25°向外刺入1.5寸，有胀感；期门穴在7~8肋间向外平刺1.5寸，有胀感；肩井穴针尖向前平刺1寸，有胀麻感，并向肩前放散；天宗穴针尖呈25°向外下方刺入1.5寸，有胀重感，其他穴可按常规操作方法进行。上2组穴交替使用，每天1次，用提插捻转手法补虚泻实，留针20~30分钟，留针期间行针2~3次。连针10次为1疗程，疗程间休息3天。方义：选屋翳以畅乳部的经气而活血散结，祛瘀止痛；期门为肝之募穴，可舒肝郁之气；合谷为手阳明大肠经之原穴，足三里为足阳明胃经之合穴，二穴并用以加强宣导畅达上下阳明经气的作用，并有养胃健脾之功；脾胃为后天之本，如脾胃健运，气血充盈，不但可以加强抗病能力，而且可以防止肝火犯胃；取肝俞以疏肝气；肝胆互为表里，故用肩井以疏胆气；天宗虽为小肠经之穴，但以治乳疾而功著。诸穴相配以解郁畅经、止痛散结。

【验案赏析】 赵某，女，35岁。2009年5月10日初诊。主诉：双乳肿块疼痛2年余。初时双乳时有刺痛，未注意，近1年来，自感双乳疼痛加剧，尤以生气、经前5天疼痛较重，呈针刺样，当地按乳腺炎诊治，给予肌内注射先锋5号及内服中药（不详）治疗，效不佳。伴心烦急躁易怒，宫颈糜烂。检查：精神未见异常，呈暗红面色，舌淡红，舌苔薄白且干。两侧乳房对称，乳头无凹陷，皮肤颜色正常，于坐位时两侧乳房外上象限可触及椭圆形包块，2.0cm×3.0cm，呈适中质地，边界较为模糊，稍见压痛，活动基本正常，触诊未发现明显异常。脉弦稍数。红外线检查：双乳外上象限腺体增粗、增强，分布紊乱，无明显强回声钙化点，符合双乳房乳腺增生图形改变。诊断：乳癖（肝郁气滞）。治法：活血散结、理气止痛。乳乐冲剂5剂，3次/日，1袋/次。月经期间暂停服用。

二诊：2009年6月8日。患者经服乳乐冲剂5剂近1个月后，自感月经前双乳刺痛明显减轻，压之微痛，精神佳。嘱患者经前半个月再服乳乐冲剂3包。

三诊：2009年6月25日。患者自述两侧乳房已没有痛感，触诊未发现包块，压之没有明显疼痛。此乃患者肝气疏泄有度，气血运行畅通，结块消失，病告痊愈。

【按语】 郭老认为乳癖的主要病因与肝有关，足厥阴肝经循行于乳旁、绕乳头、散布于胁肋，且根据藏象所说的肝主情志，最喜舒畅。如果因为情绪不调，盛怒伤肝，气机不能正常调节，横克脾土，失于运化，凝湿成痰，气血痰湿之浊邪壅塞乳络，经脉系统受阻则发病。本案发于 35 岁中年女性，因盛怒犯肝致肝气郁结而发为此病，肝气不舒则气血运行不畅结于乳络致两侧乳房刺痛不舒，又因气郁日久而化生为火邪，则临床症状为心烦急躁，容易生气，暗红面色，苔薄白且干。故郭老选择应用乳乐方实现散结、祛痛、理气、通络、疏肝与活血目的，实为"肝气得舒则郁火自灭，气血痰湿之邪随气得消"。方中香附、青皮、当归、柴胡可行气解郁；延胡索、郁金能理气止痛；莪术、昆布可化痰散结；淫羊藿能调理冲任；黄芪、白芍补气养阴，使肝气得舒，痰瘀消散，气血调和而获良效。

参 考 文 献

[1] 候咪，张卫华，刘娟. 郭诚杰教授病证结合诊治乳腺增生病经验介绍 [J]. 中国针灸，2016，36（12）：1302－1304.

[2] 赵娴，张卫华. 郭诚杰教授针药并用治疗乳腺增生病经验介绍 [J]. 新中医，2011，43（5）：166－167.

[3] 陆健，李瀛均，张卫华. 郭诚杰教授诊治乳腺增生病临证思维的研究 [J]. 现代中医药，2013，33（3）：5－6.

[4] 张潞，郭新荣，王卫刚. 国医大师郭诚杰运用乳乐方治疗乳腺增生病经验 [J]. 陕西中医，2021，42（2）：232－234.